하루10분,
내 몸 리셋

하루 10분, 내 몸 리셋

초판 1쇄 발행 2026년 2월 6일

지은이 김멘토
발행처 이너북
발행인 이선이

편 집 심미정
디자인 이유진
마케팅 김 집, 송희준

등 록 2004년 4월 26일 제2004-000100호
주 소 서울특별시 마포구 백범로 13 신촌르메이에르타운 II 305-2호(노고산동)
전 화 02-323-9477 | **팩스** 02-323-2074
E-mail innerbook@naver.com
블로그 blog.naver.com/innerbook
페이스북 @innerbook
인스타그램 @innerbook_

ⓒ 김멘토, 2026

ISBN 979-11-94697-27-5 (03510)

이너북은 독자 여러분의 소중한 원고 투고를 기다리고 있습니다.
원고가 있으신 분은 innerbook@naver.com으로 보내주세요.

53만 건강멘토의
저속 노화를 위한 중년 건강대백과

하루 10분,
내 몸 리셋

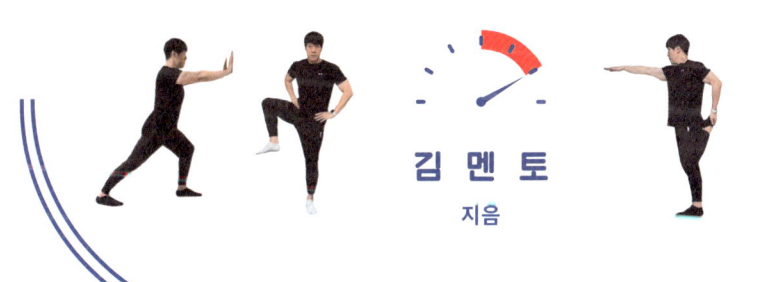

김 멘 토

지음

이너북 Life
INNERBOOK

《하루 10분 내몸 리셋》은 단순한 운동 안내서를 넘어, 중년 이후 활동량이 줄어들며 몸의 변화와 통증을 경험하는 분들, 그리고 일상에서 바른 자세를 하고 싶은 모든 분에게 깊이 공감되는 책입니다.

이 책이 특별한 이유는 운동을 '해야 하는 것'이 아니라 몸을 회복시키는 가장 근본적인 생활 습관으로 바라보게 해주기 때문입니다. 눈에 보이는 외형적 변화보다 더 중요한 신체 내부의 균형과 건강함을 어떻게 회복하고 유지할 수 있는지를 매우 쉽게 설명합니다.

특히 시간이 부족하거나 운동을 꾸준히 하기 어렵다고 느끼는 독자들에게 큰 도움이 됩니다. 하루 10분, 틈틈이 실천할 수 있는 움직임을 통해 건강 습관을 자연스럽게 만들 수 있도록 안내하며, 누구나 바로 따라 할 수 있는 구성이 돋보입니다.

지속되는 통증이나 잘못된 자세로 불편함을 느끼는 분들, 중년 이후 다시 몸을 관리하고자 마음먹은 분들, 그리고 바쁜 일상에서도 건강을 잃지 않으려는 모든 분께 자신 있게 추천합니다.

당신의 몸을 다시 '제자리'로 돌려놓고 싶은 마음이 있다면, 이 책이 가장 좋은 출발점이 되어줄 것입니다.

— 김동규 | 순천향대학교 스포츠응용산업학과 교수

《하루 10분, 내 몸 리셋》은 중장년층이 일상에서 쉽게 따라 할 수 있는 기본 운동법을 친절하게 안내하며, 스스로의 몸을 돌보는 작은 변화부터 실천하도록 돕는 책입니다.

— 김영성 | 백석대학교 사범학부 교수

저는 김멘토 님과 함께한 건강 트레이닝을 통해 체중은 줄고 근력은 향상되었으며, 삶의 활력까지 되찾았습니다. 이 책에는 트레이너 님의 진심과 전문성이 고스란히 담겨 있어, 확실한 변화를 원하는 분들께 자신 있게 추천드립니다.

— 김현준 ㅣ 전 국세청장, 전 한국토지주택공사(LH) 사장

가족의 행복을 위해서는 결국 내가 건강해야 한다는 생각이 깊어지는 요즘, 이 책은 건강 관리를 원하는 분들께 선물 같은 존재입니다. 내 몸을 어떻게 돌봐야 할지 고민될 때, 부담 없이 운동을 시작하도록 돕고, 일상에서 건강한 루틴을 만들어 스스로를 가꿔갈 수 있는 귀한 내용이 담겨 있습니다.

— 권민진 ㅣ 용인대학교 골프학부 교수

중년에게 나타날 수 있는 신체의 다양한 문제에 대해 이해하고, 올바른 운동을 통해 몸의 균형과 컨디션을 되찾을 수 있도록 돕는 안내서이자 건강 대백과입니다. 누구나 이해하기 쉽게 선명되어 있으며 일상의 움직임을 회복하고, 활기찬 중년을 보내고 싶은 모든 분께 추천합니다.

— 손정준 ㅣ 손정준클라이밍 연구소 대표, 을지대학교 스포츠아웃도어학과 겸임교수

Chapter 1

중년, 내 몸을 챙겨야 하는 나이

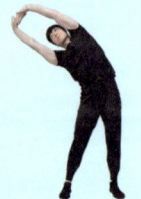
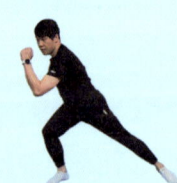

Chapter 2

몸의 통증과 군살이 사라지는
하루 10분 운동 습관

Chapter 3

중년, 먹는 식단을 바꿔야 산다

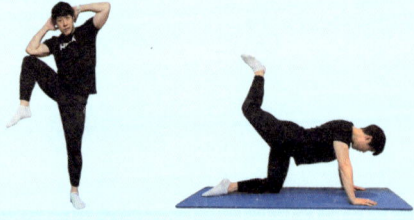

Chapter 4

저속 노화를 위한
건강한 다이어트는 이렇게 하자

나와 가족을 위하는 가장 좋은 방법은, 내 건강을 지키는 것입니다!

　나이가 하나둘 늘어가면서 문득 느낍니다. 돌아보면, 그동안 정말 숨 가쁘게 달려왔다는 것을요. 일에 치이고, 사람에 치이고, 매일을 그저 살아내느라 앞만 보고 달리다 보니, 몸은 여기저기서 신호를 보내기 시작합니다. 예전에는 하루쯤 관리를 놓쳐도 괜찮았는데, 이제는 하루만 흐트러져도 얼굴과 몸이 바로 반응합니다.

　20대 시절엔 달랐습니다. 군대를 제대하고 나서, 대학교를 휴학하고 태권도 사범으로 일할 때는, 하루 온종일 움직여도 피곤한 줄을 몰랐죠.

　아침 6시에 눈을 떠 영어 라디오를 들으며 하루를 시작했고, 7시에는 아침 운동을 하고, 오전 10시부터는 도장 수업, 차량 운행, 상담, 행정 업무까지 쉴 새 없이 움직였어요.

밤 10시가 넘어서야 하루가 끝났고, 그때는 동료 사범과 밥 5공기를 나눠 먹고 나서, 후식으로 투게더 아이스크림을 하나씩 먹곤 했습니다. 일주일에 3일은 그렇게 늦은 시간에 폭식으로 마무리했습니다.

그땐 몰랐습니다. 먹는 것 하나, 생활 습관 하나하나가 지금의 나를 만든다는 걸요. 운동은 열심히 했지만, 식사는 참 엉망이었어요. 정해진 시간도 없이 배고프면 먹고, 양이나 균형도 크게 신경 쓰지 않았죠.

요즘처럼 '단백질 : 탄수화물 : 지방 = 20 : 50 : 30'처럼 구체적인 식단 비율을 챙기는 개념도 없던 시절이었거든요. 지금은 유튜브나 SNS만 켜도 온갖 건강 정보가 쏟아지지만, 2000년대 초반만 해도 그런 게 없었어요. 책으로 배우거나, 선배나 사범님, 코치님한테 듣는 게 전부였죠. 그래서인지 지금처럼 체계적으로 운동과 식습관을 연결해서 배우기는 어려웠습니다.

그래도 그때는 젊었고, 워낙 활동량도 많았고, 대사량도 높았고, 지방보다 근육이 많다 보니 쉽게 살이 찌는 체질은 아니었어요. 덕분에 별문제 없이 지낼 수 있었죠.

하지만 지금은 다릅니다. 나이가 들수록 몸이 보내는 신호들이 달라지거든요. 예전엔 그냥 '피곤하다'는 정도였던 게, 이제는 목, 허리, 무릎이 쑤시고 아프고, 오래 앉아 있는 것만으로도 자세가 틀어지고 몸이 뻣뻣해지는 걸 느낍니다.

게다가 예전처럼 먹고 마시는 걸 조절하지 않으면 소화도 잘 안

되고, 혈관 건강까지 영향을 받더라고요. 몸은 점점 무거워지고, 예전처럼 '하루를 버티는 힘'도 쉽게 따라주지 않습니다.

최근엔 '내가 무엇을 먹느냐'가 곧 '내가 얼마나 젊게 살 수 있느냐'를 결정한다는 말도 많이 하죠. 먹는 것, 자는 것, 하루의 작은 루틴이 나의 노화 속도를 조절한다는 이야기에 고개가 절로 끄덕여집니다.

돌이켜 보면, 젊었을 땐 건강이 당연했어요. 우선순위에서도 항상 마지막이었고, 신경 써야 할 이유도 몰랐죠. 하지만 지금은 분명히 느낍니다. 그때 놓쳤던 사소한 습관들이 지금의 내 몸을 만들었다는것을요.

이제라도 나의 몸 상태를 하나하나 점검하고, 무엇이 잘못되었는지 살펴보며 천천히 바꿔간다면, 남은 시간은 지금보다 훨씬 더 건강하고 활기차게 살 수 있지 않을까요.

삶은 때로 너무도 갑작스럽게, 그리고 깊은 깨달음을 안겨줍니다. 저는 20대 초반, IMF 경제 위기를 겪으며 가족의 삶이 크게 흔들리는 걸 눈앞에서 보았습니다. 아버지께서 하시던 사업이 어려워졌고, 그로 인한 스트레스와 생활의 변화는 가족 모두에게 영향을 주었죠.

그중에서도 가장 큰 시련은, 어머니께서 50대의 비교적 젊은 나이에 암을 진단받으셨을 때였습니다. 암이라는 단어 자체가 참 막막했어요.

그 후 10년 넘게 어머니는 재발과 전이를 반복하며, 세 차례나 큰 수술을 받으셨고, 긴 시간 동안 방사선 치료와 항암 치료를 견뎌내셨습니다. 통증은 점점 심해졌고, 결국엔 마약성 진통제에 의존해야 할 만큼 극심해졌죠. 그럼에도 어머니는 끝까지 삶의 끈을 놓지 않으시려 애쓰셨습니다. 하지만 그 오랜 싸움 끝에, 하늘나라로 떠나셨습니다.

어머니가 투병하시던 시절, 저는 '혹시 다른 방법은 없을까?' 하는 간절한 마음에 관련된 책을 읽고, 전국의 치료기관을 찾아다녔습니다.

하지만 시간이 흐를수록 어머니의 몸은 점점 더 약해졌고, 움직임이 줄면서 근육량은 빠르게 감소했습니다. 체력이 떨어지고, 일어나거나 걷는 것도 힘들어져 점차 침대에 누워 지내는 시간이 길어졌습니다.

근육이 줄어들면 뼈의 밀도도 떨어지고, 움직임이 더 어려워집니다. 호흡은 얕아지고, 면역력은 약해지고, 신체 기관 하나하나 제 기능을 하지 못하게 됩니다.

결국엔 마지막까지 우리 몸의 에너지를 공급해주는 심장조차 버텨내기 힘든 상황에 이르게 되는 걸 옆에서 지켜보며, '몸이 무너지면 삶도 무너질 수 있구나' 하는 사실을 뼈저리게 느꼈습니다.

그러다 보니 '근육이 있어야지만 버틸 수 있구나!' 하는 생각이 들게 되었습니다. 건강에 무리 되지 않는 범위에서 적당한 지방과 탄탄한 근육은 필수로 가지고 있어야만 건강을 유지할 수 있고, 성인병 혹은 암과 같은 큰 질병에 걸리더라도 버틸 힘이 생깁니다. 물론 큰 병에 걸리지 않는 것이 첫 번째이지만, 그래도 미래는 누구도 장담할 수 없기에 지금 40대에 들어섰다면 꼭 나에게 맞게 생활(건강) 습관을 챙겨서 건강한 하루하루를 보내야 합니다. 근래의 논문들도 '근육이 있어야 노후가 달라진다. 행복해진다!'라는 연구 결과들이 많이 나오고 있습니다. 그만큼 근육은 각종 질환(근골격계, 심혈관계) 암과 같은 지병의 예후에 있어서 신체의 건강 지표라고 할 만큼 중요합니다.

지금 같았으면, 의술도 훨씬 발전했고 정보도 훨씬 쉽게 얻을 수 있었겠죠. 하지만 그 시절엔 아무것도 몰랐고, 어머니 곁에 항상 함께 있을 수도 없었습니다. 생활비를 감당하며, 어머니의 약값과 병원비, 때로는 수술비까지 책임져야 했기에 물리적으로나 정신적으로 버거운 날들이었죠.

그런 제 곁에, 다행히도 천사 같은 아내가 함께해 주었습니다. 지금은 안타깝게도 세상에 없는, 제 인생에서 가장 고마운 사람이었죠.

2023년 8월, 아내는 갑작스러운 뇌출혈로 쓰러졌습니다. 병원에 도착하기도 전에 두 번의 심정지가 있었고, 결국 지주막하출혈 진단을 받았습니다.

작은 희망이라도 붙잡고자 수술을 시도하려 했지만, 이미 동맥 혈관이 터져 수술 자체가 불가능하다는 말을 들었습니다. 결국 아내는 5일 동안 버티다 장기 기증으로 다섯 명의 생명을 살리고 하늘로 떠났습니다.

그녀는 바쁜 저를 대신해 어머니를 돌봐주었고, 제가 일과 학업에 집중할 수 있도록 묵묵히 제 곁을 지켜줬습니다. 제게는 아내가 정신적 멘토이자, 삶을 버틸 수 있게 해준 힘이었습니다.

그런 아내가 있었기에, 지금의 제가 있을 수 있었습니다. 이렇게 여러분께 건강과 운동 이야기를 나누는 건강 멘토로서 서 있는 것도 그녀 덕분입니다. 이 이야기는 제 가족의 삶이자, 제가 감히 말로 다 전할 수 없는 업(業)입니다.

제 인생에서 가장 사랑했던 두 사람을 건강 문제로 먼저 떠나보내고 나니, 이런 책을 써도 되는지, 제가 건강을 이야기할 자격이 있는지, 수없이 고민했습니다.

하지만 주변의 따뜻한 응원, 그리고 아들이 응원해 주는 모습을 보며, 어렵지만 용기 내어 글을 씁니다.

저는 누구보다 건강의 소중함을 절실히 아는 사람입니다. 그래서 이제는 여러분이 아프지 않도록, 조금이라도 더 건강하게 살 수 있도록, 제 이야기를 전하고 싶습니다.

"후회는 항상 늦게 찾아온다"는 말이 있습니다.

돌이켜 보면 마음의 스트레스야말로 모든 병의 근원입니다. 우리는 때때로 모르고 실수를 하고, 그래서 후회하는 일도 생기죠.

하지만 알고도 반복하는 후회는, 더 늦기 전에 멈춰야 하지 않을까요?

저도 그랬습니다. 아들과 함께 큰일을 겪은 뒤, 정신없이 3개월을 보냈습니다. 입맛은 사라졌고, 식사는 점점 불규칙해졌습니다.

그 자리를 대신한 건 빵, 라면, 아이스크림, 과자 같은 가공식품과 스트레스를 잊고자 했던 잦은 음주였죠. 밤엔 잠도 잘 오지 않아 수면 부족까지 겹치니, 어느새 체중이 8kg이나 늘었고, 대부분이 뱃살로 몰렸습니다.

문제는 저만 그런 게 아니었다는 겁니다. 제가 중심을 잃고 무너져 가는 모습을 보며, 아들도 10kg 넘게 살이 쪘습니다.

역시 대부분이 뱃살이었습니다. 생활 습관이 무너지고, 우리 부자의 모습은 점점 초췌해졌습니다. 정신도, 몸도 엉망이 되어갔죠.

그러던 어느 날, 아들과 식사하던 중 아이가 울먹이며 친구들이 자기를 '돼지'라고 부른다거나, "엄마가 없어서 뚱뚱하다"고 수근거린다고 털어놓았습니다.

그 얘기를 듣자마자 떨어지는 눈물을 애써 참으며 화장실로 달려갔습니다. 북받치는 슬픔에 눈물을 뚝뚝 흘리며 거울을 본 순간, 제 모습을 똑바로 마주했을 때 깨달았습니다.

'슬픔에 빠진 나 때문에 나 자신도, 아들도 지켜주지 못했구나.'

그때부터 마음을 다잡기 시작했습니다. 이대로는 안 되겠다 싶어서, 무너져 가는 몸과 마음을 다시 세워야겠다는 생각이 들었죠.

그래서 아들과 함께 산에 오르기로 했습니다. 처음엔 근처 동네 산부터 시작했어요. 다행히 아들도 "아빠랑 같이 갈래"라고 말해줘서 함께할 수 있었죠. 처음 몇 번은 짧은 산도 여러 번 쉬며 올랐습니다. 적어도 일고여덟 번은 쉬어야 했지만, 꼭대기에 올라가면 아들은 무척 뿌듯해 했어요. 정상에 오르면 엄마를 만날 수 있을지도 모른다는 마음이 들었는지, 주말마다 산을 찾게 되었고, 그렇게 산행은 우리 삶의 일부가 되었습니다.

한 달, 두 달, 세 달… 그리고 지금.

지리산 천왕봉, 설악산 대청봉, 덕유산 향적봉 등 60개가 넘는 산을 함께 올랐습니다. 이 책이 출간될 무렵엔 더 많은 산에 우리의 발자취를 남겼겠지요. 그 결과 아들은 18kg 이상 감량했고, 키도 10cm 넘게 자랐습니다.

무엇보다 건강한 신체와 함께 건강한 정신도 함께 자라나고 있음을 느낍니다. 이제는 대부분의 산을 한 번도 쉬지 않고 오를 정도로 체력도 좋아졌고, 자신감 있는 표정, 자존감이 높아진 모습까지 느껴집니다. 산을 오르며 땀을 흘리고 대화를 나누는 동안, 우리는 서로에게 얼마나 소중한 존재인지 알게 되었습니다. 의지하고, 신뢰하고, 함께 성장할 수 있었죠.

무엇보다 고마운 건, 아들이에요. 분명 오르고 싶지 않은 날도 있었을 텐데, "아빠랑 가기로 했잖아"라며 약속을 지키려는 모습. 산에 오르며 제 마음이 힘들까 봐 먼저 챙겨주는 모습. 그런 아들이 정말 기특하고, 또 고마운 마음이 듭니다.

등산을 시작하면서, 저의 일상이 바뀌기 시작했습니다. 가사 일이라곤 하나도 몰랐던 제가, 아내 없이 1년 넘게 아들을 돌보게 되었죠. 그동안 사회생활에만 집중하느라 한 번도 해보지 않았던 집안일, 빨래, 청소, 요리, 아들의 진로와 진학까지… 하나부터 열까지 매일매일 해보면서, 그제야 비로소 깨닫게 되었습니다. 매일 티나지 않게 반복되던 집안일이 얼마나 귀하고 소중한 일이었는지를요.

아침마다 웃으며 아침을 차려주던 아내의 미소, 부엌에서 음식을 만들며 활짝 웃어주던 그 모습이 문득문득 떠오릅니다. 그때 하지 못했던 말들, 했어야 할 행동들, 그리고 미처 표현하지 못했던 마음들에 대해 지금은 깊이 후회하고 있습니다. 그래서 이 자리를 빌려, 가슴 깊이 울려 퍼지는 진심을 담아 소리치고 싶습니다.

"정말 고맙고, 너무 많이 사랑한다고."

아마도 이 책을 읽고 있는 당신에게 살면서 저와 같은 일이 일어나면 안 되지만, 상황에 따라 생각지도 못한 일이 발생할 수도 있습니다. 매일 같은 스트레스로 술과 담배 혹은 맵거나 짠 음식, 당을 급격히 올릴 수 있는 혈당 스파이크 음식(음료, 초콜릿, 과자 등)들을 의지하며 힘든 상황을 모면하거나 스트레스를 풀 수도 있을 겁니다.

하지만, 40대로 들어서면서 몸에서 보내는 건강 이상 신호를 분명 느낄 겁니다. 앞으로 어떻게 하면 좋을지, 아마 본인 스스로 더 잘 알고 계실 거라 생각합니다.

저는 초보 주부가 되어 서툴지만, 집안일을 직접 해보면서 느꼈습니다. 작은 움직임 하나, 자세 하나에서도 통증은 시작된다는 걸요. 무심코 반복하던 나쁜 습관이, 몸에 무리를 주고 있다는 걸 몸소 체험했습니다.

그래서 이 책을 통해 저처럼 처음 시작하는 분들도 쉽게 이해할 수 있도록, 건강한 자세와 통증 없는 삶을 위한 방법들을 차근차근 풀어드리고자 합니다.

가장 중요한 것은 지금 이 순간, 일상의 작은 습관입니다. 내 몸에 맞는 음식을 섭취하고, 틈틈이 생활 속에서 실천할 수 있는 건강 운동과, 통증을 줄이는 간단한 스트레칭 및 자세 교정 등의 습관을 꾸준히 한다면 저속 노화는 물론 약 없이 생활할 수 있는 건강을 얻게 될 것입니다.

"Sound Body, Sound Mind(건강한 신체에 건강한 정신이 깃든다)."

몸이 건강해야, 마음도 건강해질 수 있습니다. 저와 함께, 작지만 확실한 건강 습관을 만들어 가볼까요?

Chapter 1

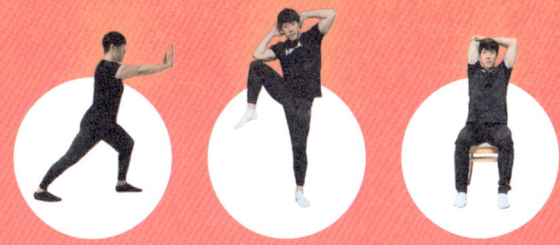

중년,
내 몸을
챙겨야 하는 나이

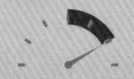

**Sound Body
Sound Mind**

잘못된 습관이
병을 만든다

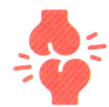

"어깨가 묵직하고, 허리가 자꾸 아프고, 계단만 오르면 무릎이 시큰거리는데… 나이 들어 그런가 보다."

이런 말, 해본 적 있으시죠? 하지만 단순히 나이 탓만은 아닙니다. 사실 대부분의 성인병은 나쁜 생활 습관에서 비롯된 생활 습관병입니다.

비만은 단순히 몸이 무거워지는 문제가 아닙니다. 뇌에서 시작되어 고혈압, 고지혈증, 당뇨병 같은 성인병을 불러오고, 심혈관 질환은 물론, 암의 발생 가능성까지 높입니다. 또한 잘못된 자세와 운동 부족은 척추 질환, 관절염, 골다공증 같은 근골격계 질환(어깨 통증, 허리 통증, 무릎 통증)까지 불러옵니다.

2000년대 초반까지만 해도 우리는 비교적 활동량이 많은 '아날로그 시대'를 살고 있었습니다.

그러나 인터넷 보급이 빠르게 확산되고 컴퓨터 사용이 늘어나면서, 스마트폰의 등장 이후 우리는 거의 모든 일을 손가락 하나로 해결할 수 있게 됐습니다. 검색, 결제, 대화, 정보 습득, 심지어 식사 주문과 배송까지… 움직일 필요가 거의 없어졌습니다.

몸은 가만히 있지만, 뇌는 쉴 틈 없이 바쁘게 돌아가고 있죠. 이처럼 생각은 늘고, 움직임은 줄어든 생활은 결국 비만과 건강 이상의 주요 원인이 됩니다.

성인의 뇌 무게는 대략 1.3kg, 신체 에너지의 약 20% 정도를 포도당 형태로 사용합니다. 그런데 혈당이 떨어지거나 포도당이 충분히 공급되지 않으면 우리 몸은 스트레스 호르몬인 코르티솔을 분비해 뇌에 더 많은 에너지를 보내려고 합니다.

이때 뇌는 "에너지 좀 더 줘!"라고 신호를 보내고, 우리는 무의식 중에 빵, 라면, 아이스크림처럼 GI(혈당지수)가 높은 음식을 찾게 됩니다. 더 큰 문제는, 뇌에 스트레스가 쌓이면 식욕을 조절해주는 호르몬 밸런스까지 무너지기 시작합니다. 렙틴Leptin이라는 식욕을 억제하고 포만감을 느끼게 해주는 호르몬은 줄어들고, 그렐린 Ghrelin, 식욕을 촉진하는 호르몬은 증가하면서 우리는 실제로 배가 부른데도 계속해서 뭔가를 먹고 싶어집니다. 이런 악순환이 반복되면, 뇌는 포만감 신호에 둔감해지고, 몸은 점점 더 비만과 질병에 가까워지게 됩니다.

우리가 흔히 듣는 '포도당(글루코스)'은 뇌뿐 아니라 근육에도 꼭 필요한 에너지원입니다. 그런데 뇌와 근육이 포도당을 사용하는 방식은 다릅니다. 뇌는 인슐린 없이도 포도당을 사용할 수 있는 특별한 장기입니다.

반면, 근육은 인슐린이라는 열쇠가 있어야만 포도당을 사용할 수 있습니다. 즉, 포도당은 뇌에는 자유롭게 들어가지만, 근육에는 췌장에서 분비되는 인슐린이 있어야 들어갈 수 있습니다. 인슐린은 포도당이 근육이나 지방세포 안으로 들어가게 하는 '문을 여는 열쇠' 역할을 합니다.

문제는 현대인의 생활패턴입니다. 시험공부, 회의, 업무, 육아, 스마트폰 검색 등 온종일 뇌만 과도하게 사용하는 일상이 반복되면서 뇌는 계속해서 포도당을 요구하게 되고, 우리는 무의식적으로 당분이 많은 음식에 쉽게 끌리게 됩니다.

과자, 초콜릿, 탄산음료, 아이스크림 등 GI가 높은 음식, 매콤하고 짜고 기름진 음식들… 이런 음식들을 자주 먹게 되면 남는 포도당은 지방으로 저장되고, 결국 비만으로 이어지게 됩니다.

비만은 단지 체중이 많이 나가는 상태가 아닙니다. 정상 체중보다 체내에 지방이 과도하게 축적된 상태를 말합니다. 그 원인은 다양하지만, 대개는 다음과 같은 생활 습관에서 비롯됩니다.

- 운동 부족
- 과도한 스트레스
- 불규칙하고 편향된 식사
- 과식과 군것질

체질량지수(BMI)와 비만도

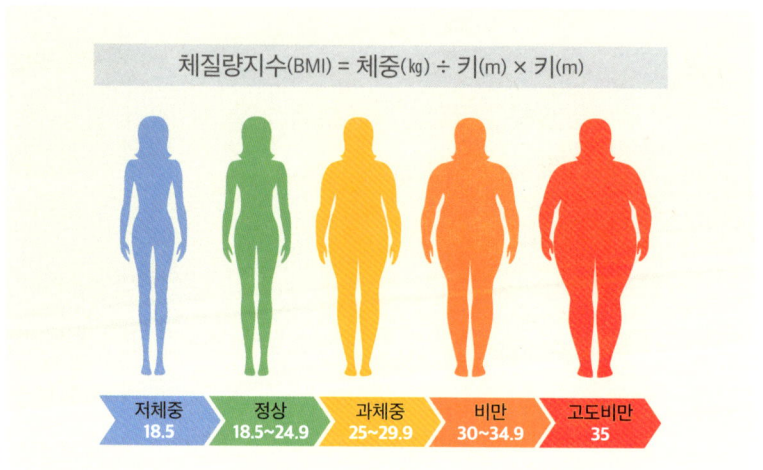

체질량지수(BMI) = 체중(kg) ÷ 키(m) × 키(m)

| 저체중 18.5 | 정상 18.5~24.9 | 과체중 25~29.9 | 비만 30~34.9 | 고도비만 35 |

비만의 원인은 다양하지만, 크게 나눠보면 유전적인 요인과 생활 습관과 환경적인 요인으로 나눌 수 있습니다.

우선, 유전적인 영향은 생각보다 무시할 수 없습니다. 2024년 유럽비만학회ECO에서 발표된 연구에 따르면, 부모가 비만일 경우 자녀도 중년기에 비만이 될 확률이 6배 이상 높다는 결과가 나왔습니다. 이 연구는 1994~1995년에 시작된 장기 연구로, 그 당시 부모 세대와 자녀 세대의 BMI(체질량지수), 나이, 성별, 교육 수준, 신체 활동 등을 분석한 결과입니다.

▶ 아버지의 BMI가 $3.1\,kg/m^2$ 증가하면, 자녀의 BMI는 $0.74\,kg/m^2$ 상승

▶ 어머니의 BMI가 $4kg/m^2$ 증가할 때, 자녀의 BMI는 $0.8kg/m^2$ 상승

▶ 부모 모두가 중년기 비만(BMI 30 이상)일 경우, 자녀는 비만이 될 확률이 6.01배

▶ 부모 중 한 명만 비만일 경우에도 위험도는 3배 이상 증가

이처럼 부모의 체형과 생활 습관이 자녀에게 직접적인 영향을 미칠 수 있다는 점은, 단순한 유전적 영향뿐만 아니라 같이 살아온 환경, 식습관, 운동 습관, 수면 리듬 등이 오랜 시간 누적되기 때문입니다.

또한 현대 사회는 오랜 시간 앉아 있는 생활, 스마트폰과 인터넷 사용 증가, 과도한 배달 음식과 간편식 섭취, 대중교통의 발달로 인한 신체 활동 감소 등 자연스럽게 비만을 유발하기 쉬운 환경으로 변했습니다.

결국 유전적인 요인과 환경적인 요인이 함께 작용하면서, 우리의 건강 습관에도 큰 영향을 미치게 되는 것이죠. 그래서 중요한 건 지금입니다.

40대가 되면 몸의 변화가 서서히 눈에 띄기 시작합니다. 이 시점에서 한 번쯤 내 생활을 돌아보는 것이 필요합니다.

• 나는 얼마나 규칙적으로 식사하고 있는가?
• 운동은 일주일에 몇 번 하고 있는가?

• 잠은 충분히 자고 있는가?

중년기 건강은 어릴 때부터 쌓아온 생활 습관의 결과입니다. 하지만 지금부터라도 의식적으로 조율하고 바꿔갈 수 있다면, 앞으로의 10년, 20년은 충분히 건강하게 살 수 있습니다.

비만은 단순히 체중이 늘어난 상태가 아닙니다. 의학적으로 질병으로 분류되는 상태이며, 특히 복부비만은 다양한 성인병의 직접적인 원인이 됩니다. 복부비만은 고혈압, 고지혈증, 심장질환, 당뇨병, 뇌질환 등 이른바 '대사질환'의 위험을 높이며, 일부 암의 발병률까지 증가시킬 수 있습니다.

일상에서 비만 여부를 간단히 점검할 수 있는 방법 중 하나는 허리둘레를 측정하는 것입니다. 동양인을 기준으로 했을 때 평균 허리둘레는 남성 82.9cm, 여성 78.6cm이고 남성 90cm, 여성 85cm 이상이면 복부비만으로 진단합니다.

하지만 중요한 건 숫자만이 아닙니다. 생활 속 음주, 흡연, 과식, 불균형한 식사, 수면 부족 같은 습관들이 복부 지방, 특히 내장지방을 빠르게 증가시킵니다. 이 내장지방이 늘어나면 우리 몸의 혈액량도 함께 증가하게 되는데, 이로 인하여 심장은 더 많은 피를 강하게 내보내야 하고, 결국 혈압이 높아지고 심장이 무리하기 시작합니다.

장기적으로는 심장벽이 두꺼워지는 심장비대, 혈액 공급에 문제가 생기는 관상동맥질환, 심장이 제 기능을 못하는 심부전으로 이어질 수 있습니다.

또 하나 주의해야 할 점은 혈중 콜레스테롤 수치입니다. 저밀도 콜레스테롤LDL, Low Density Lipoprotein이 높아져 고지혈증이 생기면, 이 역시 고혈압과 심혈관 질환, 당뇨병 등의 합병증 위험이 커집니다.

무엇보다 중요한 사실은, 복부에 쌓인 지방은 단순한 '에너지 저장소'가 아니라, 몸속 면역 시스템에도 영향을 준다는 점입니다. 복부에 지방이 많아질수록 우리 몸은 만성적인 염증 상태에 노출되기 쉬워지고, 이로 인해 면역력이 떨어지며, 암세포처럼 돌연변이를 일으키는 세포가 제거되지 않고 증식할 가능성도 높아집니다. 즉, 뱃살은 단순한 외모의 문제가 아니라, 몸속 장기 건강, 면역력, 심혈관계, 암 발생 가능성까지 직결되는 중요한 지표입니다.

또한, 비만은 몸의 구조 자체에 부담을 주며, 근골격계 질환의 주요 원인이 되기도 합니다. 체중이 늘어나면, 우리 몸을 지탱하는 무릎, 고관절, 허리, 척추 같은 관절이 지속적으로 무리하게 됩니다. 특히 걷거나 계단을 오를 때, 있았다 일어섯 때, 무릎은 체중의 3~6배에 달하는 하중을 견뎌야 하기 때문에, 비만 상태에서는 관절염이 더 쉽게 생기고 악화될 수 있습니다.

또한, 요즘처럼 장시간 앉아서 일하거나 스마트폰을 보는 생활을 하다 보면 목과 허리가 자주 구부정해지고, 척추의 자연스러운 곡선이 무너지고, 골반이 틀어지면서 목 디스크, 허리 디스크, 척추 협착증, 고관절 통증까지 이어질 수 있습니다. 이러한 불균형은 척추측만증이나 신경 압박에 의한 방사통(엉덩이나 다리까지 퍼지는 통증)으로도 나타납니다.

즉, 지속적인 체중 증가와 잘못된 자세 습관은 단순한 통증을 넘어서, 움직임 자체를 불편하게 만들고 삶의 질을 떨어뜨리는 문제로 이어질 수 있는 것입니다.

그래서 지금부터라도 다음의 세 가지를 꼭 점검해보는 것이 좋습니다.

가족력 확인

→ 부모님이 비만, 관절 및 척추 질환 등을 겪고 있는지 살펴보세요. 유전적 경향은 내 건강에도 영향을 줍니다.

내 몸 상태 체크

→ BMI, 허리둘레, 체성분 분석기 등을 통해 내 몸의 균형을 진단해보세요.

생활 습관 점검

→ 식사 습관은 어떤가요? 운동은 주기적으로 하고 있나요? 수면의 질은 괜찮나요?

비만은 지금의 불편을 넘어, 앞으로 당신의 삶 전체를 바꿔 놓을 수 있는 중요한 건강 변수입니다. 지금부터라도 내 몸을 조금 더 들여다보고, 작은 실천부터 시작해보세요. 통증 없는 건강한 삶은 그렇게 시작됩니다.

남은 인생을
행복하게 살고 싶다면

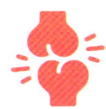

마흔이 지나니 행복에 대한 관점이 조금 달라졌습니다. 몸이 크게 아프지 않아 스스로 하고 싶은 걸 하며 사랑하는 사람과 함께 지내는 삶. 이게 바로 행복이지 않을까요?

그런데 어느 순간부터, 몸이 예전 같지 않다는 걸 느끼기 시작합니다. 청년 때는 밤을 새워도 금방 회복됐고 계단을 올라가도 숨이 차지 않았던 몸이, 중년부터는 작은 움직임에도 금세 피로해지고 회복하는 데 시간이 오래 걸립니다.

마음은 여전히 20대인데, 몸이 따라주지 않아 속상한 순간들. 하고 싶은 건 많은데, 자꾸 미루게 되고, 계획만 세우다 하루가 후딱 지나가 버립니다. 그렇게 한 달, 1년, 10년이 흐르고 나면 이전과는 확연히 달라진 체력을 실감하게 됩니다.

조금만 더 걸어도 무릎이 욱신거리고, 목과 어깨가 뻐근해지는 일은 이제 일상이 되고, 면역력이 떨어져 소화도 잘 안 되고 감기 바이러스에도 쉽게 노출됩니다. 몸의 이상 신호가 하나둘 늘어나면서 '혹시 무슨 질환이 생긴 건 아닐까?' 하고 걱정이 많아지죠.

이 시기, 우리는 처음으로 건강을 잃는 두려움을 또렷하게 느낍니다. 예전과는 다른 내 몸을 인정하고 받아들이는 순간이 찾아온 겁니다.

그렇다고 너무 두려워할 필요는 없습니다. 이 시기야말로, 지금의 나에게 맞는 건강 관리 습관을 다시 설계하고 앞으로의 삶을 더 단단하게 만드는 전환점이 될 수 있기 때문입니다.

지금부터 할 수 있습니다. 조금 더 나를 들여다보고, 나에게 맞는 속도와 방법으로 하루를 살아가는 방식을 바꿔보세요.

나잇살, 사실 근육의 문제

"건강은 돌이킬 수 없는 것이 아니라, 관리하는 것입니다." 이 말은 단순한 위로가 아닙니다. 나이가 들수록 체력이 떨어지고, 유독 '뱃살'이 쉽게 붙는 이유는 바로 '근감소증' 때문입니다.

30대 이후부터는 근육량이 서서히 줄어들기 시작합니다. 근육은 우리 몸의 기초대사량을 유지하는 핵심인데, 줄어들면서 예전처럼 동일하게 먹고 움직이면 살이 찔 수밖에 없습니다.

예전엔 괜찮았던 식습관이 이제는 체중 증가로 이어지고, 어느 순간부터 "나잇살이 붙었다"는 말을 듣게 되죠. 통증도 더 자주 생기고, 몸은 금방 피로해지기 시작합니다.

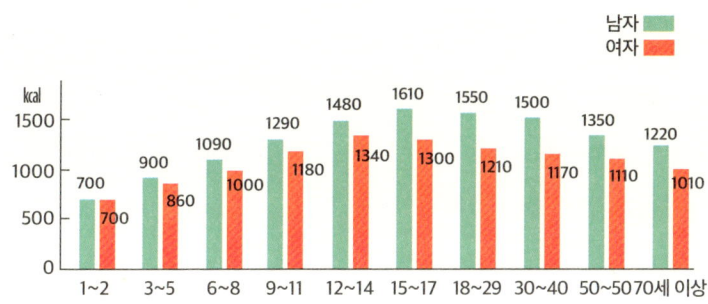

여성과 남성, 나이에 따른 기초대사량 변화

기초대사량은 우리가 아무것도 하지 않아도 사용되는 에너지입니다. 그 양이 전체 대사의 60~70%를 차지할 만큼 중요하죠. 심지어 누워서 숨만 쉬어도 이 에너지는 계속 소모됩니다.

그런데 나이가 들수록 이렇게 중요한 기초대사량이 점점 줄어듭니다. 남성은 근육을 만드는 데 도움을 주는 테스토스테론이 감소하고, 여성은 내장지방을 억제해주던 에스트로겐이 폐경 이후 급격히 줄어들기 때문입니다.

결과적으로, 근육량이 감소하면 기초대사량도 줄고, 그로 인하여 지방 축적 증가와 대사 저하를 일으켜 만성질환의 위험이 증가(심혈관, 근골격계 질환 등)합니다. 이 흐름이 우리가 체감하는 나잇살, 체형 변화, 피로감의 정체입니다.

우리는 흔히 근육을 운동할 때 필요한 것 정도로 생각하지만, 사실은 그보다 훨씬 중요한 역할을 합니다. 근육은 단순한 힘의 문제가 아니라, 건강 전체를 좌우하는 핵심 조직입니다. 근육량이 많아지면 우리 몸에는 이런 변화가 생깁니다.

- 기초대사량이 높아져 살이 잘 찌지 않는 체질로 바뀐다.
- 인슐린 감수성이 좋아져 당뇨 위험이 낮아진다.
- 골밀도가 증가해 뼈가 단단해진다.
- 낙상과 골절 위험도 줄어듭니다.

실제로 근육이 5kg 늘어나면, 뼈 밀도도 1kg 증가한다는 연구 결과도 있습니다. 즉, 근육이 늘면 뼈도 같이 건강해지는 셈이죠.

나이가 들수록 골밀도는 점점 감소합니다. 그런데 우리 몸은 뼈의 강도를 스스로 조절할 수 없습니다. 근육이 뼈를 당기고 움직이면서 뼈를 단단하게 만들어주는 것이죠.

그래서 근육을 쓰지 않으면, 뼈도 약해집니다. 뼈는 단순히 몸을 지지해주는 역할뿐만 아니라 칼슘, 인, 마그네슘 같은 미네랄 저장고 역할도 하고, 골수를 보호해 면역 기능과도 연결돼 있습니다.

특히 여성은 40대 중반 이후 완경기를 겪으면서 호르몬 변화로 인해 골밀도가 빠르게 떨어지기 때문에 근육 운동이 곧 골다공증을 예방하게 됩니다.

노화는 면역력 저하와 함께 시작

나이가 들면 가장 먼저 느껴지는 변화는 외모입니다. 치아 사이가 벌어지거나, 주름이 생기고, 흰머리가 늘며, 여성이라면 갱년기를 겪으면서 몸의 변화가 눈에 띄게 드러나기 시작합니다.

그런데 이런 변화보다 더 중요한 건, 보이지 않는 내부 변화, 바로 면역력의 저하입니다. 우리 몸의 방어 시스템인 백혈구는 세균이나 바이러스를 막고, 염증을 처리하며, 몸에 침입한 이물질을 제거하는 건강 파수꾼 역할을 합니다.

하지만 나이가 들수록 백혈구 수가 줄고 뇌세포도 감소하며 소화기관의 면역력이 약해져 잦은 소화불량과 감기나 염증 반복, 건망증, 집중력 저하 같은 증상이 나타나기 쉽습니다.

다행히도 근력과 근지구력은 노력한 만큼 좋아질 수 있는 후천적 능력입니다. 운동의 종류와 목적에 따라 어떤 방식으로 훈련하느냐에 따라 달라지죠.

근력은 순간적으로 큰 힘을 내는 능력입니다. 무산소성 운동, 예를 들이 웨이트 트레이닝이나 단거리 달리기, 역도처럼 짧고 강한 힘을 요구하는 운동으로 키워집니다. 이때는 숨을 참는 구간이 생기기도 하고, 운동 기구의 중량과 반복 횟수를 점차 늘리면서 FT섬유Fast Twitch muscle, 속근, 즉 크고 굵은 근육을 발달시킵니다. 이러한 운동은 근육량을 늘리고 기초대사량을 높이며 체격을 다지기에 효과적입니다.

반면, 근지구력은 오랫동안 힘을 낼 수 있는 능력입니다. 유산소운동인 걷기, 달리기, 수영, 자전거 타기 등을 통해 심장과 폐 기능이 강화되며 심폐지구력이 향상됩니다. 이때는 숨을 참지 않고 호흡을 일정하게 유지하면서 운동하게 되며, ST 섬유Slow Twitch muscle, 지근, 즉 작고 오래가는 근육이 발달합니다. 특히 체중 감량이나 복부지방 감축에 효과적입니다.

운동 선택은 목표에 따라 달라야 합니다. 예를 들어, 100m 달리기 선수나 보디빌더처럼 폭발적인 힘과 큰 근육이 목표라면 무산소 운동, 마라톤 선수처럼 오래 달리는 체력과 지구력이 목표라면 유산소운동에 집중해야 합니다.

내가 체형을 가꾸고 싶은지, 뱃살을 빼고 싶은지, 체력을 키우고 싶은지에 따라 운동의 종류와 비율은 달라져야 합니다. 핵심은 균형입니다. 무산소와 유산소운동 모두 건강에 필수입니다. 근육량이 많아야 기초대사량이 올라가고, 심폐기능이 좋아야 지치지 않고 일상을 활기차게 보낼 수 있으니까요.

나의 신체 능력과 건강 상태에 맞춰 근육도 키우고 체력도 기르는 균형 있는 운동 루틴을 실천해 보세요. 지속할 수 있는 것이 가장 강력한 운동법입니다.

운동, 지금 시작해도 늦지 않다

중년에 접어들며 처음 운동을 시작하거나, 오랜만에 다시 운동하려는 사람들이 많습니다. 이럴 땐 무리한 운동보다는 가벼운 걷기, 자전거 타기, 수영처럼 몸에 부담이 적은 유산소운동부터 시작하는 것이 좋습니다.

겨울철, 자동차 시동을 켜면 엔진이 따뜻해질 때까지 잠시 기다리죠? 우리 몸도 똑같아요. 보통 1~2주는 워밍업 기간으로 잡고, 딱딱하게 굳어 있던 근육과 인대, 관절에 서서히 시동을 걸어주세요. 이렇게 몸을 천천히 깨워주면 관절 사이를 부드럽게 해주는 관절액이 잘 분비되어 부상도 예방되고, 혈액순환도 활발해집니다.

그로 인하여 이후 근력운동의 효과도 훨씬 더 좋아집니다. 2~4주쯤 지나면 신기한 변화를 느낄 수 있습니다. 피하에 있던 딱딱한 지방층이 점점 부드러워지면서, 운동 효과도 눈에 띄게 좋아지기 시작하죠. 지방 연소가 더 잘되는 몸으로 바뀌는 거예요.

우리는 이제 예전처럼 쉽게 회복되지 않는 나이에 접어들었습니다. 움직임은 줄고, 체력은 떨어지며, 피로는 쉽게 쌓이죠. 스트레스를 풀기 위해 푹 자고 싶지만, 잠을 자도 예전 같지 않아 회복이 더디기만 합니다. 이런 생활이 계속되면, 자주 쓰는 근육만 쓰게 되어 체형이 흐트러지고, 통증이 시작되며, 결국 몸이 점점 불편해지는 악순환이 시작됩니다.

게다가 해마다 1%씩 줄어드는 성장호르몬은 기초대사량을 떨어뜨리고, 그 영향으로 인하여 몸무게, 피부, 체형의 변화는 물론, 성인병과 근골격계 질환으로 이어질 수 있어요.

그러나 오늘부터 운동을 시작하면 노화의 속도를 줄일 수 있습니다. 노화가 더 진행되기 전에 몸을 돌보는 습관을 들인다면 남은 인생을 더 건강하고, 더 행복하게 보낼 수 있어요.

건강하게 나이 드는 습관 만들기

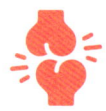

노화는 누구에게나 자연스럽게 찾아오지만, 그 속도를 늦추고 삶의 질을 지키는 건 자신의 선택에 달려 있습니다. 돈이 많아도, 시간이 많아도, 건강을 잃으면 모두 무의미해집니다. 진짜 부자는, 아프지 않고 내 삶을 주도적으로 살아가는 사람이 아닐까요?

물론 의학의 발달과 풍족한 생활 덕분에 우리는 더 오래 살 수 있게 되었습니다.

보건복지부 통계 자료에 따르면, 한국인의 평균 기대수명(0세 출생자가 앞으로 생존할 것으로 기대되는 평균 생존 연수)은 83.6세로 OECD 국가 평균 80.3년에 비해 장수국 중 상위권에 속합니다. 평균 여성의 기대수명은 86.6세로 남성보다 6세가 높았습니다.

요즘은 평균수명이 80세를 훌쩍 넘습니다. 그만큼 오래 살게 되었지만, 문제는 '얼마나 오래 사느냐'보다 '어떻게 사느냐'입니다.

한국인 기대수명 추이

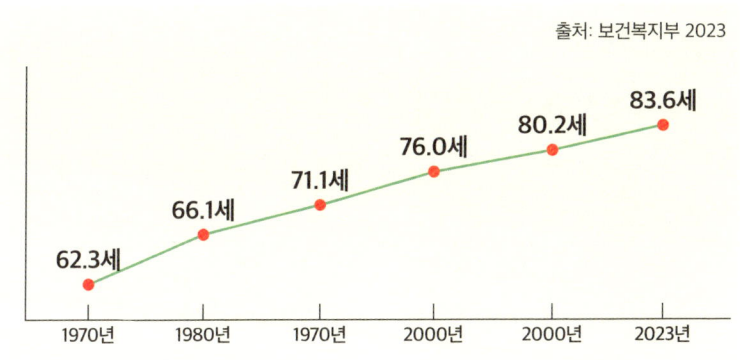

출처: 보건복지부 2023

83.6세
80.2세
76.0세
71.1세
66.1세
62.3세

1970년　1980년　1970년　2000년　2000년　2023년

　나이가 들수록 심장질환, 관절 통증, 암 같은 만성질환이 하나둘 생기기 시작해요. 특히 여성은 갱년기 이후 이런 질환에 더 취약해지는 경향이 있어서, 노후 건강을 더 세심히 챙겨야 하죠.

　그런데 여기서 중요한 건 바로 '건강수명'이에요. 건강수명은 말 그대로 병 없이 건강하게 사는 기간을 말합니다. 질병관리청에서 조사한 2012년 평균 건강수명은 65.7세에서 2022년 65.8세로 변화가 미미합니다. 즉, 평균수명인 80세를 기준으로 보면 65세 이후 약 15년 이상은 병치레를 하며 살아가는 셈이죠. 아파서 골골대거나 병원을 전전하게 되고 침상에 누워 있는 시간이 늘어나게 된다는 것입니다.

　단지 오래 사는 것만으로는 부족하다는 걸 알 수 있어요. 지금부터 건강수명을 늘릴 준비를 시작해야 하는 이유입니다. 그래서 다음에 소개하는 네 가지는 건강을 위해 꼭 습관으로 만들기를 바랍니다.

첫 번째로, 건강한 하루를 시작하는 가장 간단한 습관은 바로 **아침에 일어나자마자 미지근한 물을 한 컵**(약 200~300ml 정도) **마시는 것**입니다. 잠자는 동안 우리 몸은 숨을 쉬고, 땀을 흘리면서 수분을 잃게 됩니다. 아침 물 한 컵은 밤새 부족해진 수분을 빠르게 보충해주고, 잠들어 있던 소화기관에 신호를 보내 신진대사를 깨워줍니다.

또한 위장 기능이 활발해져 변비 예방에도 도움이 되고, 식사할 때 물을 과하게 마시지 않게 되니 소화도 더 잘되죠. 무겁고 찌뿌듯했던 몸이 한결 가벼워지고, 속도 덜 더부룩해집니다.

두 번째 습관으로 **덜 먹기**를 추천합니다. 나이가 들수록 예전 같지 않다는 것을 느끼죠. 예전엔 아무거나 먹어도 탈이 없었는데, 요즘은 조금만 더 먹어도 속이 더부룩하거나 가스가 차고, 심하면 두통까지 따라오기도 합니다.

왜 그럴까요? 중년이 되면 에너지 대사와 소화 기능이 자연스럽게 떨어지기 때문이에요. 음식은 그대로 먹는데, 몸은 그걸 잘 소화하거나 활용하지 못하는 거죠. 그래서 이 시기부터는 '얼마나 먹느냐'가 정말 중요해집니다.

하루 세 끼를 먹더라도 양을 30~70% 정도로 줄이는 소식(小食) 습관을 들이는 게 좋아요. 과식은 속을 답답하게 만들 뿐만 아니라, 피로감과 집중력 저하까지 부를 수 있거든요. 특히 아침을 거르

한국 여성의 기대수명

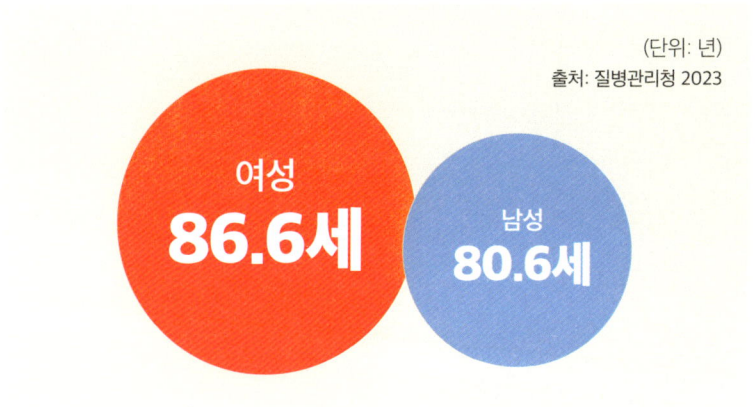

(단위: 년)
출처: 질병관리청 2023

여성
86.6세

남성
80.6세

는 습관은 꼭 고쳐야 할 부분입니다. 아침을 굶으면 뇌에 공급되는 에너지(포도당)가 부족해져서 하루를 무기력하게 시작하고, 오히려 점심에 폭식을 유도할 수도 있습니다.

아침에는 위산이 적게 분비되기 때문에, 자극적인 음식보다는 소화가 잘 되는 부드러운 식사가 좋습니다. 예를 들어, 감자나 죽처럼 부담 없는 탄수화물, 그리고 삶은 달걀, 두부처럼 구하기 쉬운 단백질 식품을 함께 챙겨보세요.

점심은 하루 중 가장 중요한 에너지 공급 시간입니다. 두부, 생선, 달걀, 고기류 같은 단백질과 함께 브로콜리, 파프리카, 양배추 같은 채소, 그리고 과일처럼 비타민과 미네랄이 풍부한 식품을 골고루 섭취해 주세요. 이러한 식사는 하루의 활동력을 높이는 연료가 됩니다.

저녁은 조금 가볍게 특히 탄수화물(밥, 떡, 과일 등)의 섭취량은 줄이고, 대신 포만감 있는 단백질 위주로, 너무 기름지거나 찬 음식은 피하는 것이 좋습니다. 저녁 무렵은 소화 기능이 느려지는 시간대이기 때문에 몸에 부담을 덜 주는 식사를 하는게 핵심입니다. 이렇게 식사량과 식재료만 조절해도, 몸이 편해지고 아침 기분도 달라지기 시작할 거예요. 자세한 식단 구성은 다음 장에서 소개하도록 할게요.

세 번째는, **매일 적당한 운동(무산소, 유산소)으로 적정 체중을 유지**해야 합니다. 나이가 들수록 예전보다 살이 쉽게 찌고, 한 번 찌면 빠지기도 쉽지 않죠. 체중이 늘어나면 관절에 무리가 갈 뿐 아니라, 심장병, 고혈압, 당뇨, 근육·관절 질환, 암 등 크고 작은 병의 원인이 될 수 있습니다.

그래서 중년 이후엔 적정 체중을 유지하는 게 건강의 기본입니다. 무작정 굶기보다는 근육을 유지하면서, 지방은 줄이는 운동이 중요하죠. 특히 추천하는 건 중강도 운동이에요.

예를 들어, 빨리 걷기, 가벼운 러닝, 근력운동(스쿼트, 계단 오르기, 플랭크 등) 이런 운동을 주 3~5회, 한 번에 30분 이상 꾸준히 해보세요. 중강도 운동은 심장이 빨리 뛰고, 숨이 차지만 옆 사람과 대화는 가능한 정도예요. 막 숨이 턱 막히진 않지만, 운동한 느낌은 확실히 드는 수준이죠. 처음부터 무리하지 않아도 괜찮습니다. 중요한 건 꾸준히 내 몸을 움직여주는 습관을 만드는 것입니다.

네 번째는, **앉아 있는 시간을 줄이고 자주 움직이는 것**입니다. 온종일 책상 앞에 앉아 있거나 소파에 오래 누워 있다 보면 몸이 무겁고, 자꾸 피로가 쌓입니다. 그런데 중년이 되면 자연스럽게 근육량이 줄고 체력도 떨어지기 시작합니다. 그래서 점점 움직임이 줄고, 활동량이 감소하게 되는데, 문제는 그로 인하여 건강이 서서히 무너지기 시작한다는 것입니다.

움직이지 않으면 소화가 잘 안 되고, 노폐물이 쌓이고, 간과 신장 기능이 떨어지며, 면역력도 낮아지게 됩니다. 또 관절은 '잘 쓰지 않으면 녹슨다'라는 말처럼 움직임이 줄어들수록 뻣뻣해지고 통증도 더 자주 생깁니다. 이런 변화가 반복되면 단순한 노화가 아니라, 비정상적인 노쇠 과정으로 빠르게 이어질 수 있습니다. 그래서 중요한 것은 자주 일어나 움직이는 습관을 만드는 것입니다.

건강한 몸이, 건강한 마음을 만듭니다.

Chapter 2

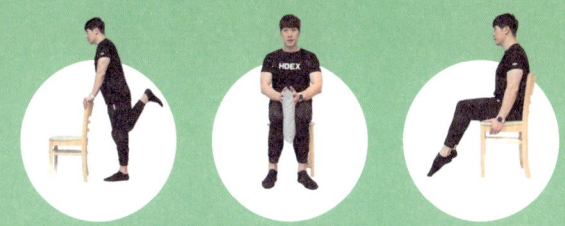

몸의 통증과
군살이 사라지는
하루 10분 운동 습관

**Sound Body
Sound Mind**

평상시 자세가 잘못됐습니다

　바른 생활 습관을 일상에서 유지하라고 말하지만, 사실 실천하기 어려운 건강 습관이 바로 올바른 자세를 유지하는 것입니다. 올바른 자세란 신체의 각 부분이 균형을 이루며 휴식이나 잠들기 같은 어떠한 움직임을 하더라도 척추가 정상적인 곡선(척추 S자 커브, 목 C자 커브)을 이루고 있고, 어깨가 펴지며, 골반이 틀어지지 않는 상태를 의미합니다. 이는 신체의 근육과 골격이 체중을 유지하는 정렬 상태를 말합니다.

　20~30대 때는 잘못된 자세로 생활해도 통증이 없기 때문에 편안한 자세라 생각하고 계속해서 그렇게 지내게 됩니다. 이런 생활 습관이 결국 몸의 불균형을 초래하여 통증으로 이어질 수 있습니다. 회사에서 컴퓨터로 업무를 보거나 식사할 때, 교통수단을 이용할 때, 잠자기 전까지 스마트폰을 손에 놓지 않고 생활하고 있다면

40대 이후에는 만성 척추질환(목, 허리)이 발생할 수 있습니다. 특히, 많은 직장인이 대부분의 시간을 컴퓨터 앞에서 보냅니다. 오랜 시간 한 자세로 앉아 있게 되면 목, 어깨, 허리, 골반 통증을 비롯해 신경을 따라 내려가는 통증인 방사통으로 엉덩이 통증과 다리 저림까지 생기게 됩니다.

　지금 당신의 체형은 어떤가요? 어려서부터 습관화된 체형으로 목과 허리에 통증이 있나요? 평범한 일상에서 수많은 자세를 취하면서 나도 모르게 잘못된 자세인지 모르고 생활(일, 휴식, 잠)에 집중하다 보면 체형이 틀어지게 되어 척추에 무리가 가게 됩니다.

　허리는 체중을 받쳐주는 신체의 큰 기둥으로 굽히거나 숙이는

각종 자세에 따라 허리(디스크)에 실리는 무게(kg)

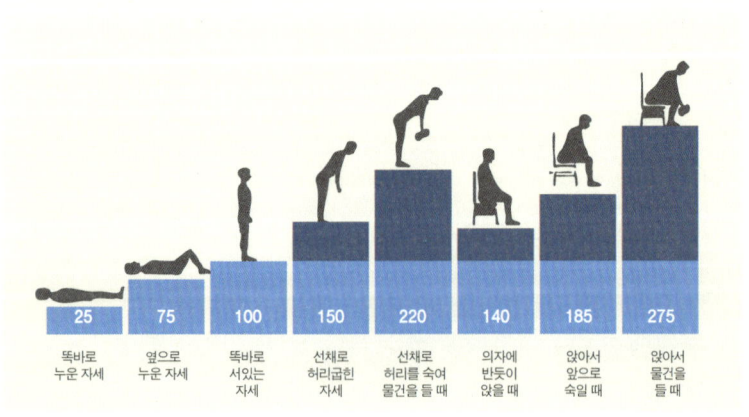

자세를 하면 그 무게가 하중에 실리게 되어 디스크질환과 같은 통증으로 이어지게 됩니다. 똑바로 서 있는 자세를 100으로 봤을 때, 앉아 있는 자세는 140의 부하가 생깁니다. 앉아 있는 것만으로도 부하가 생기지만, 앉아서 앞으로 숙이면 185라는 무게가 허리에 실려 척추에 더 무리를 가게 합니다.

목의 각도와 목뼈가 받는 하중

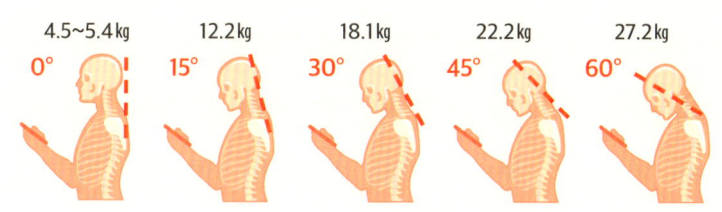

목은 머리의 무게를 지탱하고 머리와 상체를 연결하는 작은 기둥으로 목을 앞으로 숙이면 머리 위치에 따라 목에 가해지는 무게가 기하급수적으로 증가합니다. 소파에 앉아서 혹은 의자에 기대 스마트폰을 보면 대부분 본인도 모르게 목과 허리에 부담이 가중되는 자세를 하게 됩니다. 처음에는 통증이 없어서 자연스럽게 하고 있던 잘못된 자세들을 계속해서 유지한다면, 척추(목, 허리)에 받는 부담이 커져서 척추질환을 일으킬 수 있습니다. 이렇듯, 근골격계 대부분의 통증 원인은 일상생활에서 시작되고, 어려서부터 습관화된 잘못된 자세로 체형이 만들어져 성인이 돼서도 쭉 이어집니다.

인간의 체형은 성장하면서 다양하게 변화하는데, 서 있는 습관, 앉아 있는 습관, 누워 있는 습관, 컴퓨터나 스마트폰을 보는 습관에 따라 골반이 틀어진 체형, 한쪽 어깨가 내려간 체형, 목이 앞으로 빠진 체형 등 불균형한 자세가 되어 체형별 통증이 다르게 나타나게 됩니다.

신체는 근육의 근막, 뼈, 근육을 연결해 주는 건(힘줄)이 유기적으로 연결되어 있어서 신체 한 곳에 문제가 생기면, 문제 생긴 근육이 짧아지게 되고 그 주변 근육이 짧아진 근육의 기능을 대신해 주는 보상 작용이 생겨 체형이 바뀌고 틀어지게 되는 것입니다. 만일 잘못된 자세로 골반이 틀어지면 신체를 보호하기 위해 옆으로 틀어서 앉거나, 다리를 꼬아서 앉거나, 짝다리를 짚어서 서 있게 되는 등, 틀어진 골반에 맞추기 위해 짧아진 근육을 대신해 사용하는 보상 작용이 생기게 됩니다. 이는 신체가 도미노처럼 연결되어 있어서 신체의 불균형을 맞추려는 근육과 뼈의 움직임입니다. 장시간 같은 자세로 앉아 있게 되면 근육이 긴장되고 뻣뻣해지면서 뼈까지 영향을 미치게 되어 척추(중추신경)에서 손, 발(말초신경)까지 지나가는 신경을 눌러 통증이 생기거나 혈액순환이 안 되어서 몸이 붓는 부종도 생기게 됩니다.

더 큰 문제는 오랜 기간 틀어진(잘못된) 자세를 하다 보면 자신도 모르게 체형이 변화되어 만성통증을 유발하게 되는데, 자주 사용하는 근육은 발달 되고 사용하지 않는 근육은 퇴화가 되어 체형의 불균형이 생기게 되어 틀어진 골반에 영향으로 척추의 배열이 달라지면서 또 다른 근골격계 불균형이 생기게 됩니다. 목에 부담을 주는 굽은 등, 말린 어깨, 거북목 등의 체형 질환이 생기거나 허리 디스크, 척추관 협착증, 척추전방전위증, 척추측만증(척추 옆굽음증), 등의 근골격계질환이 발생하게 됩니다.

따라서 수술적, 약물적 치료가 필요한 사람이 아니라면 평상시 올바른 자세를 통해 그동안 간과해왔던 잘못된 생활 습관을 예방하거나 통증을 줄이는 습관으로 바꾸어주는 것이 중요합니다.

정상 골반과 골반 측굴

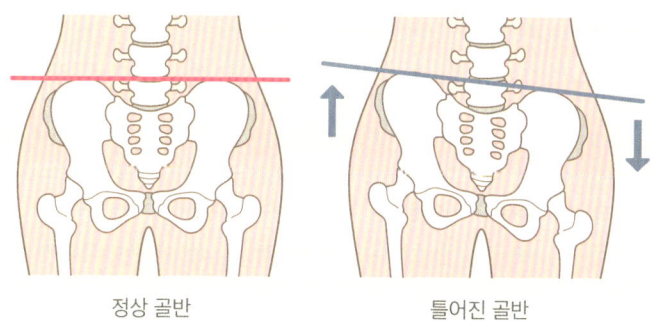

정상 골반   틀어진 골반

벽 대고 바르게 서기

턱을 살짝 당겨서 머리를 뒤로 젖히며, 고개는 정면을 향한 채 턱을 살짝 들어 눈동자가 위쪽 10~20도로 올려서 본 뒤 벽에 뒷머리를 댑니다. 이어서 두 어깨의 뒷면, 엉덩이, 종아리, 발뒤꿈치를 최대한 벽에 밀착시켜 줍니다. 척추가 S자 만곡이 될 수 있도록 해줍니다. 머리 위에서 목과 척추를 끌어 올린다는 느낌으로 척추를 늘려 주면서 자세를 유지합니다. 벽과 허리 사이 공간에 주먹 하나 정도가 들어갈 수 있게 해줍니다. 아침, 저녁 1분씩 시작하여 2분, 3분씩 늘려 주면 바른 체형으로 변화하게 됩니다. 벽 없이 바르게 서 있을 시에는 귓불, 어깨의 견봉, 고관절, 앞무릎, 발목(복숭아뼈)이 일직선이 되게 턱을 수평으로 조금 잡아당겨 정면을 응시합니다. 무게 중심은 발뒤꿈치에 두고 허리를 펴고 어깨를 펴서 척추를 위로 늘린다는 느낌으로 몸을 세워줍니다.

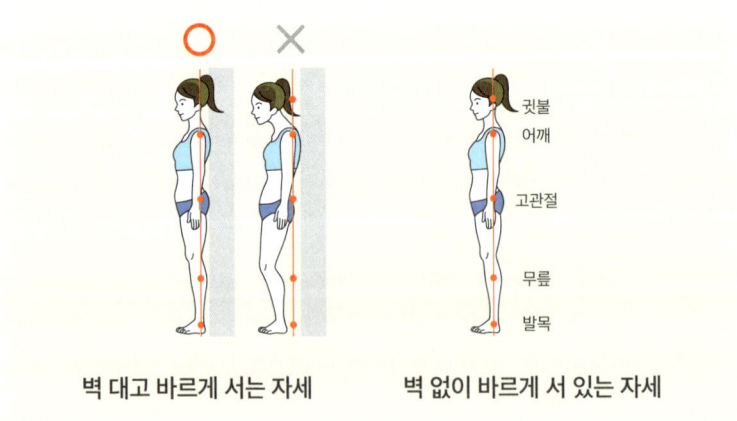

벽 대고 바르게 서는 자세   벽 없이 바르게 서 있는 자세

서는 자세 및 몸을 돌릴 시 주의 사항

- 일어설 때 허리를 펴고 상체를 세워서 한 발을 앞으로 조금 내밀어 서는 것이 좋습니다.
- 두 다리를 엉덩이 너비로 벌린 다음 짝다리를 짚지 않고 양발의 체중이 고루 실린다는 느낌으로 섭니다.
- 몸을 옆으로 돌릴 때 상체만 움직이지 않고 발을 사용해 함께 움직여 줍니다.
- 세수할 때 허리를 굽히는 것보다 고관절과 무릎을 굽혀서 합니다.
- 머리를 감을 때 허리를 굽히지 않고 서서 감습니다.
- 물건을 들 때 허리를 굽히지 않고 허리를 펴서 하체의 힘으로 들어 올립니다.

물건 들 때 바른 자세

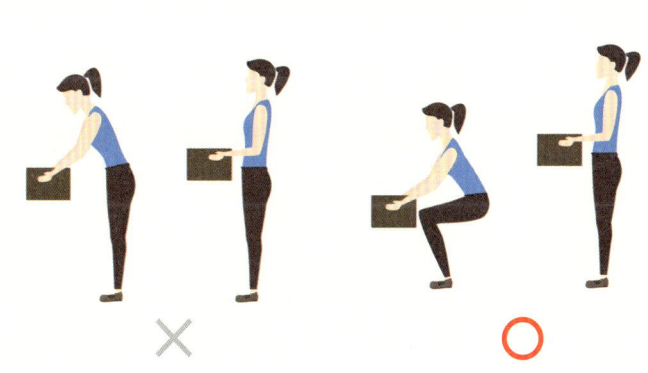

바르게 앉는 자세

먼저, 엉덩이를 의자 깊숙이 넣어 등받이에 딱 붙여주세요. 이때 허리와 엉덩이 아랫부분이 등받이에 자연스럽게 닿아야 하고, 허리는 부드러운 C자 곡선을 그리듯 살짝 들어주는 느낌이 좋아요. 무릎은 90도로 세우고, 어깨에 힘을 빼면서 팔은 책상 위에 편안하게 올려주세요. 턱은 약간 당기듯 아래로 살짝 넣고, 시선은 정면보다 20도 정도 아래를 바라보면 목에 무리가 가지 않아요.

마지막으로, 골반을 살짝 앞으로 밀어주는 느낌으로 자세를 잡아보세요. 이 자세가 바로 '골반 전방 경사'입니다. 이렇게 하면 허리와 목이 자연스럽게 펴지고, 앉아 있는 동안 훨씬 편안한 자세를 유지할 수 있어요.

책상에 앉을 때 바른 자세

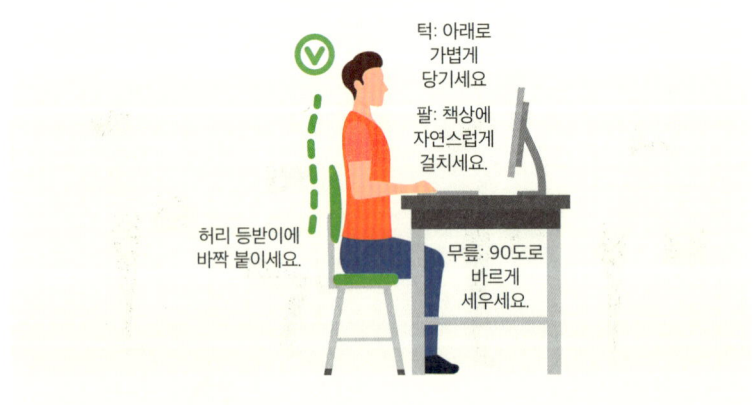

목과 어깨 통증(거북목, 목 디스크)이 있다면 거치대를 이용하거나 컴퓨터 모니터를 높여서 사용하고, 허리 통증(허리 디스크)이 있다면 발아래 두꺼운 책을 올려놓고 앉으면 도움이 됩니다.

주의 사항

- 등을 앞으로 구부려서 앉지 않습니다.
- 고개를 앞으로 내밀고 앉지 않습니다.
- 엉덩이를 반만 걸쳐 앉지 않습니다.
- 다리를 꼬고 앉지 않습니다.
- 상체를 돌려서 앉지 않습니다.
- 목과 어깨에 힘을 주고 앉지 않습니다.

바르게 눕기

누울 때도 바른 자세를 유지하면 척추 건강에 큰 도움이 됩니다. 먼저, 온몸의 긴장을 풀고 바닥에 등을 대고 눕습니다. 시선은 천장을 바라보며, 어깨에 힘을 빼고 편안하게 호흡해 보세요. 이때 척추의 자연스러운 S자 곡선이 유지될 수 있도록 등과 엉덩이가 바닥에 최대한 닿게 해주는 게 좋아요. 배에 힘을 주거나 허리를 무리하게 붙이지 않아도 됩니다. 그저 '몸이 바닥에 잘 맡겨졌다'라는 느낌이면 충분합니다.

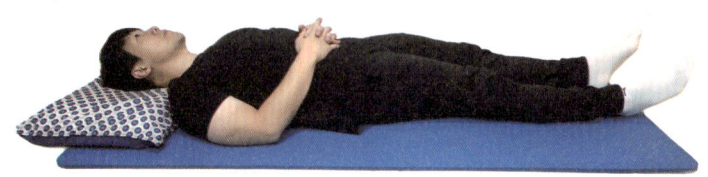

옆으로 눕기

몸을 옆으로 돌려서 한쪽 면이 바닥에 닿게 눕습니다. 아래 팔은 90도로 구부려서 편하게 머리 옆에 둡니다. 옆으로 눕게 되면 척추가 한쪽으로 휘어지기 때문에 골반과 무릎을 살짝 구부린 상태를 유지합니다.

TIP

허리 통증(허리 디스크), 일자허리라면 허리와 다리에 베개를 껴서 누우면 도움이 됩니다.

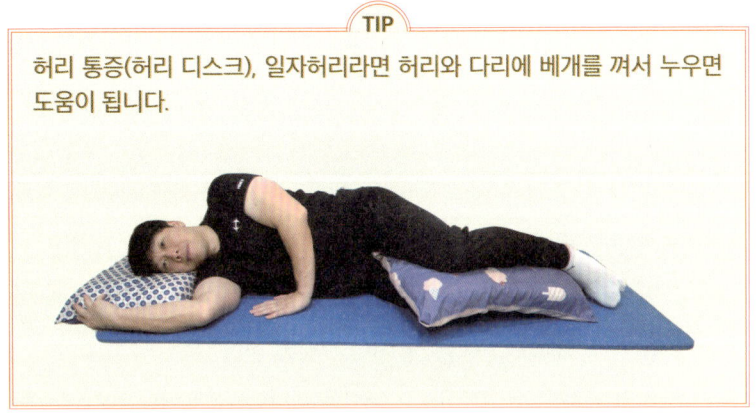

옆으로 베개 껴서 눕기

베개의 높이는 바르게 누워있을 때 C 커브가 만들어져야 하고, 옆으로 누웠을 때는 일자로 편안하게 목이 유지되어야 합니다. 목의 체형에 따라 베개의 높낮이를 정해 바른 베개를 선택하는 것이 중요합니다.(목과 어깨 체형에 따라 베개의 높이가 달라질 수 있습니다.)

베개 사용의 바른 자세

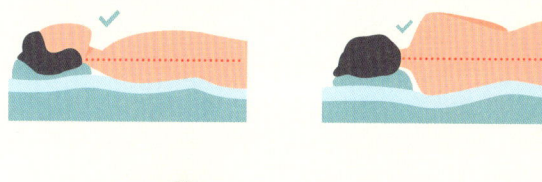

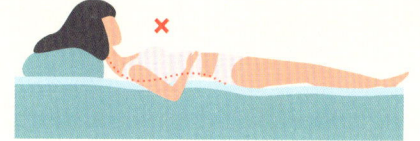

주의 사항
- 이중 턱이 되는 베개, 머리가 바닥에 닿을 정도로 낮은 베개는 피합니다. 목 디스크가 더 심해집니다.
- 고개만 돌려서 옆으로 눕지 않고 몸두 같이 돌려 눕습니다.
- 누웠다가 일어날 시 배에 힘을 주고 옆으로 돌려서 손을 짚고 상체를 세워서 일어납니다.
- 엎드려서 눕지 않습니다.
- 식후 2시간 이후에 눕습니다.(적어도 1시간 30분 이후에 누워야 소화불량이 생기지 않습니다.)

혈액순환, 림프순환이 잘되는 방법

혈액순환

우리 몸 구석구석에 산소와 영양소를 보내고, 노폐물을 밖으로 내보내는 중요한 통로가 있어요. 바로 '혈액순환'입니다. 우리가 숨을 쉬고 밥을 먹는 것도, 이 혈액이 제대로 돌기 때문에 가능한 일이에요. 심장에서 시작된 혈액은 강한 압력으로 동맥을 타고 전신으로 퍼지고, 모세혈관을 거쳐 세포 하나하나에 산소와 영양을 전달합니다. 그리고 다시, 필요 없는 노폐물과 이산화탄소를 실은 채 정맥을 통해 돌아오죠.

특히 모세혈관은 머리카락보다 가느다란 아주 얇은 혈관인데요, 이곳에서 산소와 영양분이 세포로 전달되고, 반대로 노폐물이 빠져나오는 '물질교환'이 일어납니다. 즉, 혈액순환이 원활해야만 몸이 제대로 기능하고 피로도 덜 느끼는 거예요.

그래서 혈관이 막히지 않게, 혈액이 끈적해지지 않게, 흐름을 잘
유지하는 생활 습관이 중요하답니다.

혈액순환(체순환, 폐순환)

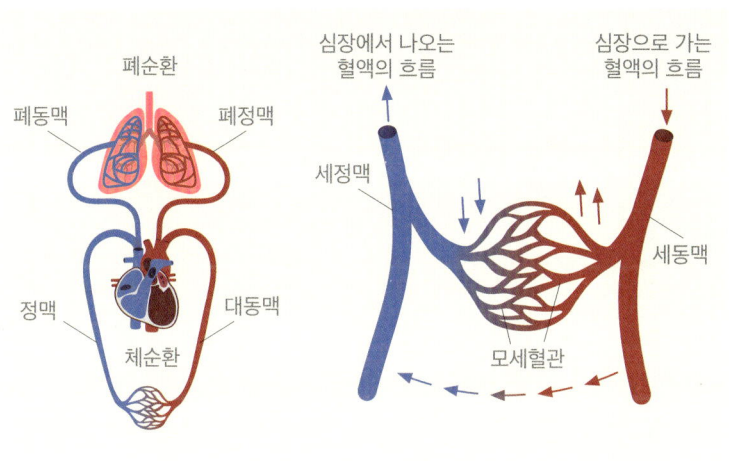

우리 몸에는 온몸을 순환하는 '체순환'과, 노폐물을 밖으로 배출
하는 '폐순환'이 있어요. 먼저, 심장에서 나온 깨끗한 혈액은 동맥
을 타고 전신으로 퍼져나가요. 산소와 영양분을 세포에 전달하고,
반대로 이산화탄소와 노폐물을 받아들이죠. 이 과정을 돕는 아주
가느다란 혈관이 바로 '모세혈관'이에요. 노폐물이 담긴 혈액은 모
세혈관에서 세정맥 → 소정맥 → 대정맥을 따라 다시 심장으로 돌
아옵니다. 그 후 폐를 거쳐 숨을 쉴 때 이산화탄소가 바깥으로 배

출되는 걸 폐순환이라고 해요.

그런데 정맥은 동맥과 달리 혈액이 거꾸로 올라가는 구조라서, 판막이라는 장치가 혈액이 역류하지 않도록 도와줘요. 만약 이 판막이 약해지거나, 정맥 흐름이 나빠지면 다음과 같은 증상이 나타날 수 있습니다.

- 다리가 쉽게 붓는다.
- 종아리가 자주 땡기거나 쥐가 난다.
- 발이 차갑고 수족냉증이 있다.
- 하지정맥류가 생긴다.

인간은 서서 걷는 직립보행이기 때문이에요. 장시간 서 있거나, 오래 앉아 있거나, 수면이 부족하면 하체에 고인 혈액이 심장으로 잘 돌아가지 못해 혈액순환 장애가 생기고, 다리에 노폐물이 쌓여 부종이나 정맥류로 이어질 수 있어요.

그래서 하체 운동과 가벼운 스트레칭을 꾸준히 해주는 것이 중요합니다. 근육이 움직일 때 정맥도 자극받아 더 잘 순환되거든요. 조금만 몸을 움직여도 피로가 덜 쌓이고 다리도 훨씬 가벼워질 수 있어요. 하루 10분이라도, 다리를 위한 시간을 가져보세요.

정맥과 판막: 운동 시 움직임

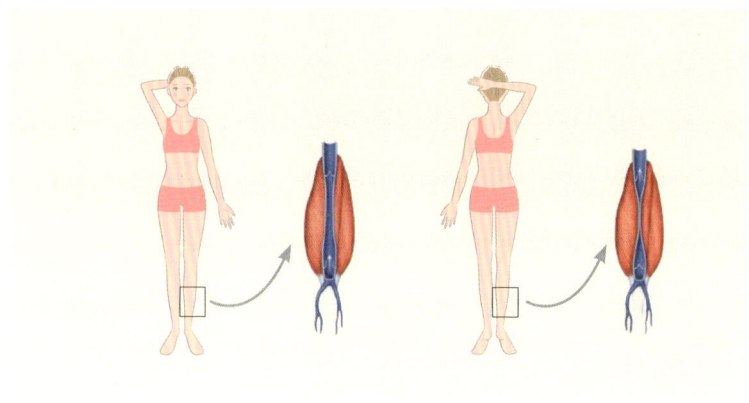

정맥 순환: 하지 부종

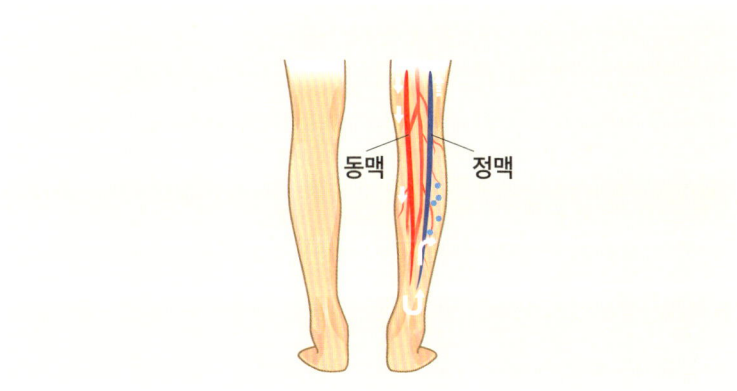

동맥   정맥

　　우리 몸의 혈액은 체중의 약 8%를 차지할 정도로 꽤 많은 양입
니다. 몸무게나 성별에 따라 다르지만, 보통 약 5~6리터의 혈액이

몸속을 돌고 있죠. 그런데 이 혈액의 70% 가까이가 중력 때문에 하체 쪽에 몰려 있습니다.

그 많은 혈액을 다시 위쪽으로, 심장으로 끌어올리는 일은 심장 하나만으로는 솔직히 벅찰 수밖에 없어요. 그래서 우리 몸은 아주 똑똑하게도, 제2의 심장 역할을 하는 곳을 하나 더 만들어 두었지요. 바로 허벅지와 종아리 근육입니다.

하체 근육이 탄탄하면 그 수축과 이림프순환완 작용으로 하체에 몰린 혈액을 마치 펌프처럼 밀어 올려주는 역할을 해요. 전문용어로는 '종아리 근육 펌프calf muscle pump'라고 부를 정도로 중요한 기능이랍니다.

실제로 영국 혈관외과학회에 따르면, 심장질환의 약 55%가 종아리 근육 부족과 근감소증에서 비롯된다고 해요. 그만큼 하체 근육은 단순히 '운동을 잘하게 해준다'는 수준을 넘어, 혈액순환과 심장 건강에도 큰 영향을 주는 핵심 역할을 합니다.

하체 근육을 강화하면 좋은 점이 많습니다. 혈액이 아래에 고이지 않고 심장으로 잘 올라가고, 심장의 부담도 줄어들며, 심폐 기능과 전신 혈액순환까지 훨씬 더 활발해지죠. 무엇보다 다리가 덜 붓고, 하루가 훨씬 덜 피곤하게 느껴질 거예요.

하지만 반대로, 우리 몸속 혈관에 문제가 생기면 상황은 달라집니다. 혈관 벽에 나쁜 콜레스테롤LDL이 쌓이기 시작하면 혈관 벽이 점점 두꺼워지고 딱딱하게 굳는 동맥경화가 생깁니다. 이게 계속 진행되면, 심장이 혈액을 뿜어낼 때 혈관이 유연하게 늘어나지 못해 결국 고혈압이 생기게 되죠. 이 높은 압력은 아주 얇은 모세혈관에도 전달돼, 특히 뇌혈관이 막히거나 터져서 뇌출혈로 이어질 수 있어요. 뿐만 아니라 심장질환, 심근경색, 당뇨병과 같은 위험한 질환들도 차례로 발생할 수 있습니다.

무서운 건, 이렇게 혈관이 50% 이상 막혀 있어도 대부분 아무 증상 없이 지낼 수 있다는 사실이에요. 그래서 더 조심해야 해요. 아프기 전에, 지금부터 혈관이 건강하게 유지되도록 생활 습관을 바꾸는 것이 정말 중요합니다. 식사 조절과 체중을 관리하고, 금연과 절주, 꾸준한 걷기나 스트레칭 같은 가벼운 운동을 통해 탄탄한 근육을 만들어야 합니다.

림프순환

우리 몸에는 혈액과 림프 두 가지 체액이 흐르고 있는데, 몸의 면역을 담당하는 림프계는 혈액순환만큼이나 건강에 있어 중요한 역할을 합니다. 체내에 노폐물을 제거하고 혈액과 같이 몸 전체를 순환하면서 세균이나 바이러스, 감염 등에 의한 면역 체계를 지원합니다. 림프구가 생성되고 순환되는 모든 기관을 합쳐 림프계라고 하는데, 여기에는 림프액, 림프관, 림프절을 포함해 감염과 암을 방어하고 싸우는 골수, 비장, 편도 등 면역세포를 생성하고 노폐물을 처리합니다.

림프순환

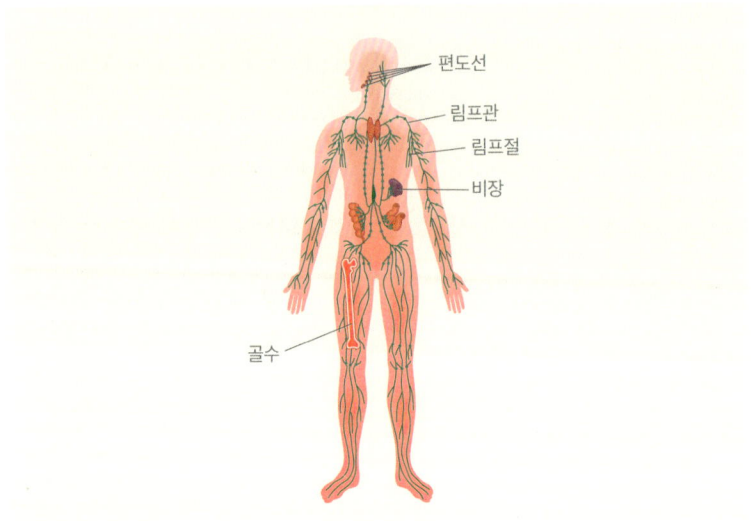

림프lymph는 라틴어로 물을 뜻하는 lympha에서 유래되었습니다. 림프계를 따라 흐르는 무색, 황백색의 액체로서 몸에 상처가 났을 때 나오는 진물이 림프액입니다. 림프액은 모세혈관과 비슷한 거미줄 같은 림프관(통로)을 따라 순환되는데 림프절에서 림프구라는 면역세포를 만들고 세균과 바이러스, 암세포를 파괴합니다. 동그란 모양의 콩처럼 생긴 림프절은 평균 500~600개 정도 인간의 몸에 존재하며 목이나 귀 뒤쪽, 겨드랑이, 사타구니, 뒷무릎에 많이 분포되어 있습니다.

림프절이 집중되어 있는 부위는 순환이 원활하지 않으면 쉽게 붓고 통증이 생깁니다. 특히 쪼그려 앉아 김장을 하거나, 바닥에 앉아 오래 일하는 것처럼 무릎을 굽힌 채 체중을 실어 움직이는 자세는 혈액과 림프의 순환을 방해합니다. 그 결과 무릎 주변의 근육, 힘줄, 인대가 점점 짧아지고 굳어지면서 무릎 통증이나 오금(무릎 뒤쪽)의 통증이 생기기 쉽습니다.

우리 몸의 혈액은 심장이 펌프 역할을 하며 동맥을 따라 전신으로 보내고, 정맥을 통해 다시 심장으로 돌아옵니다. 하지만 림프액은 심장처럼 강하게 밀어주는 장치가 없어, 주변 근육이 움직일 때마다 조금씩 이동합니다. 이 림프액은 혈액이 처리하지 못한 노폐물, 지방, 단백질 찌꺼기 등을 수거해 정맥을 통해 심장으로 전달하면서 몸속 청소부 역할을 합니다.

즉, 림프순환이 원활하려면 근육을 자주 움직여야 하며, 무릎을 구부린 채 오랜 시간 같은 자세로 일하는 습관은 되도록 피하는 것이 좋습니다.

림프액의 노폐물이 정맥을 통해 심장으로 회귀

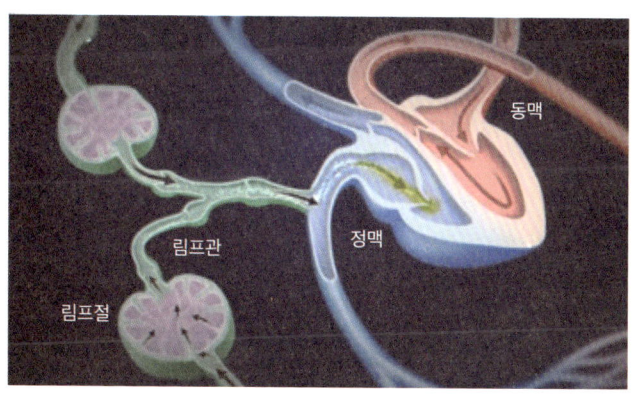

우리 몸의 면역 시스템에서 림프계는 핵심적인 역할을 합니다. 림프계가 건강하게 작동해야 면역 기능도 제대로 유지될 수 있습니다. 하지만 림프계에 문제가 생기면 림프액이 흐르지 못하고 정체되는 현상이 나타나는데, 이를 림프 부종이라고 합니다. 이때는 신체 일부가 붓고 무거워지며, 시간이 지나면서 점점 더 악화될 수 있습니다.

림프 부종이 심하지 않은 초기에는, 누워 있을 때 해당 부위를 심장보다 약간 높게 올려주는 것만으로도 증상을 완화하는 데 도움이 됩니다.

평소 몸이 자주 붓거나 팔다리가 무겁고 쉽게 피로감을 느낀다면, 너무 꽉 끼는 옷을 입는 건 아닌지, 오랜 시간 같은 자세로 앉아 있지는 않은지, 혹은 다리를 꼬는 자세를 하고 있는 건 아닌지 살펴보기 바랍니다. 혈액순환과 림프순환을 방해하는 습관은 부종과 피로의 원인이 될 수 있으니, 일상에서 작은 습관부터 천천히 바꿔보는 것이 중요합니다.

림프계를 건강하게 유지하려면 먼저 하루에 충분한 수분을 섭취하는 것이 기본입니다. 물은 림프액의 주요 구성 요소이기 때문에, 하루 1.5~2리터 정도의 수분을 꾸준히 마시는 것이 림프의 흐름을 원활하게 만드는 데 도움이 됩니다. 커피나 달콤한 음료 대신 물이나 따뜻한 차를 자주 마시는 습관을 들여보세요.

림프는 심장처럼 스스로 순환을 만들어내지 못하고, 근육의 움직임에 따라 조금씩 이동합니다. 그래서 규칙적인 유산소운동은 림프순환에 매우 효과적입니다. 빠르게 걷기, 자전거 타기, 수영처럼 전신을 사용하는 운동을 일주일에 세 번 이상, 30분 이상씩 실천하면 몸이 훨씬 가볍고 개운해지는 것을 느낄 수 있습니다.

또한 림프순환을 방해하는 대표적인 요소 중 하나가 바로 잘못된 식습관과 과도한 체중입니다. 가공식품이나 인스턴트 음식, 지나치게 짠 음식, 설탕, 술은 림프계의 부담을 높이고 염증 반응을 유발할 수 있습니다. 가능한 한 자연식 위주의 균형 잡힌 식사를 하고, 저염식으로 조절하는 것이 좋습니다. 특히 체중 관리도 중요합니다. BMI(체질량지수)가 18.5~24.9 사이, 체지방률은 남성 기준 15%, 여성 기준 23% 이하로 유지하는 것이 이상적입니다.

림프 마사지를 통해 림프절이 몰려 있는 부위를 자극해주는 것도 순환에 도움을 줄 수 있습니다. 목, 겨드랑이, 사타구니처럼 림프절이 많이 분포된 부위를 부드럽게 마사지해주면 림프액의 흐름이 좋아지고 붓기 완화, 면역력 강화에도 효과를 기대할 수 있습니다.

마시막으로, 스트레스 관리도 림프 건강에 중요한 영향을 미칩니다. 만성적인 스트레스는 호르몬 균형을 깨뜨리고, 림프계의 기능을 저하시킬 수 있습니다. 하루 10분이라도 나를 위한 시간을 갖고, 규칙적인 생활 리듬과 충분한 수면을 유지하려는 노력이 필요합니다. 림프 건강은 단순히 붓기를 줄이는 차원을 넘어, 몸 전체의 면역력과 회복력을 높이는 핵심입니다. 무리하지 않고 할 수 있는 작은 습관부터 꾸준히 실천해보세요.

〈건강멘토의 멘토링〉유튜브를 따라 운동해 보세요!

하체 코어 운동 1

전신 순환 스트레칭

건강하려면 정확한
호흡부터 시작해야 한다

우리는 하루에 얼마나 많은 숨을 쉴까요?

의식하지 않아도 자동으로 반복되는 호흡은, 평균적으로 1분에 약 15번, 하루 2만 번 이상 이루어집니다. 숨을 내쉬고 들이쉬는 이 단순한 동작은, 사실 우리 몸의 건강을 결정짓는 가장 중요한 기본 활동 중 하나입니다.

호흡은 '내쉴 호(呼)'와 '들이쉴 흡(吸)'이라는 글자처럼, 날숨(호기)으로는 몸속의 이산화탄소를 배출하고, 들숨(흡기)으로는 신선한 산소를 들여와 온몸에 공급하는 생리적 기능입니다. 우리가 들이마신 산소는 폐를 통해 혈액으로 흡수되어 심장을 거쳐 전신의 장기와 세포에 전달됩니다. 반대로, 이산화탄소는 다시 폐로 이동해 날숨을 통해 배출됩니다. 이렇게 호흡이 원활해야 혈액순환도 좋아지고, 세포 하나하나가 제 역할을 할 수 있습니다.

하지만 대부분의 사람들은 운동이나 식습관만큼이나 호흡의 중요성을 잘 인식하지 못합니다. 숨 쉬는 것은 너무도 자연스러운 일이기에, 그것이 건강의 첫걸음이라는 사실을 잊고 지내는 경우가 많습니다.

특히 중년 이후에는 호흡의 중요성이 더욱 커집니다. 우리 몸은 음식을 통해 얻은 영양소를 산소와 함께 혈액을 통해 각 장기나 근육에 저장하고, 필요할 때 에너지로 사용합니다. 그러나 나이가 들면서 근육량이 줄어들고 신진대사가 떨어지면, 체내에 저장할 수 있는 에너지(글리코겐) 양도 줄어들게 됩니다. 그 결과, 예전보다 적게 먹어도 체지방이나 내장지방이 쉽게 쌓이고, 한 번 찐 살도 잘 빠지지 않게 됩니다. 이때 잘못된 호흡 방식은 몸의 산소 공급과 대사 효율을 떨어뜨려 피로, 체중 증가, 면역력 저하 등 건강에 부정적인 영향을 끼칠 수 있습니다.

반면, 바른 호흡법을 익혀 실천하면 신체 기능이 회복되고 체내 대사도 활발해지며, 체중 조절이나 노화 예방에도 큰 도움이 됩니다. 이처럼 '숨을 잘 쉬는 법'은 단순히 명상이나 운동 중에만 필요한 것이 아니라, 매일매일의 삶을 건강하게 바꾸는 첫 번째 생활 습관이 될 수 있습니다.

당연하게 여겨왔던 호흡, 이제는 좀 더 의식적으로, 건강하게 바꾸어야 할 때입니다. 숨을 제대로 쉬기 위해서는 단순히 공기를 들이마시는 것만이 아니라, 호흡에 관여하는 근육을 어떻게 쓰느냐가 중요합니다. 폐 자체는 근육이 없습니다. 우리가 숨을 쉴 수 있는 것은 주변의 호흡근이 작동하기 때문입니다. 대표적인 호흡근은 늑간근(갈비뼈 사이 근육)과 횡격막(가로막)입니다.

하지만 많은 사람이 일상생활에서 무의식적으로 가슴만 살짝 들썩이는 얕은 숨을 쉽니다. 이는 폐의 위쪽, 즉 가슴 부분만 사용하는 흉식호흡으로, 들숨 시 가슴은 부풀지만 배는 오히려 안쪽으로 끌려 들어가게 됩니다. 이 과정에서 갈비뼈 사이의 늑간근이 늘어나긴 하지만, 그 범위는 제한적입니다. 따라서 이런 얕은 호흡만으로는 몸 전체에 산소를 충분히 공급하기 어렵고, 오히려 어깨와 목 주변의 긴장을 유발하기 쉽습니다.

물론 올바른 흉식호흡은 가슴의 움직임을 유연하게 만들어주고, 상체의 긴장을 푸는 데에도 도움이 될 수 있습니다. 하지만 보다 깊고 효과적인 산소 공급을 원한다면, 복식호흡을 익히는 것이 훨씬 중요합니다. 복식호흡은 폐 아래 위치한 횡격막을 아래로 끌어내리는 방식으로 이루어집니다. 숨을 들이쉴 때 횡격막이 아래로 내려가면서 폐가 아래 방향으로 넓어지고, 복부가 자연스럽게 부풀어 오릅니다.

이때 폐 전체, 특히 하부까지 산소가 가득 들어차게 되어, 몸 구석구석까지 산소를 보내주는 효과가 큽니다. 횡격막은 가슴과 배를 나누는 막으로, 제대로 작동하면 단순한 호흡 기능을 넘어 자율신경계의 균형까지 도와줍니다. 복식호흡을 꾸준히 하면 교감신경으로 긴장된 몸을 이완시키고, 스트레스 상황에서 분비되는 카테콜라민catecholamine이나 코르티솔 같은 호르몬의 분비를 줄여줍니다. 다시 말해, 복식호흡은 몸을 진정시키고, 마음의 안정을 돕는 가장 효과적인 자연 치유법인 셈입니다.

숨을 잘 쉬기 위해서는 근육을 잘 써야 합니다. 운동도, 식습관도 중요하지만, 지금 이 순간 들이마시는 숨 하나로도 우리의 건강은 달라질 수 있습니다.

횡격막은 가슴과 배를 나누는 돔 모양의 근육입니다. 위로는 심장과 폐, 아래로는 위·간·신장 같은 장기가 자리 잡고 있죠. 식도, 대동맥, 하대정맥, 미주신경 같은 중요한 통로들도 이 횡격막을 지나갑니다.

하지만 이 횡격막이 제대로 움직이지 않으면 림프순환과 혈액순환이 원활하지 않고, 장기 기능도 떨어질 수 있습니다. 특히 긴장하거나 스트레스를 많이 받을수록 횡격막의 움직임이 얕아지고, 얕은 호흡이 습관이 되기 쉽습니다.

복식호흡은 횡격막을 아래로 깊게 끌어내리며 숨을 쉬는 방식입니다. 이 호흡을 하면 부교감신경이 자극돼 긴장이 완화되고, 심박수와 혈압이 안정되며, 소화도 잘 됩니다.

또한 장기 주변을 부드럽게 마사지해 림프순환과 혈류를 도와 면역력이 올라가고, 내장지방도 줄어드는 효과를 기대할 수 있습니다.

횡격막은 단순히 숨 쉬는 근육이 아닙니다. 몸속 여러 기능을 조율하는 건강의 중심축입니다. 지금부터라도 바르게 숨 쉬는 습관을 들인다면, 생각보다 많은 건강 변화가 찾아올 수 있습니다.

올바른 복식 호흡법

먼저 바닥에 등을 대고 편안하게 누워보세요. 한 손은 배 위에, 다른 한 손은 가슴 위에 올려놓습니다. 복식호흡을 할 때는 가슴은 최대한 움직이지 않고, 배에 올린 손만 위아래로 움직이게 하는 것이 중요합니다.

1. 숨을 코로 약 5초 정도 천천히 들이마십니다.

이때 배가 부풀어오르며 배 위에 올린 손이 올라옵니다.

2. 숨을 입으로 약 5초 정도 천천히 내쉽니다.

복식호흡 들이마시기 복식호흡 내쉬기

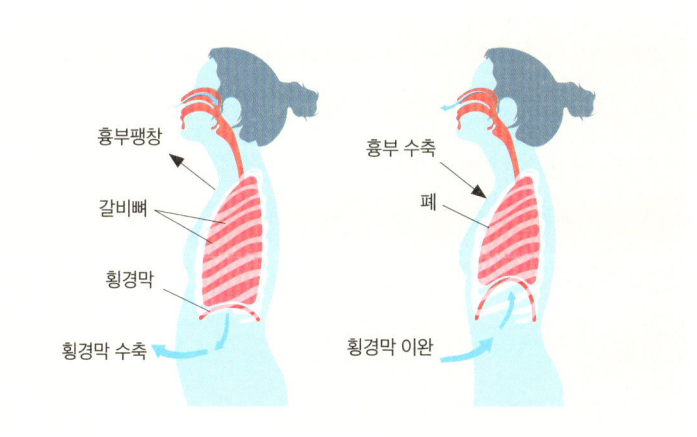

배가 들어가면서 등이 바닥에 닿을 듯 가깝게 배가 안쪽으로 당겨집니다. 이렇게 1분에 약 6회 호흡을 5분간 반복해보세요. 하루

두 번, 아침과 저녁에 5분씩 실천하는 것이 좋습니다.

호흡할 때는 마치 공기가 배까지 내려가는 느낌을 떠올리며, 들숨은 코로 깊고 부드럽게, 날숨은 입으로 길고 천천히 내쉬는 것이 핵심입니다.

배에 올린 손이 올라오고 내려가는 움직임에 집중하면, 자연스럽게 복식호흡에 익숙해질 수 있습니다. 누워서 연습하는 것이 익숙해지면, 의자에 앉아서도 해보세요. 나중에는 TV를 보거나 잠시 쉬는 시간에도, 생활 속에서 자연스럽게 복식호흡을 이어갈 수 있게 됩니다.

올바른 호흡을 위해 또 하나의 중요한 요점으로 숨을 들이마실 때는 코로 들이마시고 내쉴 때는 입으로 내쉬어야 합니다. 코에는 미세한 털(섬모)이 있어서 외부 물질과 먼지를 걸러내고 오염물질을 차단하며 온도(체온)와 습도를 조절해 줍니다. 호흡기의 입과 코는 다른 구조로 되어 있어서 입으로 숨을 쉬게 되면 입안의 점막이나 침이 마르게 되고, 입안이 건조해지면서 온도와 습도, 수분의 분포가 이루어지지 않아 세균, 바이러스를 막지 못해 알레르기 유발 물질이 번식하기 좋은 환경이 만들어집니다.

이로 인해 구강 내 pH(산도)가 코로 호흡할 때 pH 7로 중성이었던데 반해, 구강호흡 시 pH가 약산성(pH 7↓)으로 낮아져 입 냄새뿐만 아니라 충치, 잇몸에 염증이 생기는 치주질환이 발생할 가능성이 높아집니다. 특히 잠을 잘 때 입으로 숨을 쉬게 되면 pH가 약산성으로 더 낮춰져 스트레스 호르몬 수치가 올라가고 콧속 디프

테리아 세균이 증식하면서 부비동염(축농증)이 생기게 되거나 코골이나 코막힘, 비염 등으로 수면무호흡을 유발하기도 합니다. 따라서 숨은 코로 마시고, 입으로는 숨을 내쉬거나 식사할 때만 사용하는 것이 좋습니다.

운동 시 호흡법 Ⅰ

운동할 때 "복부에 힘을 주세요"라는 말을 자주 듣습니다. 이 말은 단순히 배에 힘을 주라는 뜻이 아니라, 몸의 중심인 코어 근육을 단단히 잡아주라는 의미입니다. 몸통을 제외한 팔이나 다리는 대부분 뼈와 근육으로 단단히 연결되어 있지만, 복부는 다릅니다.

배 안에는 척추뼈와 여러 내장 기관이 있고, 복부 앞쪽은 뼈가 아닌 근육으로만 구성되어 있기 때문에 심부 근육Core Muscle을 제대로 사용하지 않으면 자세가 무너지거나 허리에 부담이 가기 쉽습니다.

우리 몸의 코어를 이루는 주요 심부 근육은 다음과 같습니다.

▶ **복횡근**: 배를 둘러싸며 장기가 앞으로 밀려 나오지 않게 잡아주는 근육
▶ **다열근**: 척추 옆에서 허리를 곧게 세워주는 척추 안정화 핵심 근육
▶ **횡격막**: 폐 아래에서 호흡을 조절하며 몸통의 상부를 지지하는 근육

▶ **골반기저근**: 장기가 아래로 쳐지지 않도록 아래에서 받쳐주는 근육

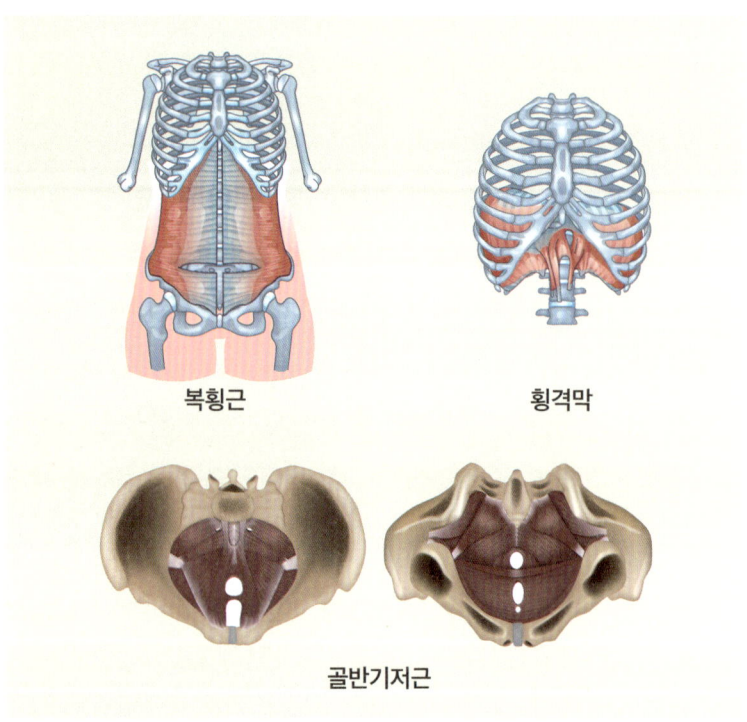

복횡근   횡격막

골반기저근

이 네 가지 근육은 함께 작용해 몸통을 안정적으로 지탱해주는 '근육박스'와도 같습니다. 특히 복식호흡을 통해 횡격막이 아래로 수축했다가 위로 이완되는 움직임은, 이 박스의 상하 움직임을 만들어내 코어 근육 전체에 자극을 주고 자연스럽게 단련시키는 효과가 있습니다.

숨을 들이쉴 때 배가 부풀고, 내쉴 때 배가 안으로 들어가는 과정은 바로 복부 깊은 곳의 근육들이 신전과 수축을 반복하며 강화되고 있다는 뜻입니다. 결과적으로, 복식호흡을 바탕으로 한 복부 힘주기는 운동 중 자세를 안정시키고, 허리를 보호하며, 장기가 아래로 쳐지지 않게 도와주는 데 큰 역할을 합니다.

운동 효과를 높이고 부상 없이 오래 운동하기 위해서라도, 단순히 복부에 힘을 주는 것이 아닌, 호흡으로 코어를 단련한다는 감각을 익히는 것이 중요합니다.

이 복식호흡은 가벼운 근력운동, 유산소운동 시에 효과가 있지만 운동 강도가 올라가거나 중량을 이용한 무산소 운동을 하게 되면 힘을 쓰는 구간 즉, 호흡을 멈춰야 하는 구간이 생기게 됩니다.

즉, 무거운 무게를 들거나, 빠른 속도의 달리기를 하거나, 유산소운동(가볍게 뛰기)을 30분 이상할 때 숨을 멈췄다가 다시 호흡하고 다시 멈추는 스티킹 포인트 구간이 생기게 됩니다. 보통 저항운동 시에 근육의 힘으로 저항을 이겨내는 구간으로 단축성Contraction 노는 힘을 쓰는Exertion 구간의 운동의 가장 힘든 부분Stiking Point을 지나서 숨을 내쉬도록 하고, 운동의 쉬운 부분, 즉 신장성Eccentric 구간 동안 흡기하라는 것입니다.

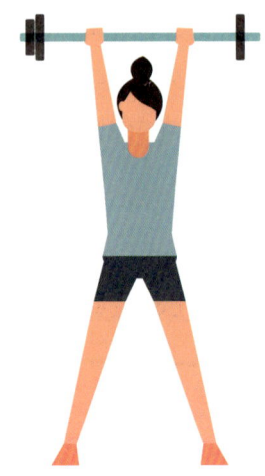

운동할 때 올바른 호흡은 생각보다 더 중요합니다. 근육에 힘을 싣고 정확한 동작을 유지하려면 동작에 맞는 호흡 타이밍이 필수입니다. 예를 들어, 스쿼트나 데드리프트처럼 기구의 중량을 들고 일어나는 동작에서 들이마신 숨을 멈췄다가, 올라올 때 숨을 내쉬어야 합니다.

벤치프레스나 푸쉬업처럼 밀어내는 동작은, 팔꿈치를 구부릴 때 숨을 들이마시고, 팔꿈치를 펼 때 숨을 내쉬는 게 좋습니다. 턱걸이처럼 당기는 운동은, 몸을 끌어올릴 때 숨을 들이마시고 멈췄다가 내려올 때 숨을 내쉬는 방식이 기본입니다.

하지만 운동 강도나 중량이 늘어나면, 점점 호흡을 멈추는 구간도 늘어나게 됩니다. 이런 구간은 '스티킹 포인트'라고 부르며, 이때부터 운동은 무산소성 운동으로 전환됩니다. 무산소 상태에서는 젖산이 근육에 쌓이고, 운동 부위가 단단하게 부풀어 오르는 펌핑 효과가 나타납니다.

예를 들어, 턱걸이를 많이 하면 등 근육(광배근)이나 팔(전완근)이 딱딱해지는 것도 이런 현상입니다. 이와 달리 유산소운동 효과를 보려면, 운동 중에도 가능한 한 호흡을 멈추지 않고 이어가야 합니다.

이를 위해서는 주차 별로 운동 강도(횟수, 중량, 휴식 시간)를 점차 높여가는 것이 중요합니다. 이 과정을 점증부하의 원리라고 부르며, 몸이 점차 강해지는 가장 효과적인 방법입니다. 점진적으로 운동 강도를 높이면 심폐 기능이 향상되고, 복식호흡도 훨씬 편해지며, 숨을 멈추는 구간 없이 호흡을 유지할 수 있는 심폐지구력이 생깁니다. 결과적으로 지방 연소가 활발해지고, 살이 더 잘 빠지게 되는 것이죠.

푸쉬업 시 복식호흡 운동

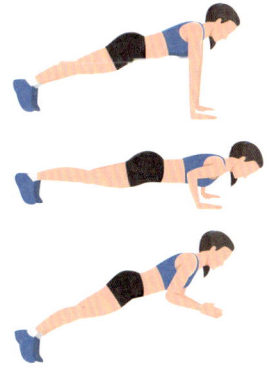 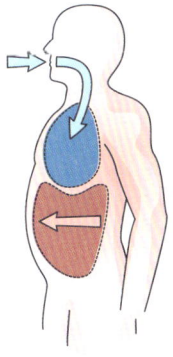

운동 시 호흡법 II

근력운동을 할 때, 특히 무게가 무거워질수록 호흡의 기술이 무척 중요합니다. 1회만 들어 올릴 수 있는 무게(1RM)나, 1~6회 반복이 가능한 고중량 훈련을 할 때는 운동 중간에 숨을 멈추며 버티는 구간, 스티킹 포인트가 생깁니다.

이때 몸의 안정성과 지지력을 높이기 위해 사용하는 것이 바로 발살바 호흡법Val salva maneuver입니다. 발살바 호흡은 숨을 깊게 들이마신 후 호흡을 멈춘 채 복부와 흉곽에 공기를 가득 채우는 방식입니다. 이 과정을 통해 횡격막을 아래로 강하게 눌러주며 척추 주변을 단단히 고정, 무거운 중량을 들어 올릴 때 상체의 지지력과 중심 안정성을 높여줍니다.

결과적으로 무게 중심이 흔들리지 않게 되어, 부상의 위험이 줄고 집중력도 향상됩니다. 원래 발살바 작용은 의학적으로 호흡을 멈춘 상태에서 힘을 쓸 때 생기는 생리적 반응을 의미합니다.

이때 가슴 안 압력이 올라가면서 혈압이 일시적으로 떨어지고, 맥박이 변화하는 등 인체 내 순환계의 균형을 조절하는 반사작용이 일어납니다. 이러한 기전을 운동에 적용한 것이 발살바 호흡법, 즉 숨을 고정한 채 상체를 단단히 만든 후 무게를 들어 올리는 리프팅 방식입니다.

하지만 주의할 점도 있습니다. 발살바 호흡은 일시적으로 혈압을 상승시킬 수 있기 때문에, 훈련 중에 어지러움, 두통, 메스꺼움이 나타나면 즉시 멈추고, 특히 고혈압, 심장질환, 뇌혈관 질환이 있는 경우에는 전문의와 상담 후에 해야 합니다.

무게가 무거워질수록 호흡은 더 섬세하게 다뤄야 합니다. 발살바 호흡은 단순한 숨 멈추기가 아닌, 몸을 보호하고 지탱하기 위한 전략적인 호흡법입니다.

근력운동 시 발사바 호흡

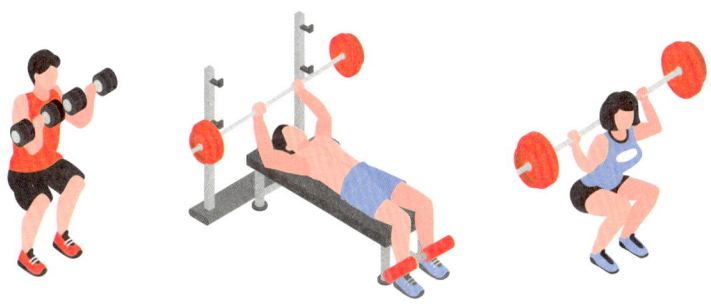

〈건강멘토의 멘토링〉 **유튜브**를 따라 운동해 보세요!

살 빠지는 호흡법

목 통증, 어깨 통증이 생기는 이유(거북목, 라운드 숄더, 굽은 등, 말린 어깨)

정상적인 목뼈(경추)는 C자 형태의 곡선을 이루고 있습니다. 하지만 이 곡선이 사라지고 일자 형태로 변하면, 이를 '일자목 증후군'이라고 부릅니다.

경추는 총 7개의 뼈로 구성되어 있으며, 평소 바른 자세일 때는 자연스러운 C자 커브를 유지합니다. 그러나 컴퓨터를 오래 사용하거나 스마트폰을 자주 보면, 머리를 앞으로 내밀거나 숙이는 자세를 취하게 됩니다.

이러한 자세가 반복되면 경추가 앞으로 기울어지고, 원래의 C자 곡선이 점차 무너지게 됩니다. 그렇게 목뼈가 일자 형태로 펴지게 되고, 그 상태가 지속되면 목 뒤쪽 근육이 머리와 목을 지탱하기 위해 과도하게 긴장하게 됩니다.

이러한 과정을 거치며 일자목은 거북목(경추 후만증)으로 진행되고, 증상이 더 악화되면 목뼈가 역C자 형태로까지 변형될 수 있습니다.

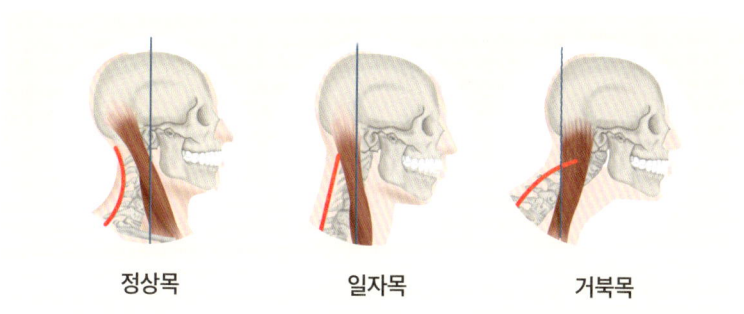

정상목   일자목   거북목

성인의 머리 무게는 약 $4{\sim}5kg$ 정도입니다. 그런데 머리를 앞으로 숙이면, 머리 위치에 따라 목에 가해지는 무담이 훨씬 커지게 됩니다. 컴퓨터, 스마트폰, 테블릿PC를 오래 사용하는 생활 습관은 일자목과 거북목을 유발하고, 결국 목 디스크로 이어질 수 있습니다. 이로 인하여 목과 어깨에 통증이 생기고, 팔이 저리거나 심하면 두통까지 나타날 수 있습니다. 물론 선천적인 척추 이상이나 나이가 들며 생기는 퇴행성 변화로도 생길 수 있지만, 대부분은 잘못된 생활 습관이 원인입니다.

거북목, 일자목 증후근의 후천적 원인
- 고개를 앞으로 내밀고 장시간 컴퓨터를 사용하는 경우
- 고개를 숙인 채 오랫동안 스마트폰이나 태블릿을 보는 경우

- 누운 자세로 오랫동안 책, 신문, TV를 보는 경우
- 자신의 목보다 높은 베개를 사용하는 경우
- 스트레스로 목 주변 근육이 긴장되고, 움츠린 자세를 자주 하는 경우
- 교통사고나 외부 충격으로 목뼈에 손상이 생긴 경우

잘못된 자세, 특히 고개를 숙이거나 등을 굽히는 자세를 오랫동안 유지하면, 목을 지탱하는 근육이 점점 짧아지고 굳어지게 됩니다. 머리 옆과 뒤쪽에 붙은 주요 근육들이 계속 긴장하면, 혈액과 림프순환이 원활하지 않아 근육이 단축되고 통증이 생깁니다.

목을 받쳐주는 대부분의 근육은 척추에 연결되어 있기 때문에, 이 근육들이 굳으면 척추를 뒤로 끌어당겨 목의 자연스러운 곡선을 무너뜨립니다. 그 결과, 일자목에서 거북목, 심하면 역C자 형태로까지 체형이 변하게 됩니다.

하지만 이런 근육을 마사지하거나 스트레칭으로 잘 풀어주면 통증이 줄어들고, 틀어진 목뼈도 점차 정상에 가깝게 회복될 수 있습니다.

머리를 지탱해 주는 주요 근육과 그 위치

목과 어깨 주변에는 머리를 지지하고 움직임을 조절하는 여러 근육이 있습니다. 이 근육들이 제 역할을 하지 못하면 통증이 생기고, 체형도 쉽게 틀어질 수 있습니다.

목 옆쪽 근육

- **흉쇄유돌근**: 고개를 좌우로 돌리거나 숙일 때 사용하는 대표적인 근육입니다.
- **사각근**: 숨을 쉴 때 도움을 주는 보조 호흡근으로, 목을 앞으로 굽히거나 옆으로 기울일 때 쓰입니다.

목 뒤쪽 근육

- **견갑거근**: 어깨를 들어올릴 때 작용하며, 뒷목의 뻐근함과 관련 깊습니다.
- **두판상근·경판상근**: 목 뒤에서 머리를 지지하며, 장시간 고개를 숙일 때 쉽게 뭉칩니다.
- **승모근**: 목과 어깨를 연결하는 큰 근육으로, 긴장과 통증이 자주 발생하는 부위입니다.
- **최장근**: 척추를 따라 길게 뻗어 있는 근육으로, 자세를 유지하는 데 중요합니다.

그 외 보조 근육

- **후두하근**: 머리 뒤쪽, 두개골 아래에 위치한 작은 근육들로, 머리를 고정하거나 회전시킬 때 쓰입니다.
- 보조 근육으로 목의 굴곡 근육인 사각근(목갈비근), 목을 고정시키거나 기울이거나 회전시키는 후두하근(뒤통수 밑근) 등 : 목 옆쪽

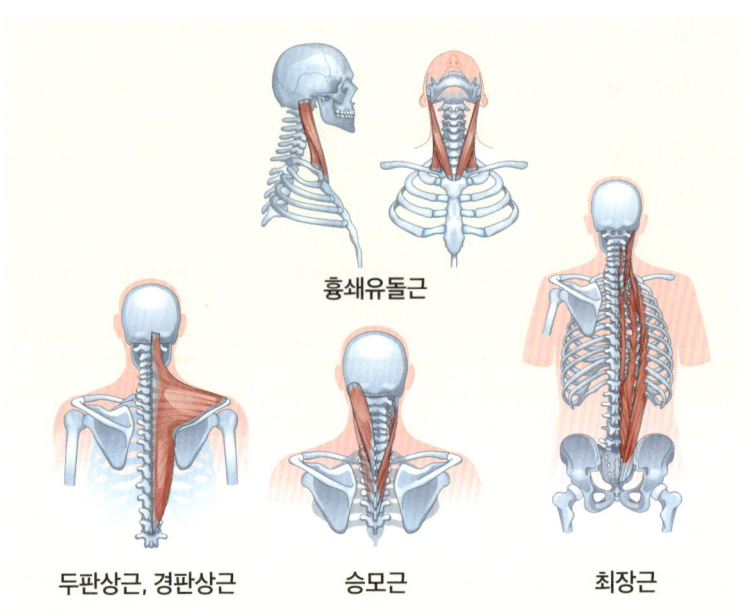

흉쇄유돌근

두판상근, 경판상근   승모근   최장근

〈건강멘토의 멘토링〉 유튜브를 따라 운동해 보세요!

일자목 교정 운동

 우리는 누구나 통증 없이 건강하게 살고 싶어 합니다. 하지만 현대인의 일상은 바른 자세를 유지하기가 쉽지 않습니다. 하루 종일 앉아서 일하거나 시험 공부를 하고, 스마트폰을 보거나, 서서 설거

지와 집안일을 하다 보면, 자연스럽게 어깨가 안쪽으로 말리고 머리와 등이 앞으로 구부러지는 자세가 됩니다. 이런 자세가 반복되면 '라운드 숄더'라고 불리는 체형으로 변하게 됩니다. 라운드 숄더는 어깨가 앞으로 말리고 등이 굽는 현상으로, 목과 어깨, 등의 균형이 무너진 상태입니다.

이로 인해 어깨뼈(견갑골)가 제 위치에서 벗어나고, 가슴 근육(대흉근, 소흉근), 상부 승모근(목과 어깨 윗부분의 근육), 광배근(등 양옆의 넓은 근육)은 짧아지고, 하부 승모근(등 아래쪽의 근육), 능형근(어깨뼈 사이 근육)은 약해집니다.

이런 불균형이 심해지면 단순한 자세 불량을 넘어 목 디스크나 오십견(유착성 관절낭염) 같은 근골격계 질환으로 이어질 수 있습니다. 심한 경우 가슴 근육이 짧아지면서, 그 아래를 지나가는 신경이 눌려 팔 저림이나 팔꿈치 통증까지 생기기도 합니다.

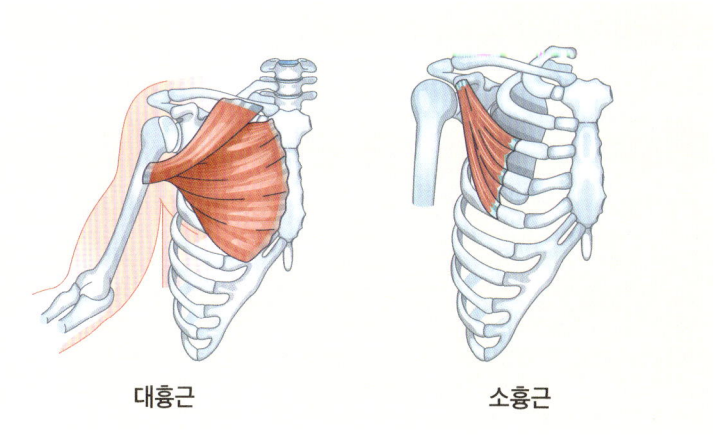

대흉근   소흉근

라운드 숄더인지 자가 진단하는 방법 4가지

편한 자세로 서서 확인해 주세요.

① 머리가 앞으로 쏠려 있다.

② 어깨가 앞으로 말리고, 등이 굽어 있다.

③ 등과 허리가 뻣뻣하다.

④ 손등이 앞을 향하고 손바닥이 뒤를 향하고 있다.

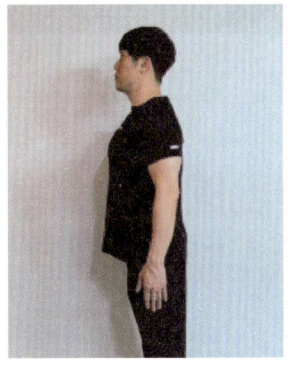 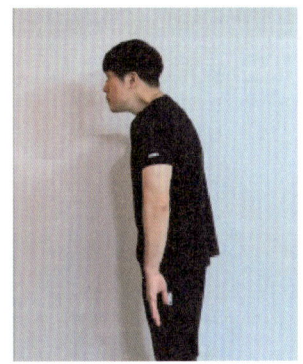

정상인 자세   라운드 숄더 자세

정상적인 자세에서는 두 팔을 내려놓았을 때 손바닥이 옆을 향합니다. 하지만 손등이 앞으로 향하거나 어깨가 안쪽으로 말려 있다면, 라운드 숄더일 가능성이 높습니다.

이럴 경우, 뭉쳐 있는 근육은 잘 풀어주고, 약해진 근육은 강화해주는 것이 중요합니다. 매일 일정 시간 올바른 자세를 의식적으로 유지하고, 굳은 근육을 스트레칭과 운동으로 이완·수축시켜 주면 통증도 줄고 자세도 서서히 바르게 돌아올 수 있습니다.

목·어깨 통증 완화 운동(바른 자세 교정 + 맥켄지 신전 운동)

목과 허리를 C자 형태로 펴줍니다.

→ 척추의 자연스러운 S자 곡선을 만들어주는 기본 자세입니다.

등을 곧게 세우고 어깨를 뒤로 젖힙니다.

→ 양쪽 날개뼈(견갑골)를 살짝 모아주세요.

고개를 천천히 뒤로 젖힙니다.

→ 이때 목의 부담이 줄어들면서, 튀어나온 디스크가 제자리로 돌아가 회복을 도울 수 있습니다.

※ 단, 팔이나 손에 저림 증상이 있다면, 통증이 느껴지지 않는 범위까지만 뒤로 젖혀야 합니다.

〈**건강멘토의 멘토링**〉 유튜브를 따라 운동해 보세요!

목과 어깨 통증 완화

허리에 통증이
생기는 이유

허리 디스크(추간판 탈출증)

장시간 구부정한 자세로 앉아 있거나, 다리를 꼬거나, 골반이 틀어진 상태에서 스마트폰을 보는 습관은 목과 허리에 큰 부담을 줍니다. 이런 자세가 계속되면 척추 주변의 근육과 인대가 약해지고 짧아지며, 결국 디스크(추간판)에 압력이 가해집니다. 이때 디스크가 눌리거나, 더 나아가 디스크가 밀려 나와 신경을 압박하면 허리 통증이 발생하게 됩니다.

또한 오래 앉아 있을수록 허리를 지탱하는 근육은 약해지고, 복부에 힘이 풀리면서 배가 나오기 쉬워집니다. 체중이 늘어나면 허리에 가해지는 부담도 커지고, 통증은 더 심해질 수 있습니다.

우리 몸의 척추는 마치 기둥처럼 몸통을 뒤쪽에서 지탱해주는 구조물입니다. 총 33개의 척추뼈로 이루어져 있으며, 그중 허리 부

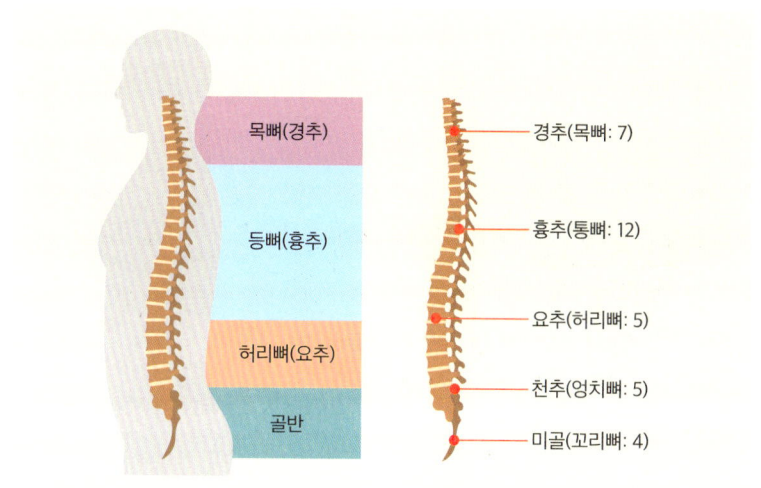

목뼈(경추)

등뼈(흉추)

허리뼈(요추)

골반

경추(목뼈: 7)

흉추(등뼈: 12)

요추(허리뼈: 5)

천추(엉치뼈: 5)

미골(꼬리뼈: 4)

위는 '요추'라고 부릅니다. 요추는 흉추에서 아래로 이어지는 다섯 개의 뼈로 구성되어 있고, 허리 통증이나 허리디스크 같은 문제는 대부분 이 요추 부위에서 발생합니다.

각 척추뼈 사이에는 디스크(추간판)라는 구조물이 자리잡고 있습니다. 디스크는 바깥쪽의 질긴 섬유조직(섬유륜)과 안쪽의 젤리 같은 물질(수핵)로 구성되어 있어, 움직일 때 충격을 흡수하고 허리에 가해지는 압력을 분산시켜주는 역할을 합니다.

디스크 문제는 대부분 나이가 들면서 자연스러운 노화 과정에서 발생합니다. 특히 40대 이후에는 혈액과 림프의 순환이 원활하지 않아 디스크 속 수분이 줄고 탄력을 잃기 쉽습니다. 디스크가 촉촉해야 충격을 잘 흡수하는데, 수분이 줄어들면 건조해져 쉽게 손상될 위험이 커집니다. 무거운 물건을 들거나 갑자기 미끄러져 균형

디스크 단면

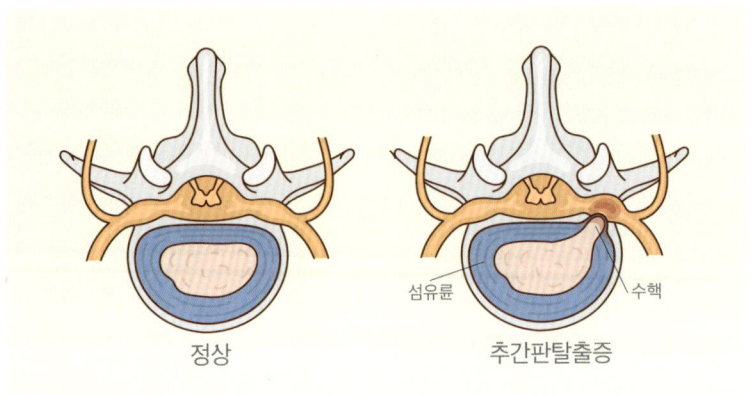

섬유륜   수핵

정상   추간판탈출증

을 잃거나, 바르지 못한 자세로 오래 앉아 있으면 디스크가 밖으로 밀려 나올 가능성이 높아집니다.

이때 디스크 속 젤리 같은 부분이 바깥 섬유 조직을 뚫고 나와 신경을 자극하면, 허리디스크(추간판 탈출증)가 생기고 통증을 유발합니다. 더 나아가 디스크가 밀려 신경을 누르면 엉덩이, 종아리, 발바닥까지 통증이나 감각 이상, 저림 증상이 나타나는 좌골신경통으로 이어질 수 있습니다.

따라서 평소 올바른 자세를 유지하고, 허리디스크 증상 완화를 위한 운동과 스트레칭을 꾸준히 하는 것이 매우 중요합니다. 이런 노력을 통해 디스크 내부의 젤리 같은 부분이 밖으로 빠져나오지 않고, 섬유 조직도 스스로 회복되어 신경 압박과 통증을 줄일 수 있습니다.

〈**건강멘토의 멘토링**〉**유튜브**를 따라 운동해 보세요!

허리 통증 강화 운동   허리 통증 스트레칭

좌골신경통(이상근 증후근)

허리 디스크로 인한 통증은 허리뿐 아니라 엉덩이까지 퍼지는 경우가 많습니다. 한쪽 엉덩이가 아프고, 뒤쪽 허벅지부터 종아리, 발가락까지 저리고 땡기는 증상이 있다면, 허리 디스크나 척추협 착증으로 인한 전형적인 방사통일 가능성이 큽니다.

또한, 엉덩방아를 찧거나 엉덩이 근육 중 '이상근(궁둥구멍근)'이 짧아지거나 두꺼워지면, 주변 신경과 혈관을 눌러 좌골신경을 자극할 수 있습니다. 이로 인해 엉덩이 뒤쪽과 다리, 발까지 통증, 저림, 뻣뻣함 같은 감각 이상이 나타나는 것을 '이상근 증후근'이라고 합니다.

이상근 증후근은 허리뼈 아래쪽부터 엉치뼈까지 이어지는 신경이 이상근을 조절하며, 이 근육 부위에서 다리로 퍼지는 통증과 함께 골반 쪽 통증도 느껴질 수 있습니다.

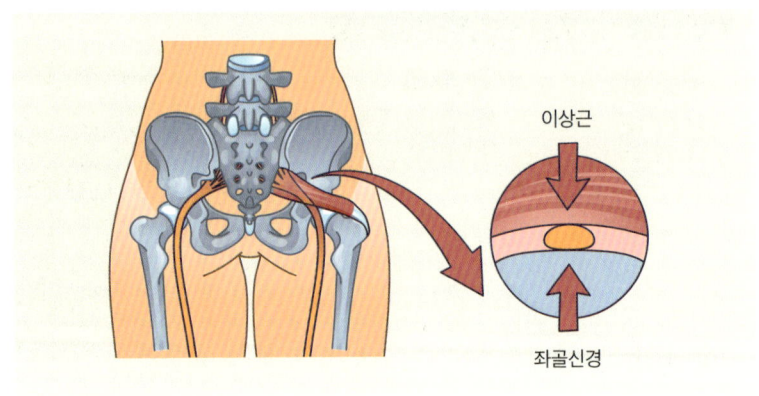

이상근

좌골신경

이상근 증후근 증상

- 엉덩이가 뭔가 찝히거나 조이는 느낌이 든다.
- 뒤쪽 허벅지와 종아리가 저리거나 당기는 느낌이 있다.
- 오래 서 있으면 다리에 힘이 빠지는 듯하다.
- 한쪽 다리 근력이 약해지는 경우가 있다.
- 고관절 앞쪽에 통증이 함께 나타난다.
- 장시간 앉아 있으면 허리까지 불편함이 느껴진다.

허리에서 엉덩이, 허벅지, 종아리까지 감각을 담당하는 좌골신경의 통증은 일상생활을 힘들게 하고, 점점 건강 상태를 나빠지게 만듭니다. 특히 좌골신경이 지나가는 엉덩이 안쪽 근육인 이상근이 짧아지거나 뭉친 상태를 방치하지 않는 것이 중요합니다.

염증이 생겨 신경을 누르기 전에 스트레칭과 마사지 같은 재활 치료로 근육을 풀어주는 것이 통증 완화와 건강 회복에 큰 도움이 됩니다.

이상근 증후군
스트레칭

만성 허리 통증, 고관절 통증

우리 몸은 머리부터 허리, 골반, 발까지 뼈와 근육, 인대가 서로 긴밀하게 연결되어 있습니다. 그래서 어느 한 부분의 균형이 깨지면, 도미노처럼 주변 부위도 차례로 영향을 받아 몸 전체에 불균형이 생깁니다.

특히 골반이 틀어지면, 몸의 중심이 흔들리면서 척추와 고관절에 통증이 나타납니다. 골반 불균형으로 척추 정렬이 흐트러지면 디스크가 밀려나 신경을 압박해 좌골신경통이나 후관절 통증, 심하면 디스크 탈출증까지 이어질 수 있습니다.

고관절은 골반뼈와 다리 뼈가 만나는 중요한 관절로, 여기에 문제가 생기면 걷는 데 어려움이 생기고, 염증이 심해지면 골반과 허리, 무릎까지 통증이 퍼질 수 있습니다.

따라서 허리를 지탱하고 안정시키는 요방형근을 너무 긴장하지 않게 충분히 늘려주고, 고관절과 엉덩이, 허벅지를 부드럽게 풀어주면 통증 완화에 큰 도움이 됩니다. 이렇게 하면 허리와 골반 주변의 유연성이 높아져 만성 통증을 효과적으로 줄일 수 있습니다.

척추관협착증
완화 운동

고관절 스트레칭

척추관협착증

60세 이상 어르신 10명 중 1명이 겪는 척추관협착증은, 디스크 안에 있는 젤리 같은 물질(수핵)이 섬유막(섬유륜)을 뚫고 뒤로 밀리면서 시작됩니다. 이때 척추 뒤쪽의 관절이 커지고, 황색 인대가 두꺼워지면서 신경이 지나가는 통로(척추관과 추간공)가 좁아져 신경을 압박하게 됩니다.

보통 30대부터 디스크가 서서히 노화되기 시작하는데, 이로 인해 디스크가 탈출하면서 척추관협착증이 생기고, 허리 통증과 함께 엉덩이나 다리가 저린 증상이 나타납니다.

허리 디스크와 달리, 이 질환은 엉덩이나 항문 주위를 찌르는 듯한, 쥐어짜는 듯한, 또는 타는 듯한 통증이 특징입니다. 증상이 심해지면 다리에 힘이 빠지고 감각이 둔해져 걷기 어려워질 수 있습니다. 보통 통증을 줄이기 위해 허리를 굽히거나 걷는 것을 멈추고 앉아 있으면 통증이 가라앉지만, 이런 상태가 반복되면 걷는 거리도 점점 줄어들고 다리 근육이 약해져 통증이 더 심해질 수 있습니다.

따라서 평소 올바른 자세를 유지하고, 허리 뒤쪽 근육을 펴주는 스트레칭과 함께 엉덩이, 허벅지, 종아리 근육을 꾸준히 강화해주는 운동이 필요합니다. 이렇게 하면 혈액과 림프순환이 좋아지고 통증도 점차 줄일 수 있습니다.

> **TIP**
> 척추관협착증은 추운 날씨나 과도한 움직임에 통증이 심해지는 경우가 많습니다. 따뜻하게 몸을 유지하고, 무리하지 않으며 충분히 쉬어주는 것이 증상 완화에 도움이 됩니다.

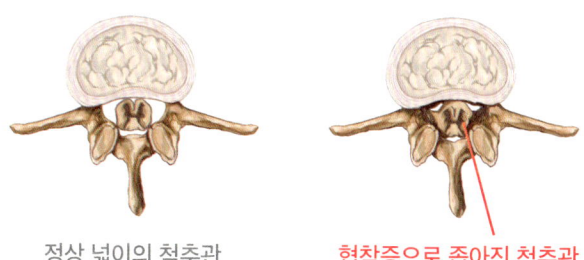

정상 넓이의 척추관　　　　협착증으로 좁아진 척추관

척추전방전위증

척추전방전위증은 허리뼈(요추)나 엉치뼈(천추) 중, 윗마디 뼈가 아랫마디 뼈보다 앞으로 밀려나오는 질환입니다.

쉽게 말해, 척추뼈가 제자리에서 앞으로 빠지면서 신경을 눌러 통증을 유발하는 상태입니다. 이 질환은 선천적으로 척추의 관절 부위가 약한 경우(척추분리증)에도 생기지만, 대부분은 나이가 들면서 척추가 약해지고 틀어진 자세로 오래 생활할 때 발생합니다. 특히 운동 부족, 잘못된 자세, 체중 증가 등은 척추에 무리를 주어 점점 퇴행을 일으키고, 척추뼈가 앞으로 밀려나는 원인이 됩니다.

척추전방전위증은 단순히 허리가 아픈 게 아니라, 엉덩이와 다리가 저리거나 감각이 둔해지는 증상이 더 흔하게 나타납니다. 이 때문에 하체 근력이 약해지고, 심한 경우 배변이나 배뇨 장애로 이어져 일상생활에 큰 불편을 주기도 합니다.

이런 증상은 쉴 때 좀 나아졌다가, 움직이면 다시 심해지는 특징이 있습니다. 따라서 무리하지 않는 선에서 척추와 주변 근육을 강화하는 운동을 하는 것이 좋습니다.

특히 다음과 같은 부위에 집중해서 운동하면 도움이 됩니다.

- 등 근육: 승모근(등세모근), 흉요근막(등허리근막)
- 엉덩이 근육: 대둔근(큰볼기근), 중둔근(중간볼기근)
- 허벅지와 골반 연결 근육: 장요근(엉덩허리근)

이때는 플랭크처럼 멈춰서 버티는 운동(등척성 운동)을 통해 몸을 안정화시키고 근육을 강화하는 것이 좋습니다. 단, 통증이 심한 날에는 무리하지 말고 충분히 쉬는 것도 중요합니다.

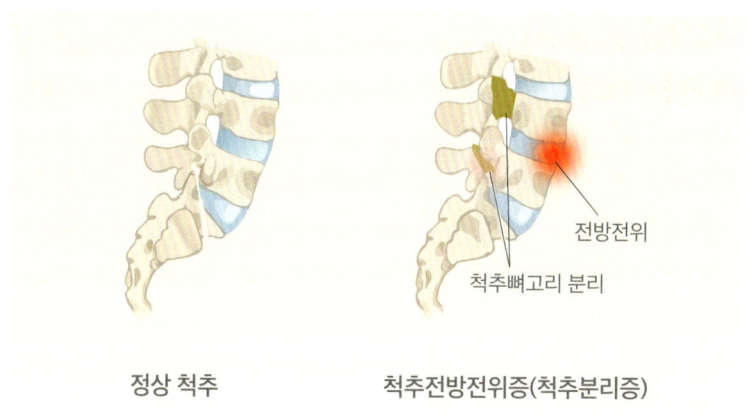

전방전위

척추뼈고리 분리

정상 척추   척추전방전위증(척추분리증)

〈건강멘토의 멘토링〉 **유튜브**를 따라 운동해 보세요!

척추전방전위증
재활 운동

무릎에 통증이 생기는 이유

　최근 10년 사이, 관절염으로 병원을 찾는 환자가 10% 이상 늘었습니다. 그중에서도 60세 이상 노인 환자가 가장 많고, 40대 중반만 되어도 성인의 5명 중 1명은 관절염 환자로 보고되고 있습니다.

　우리는 하루 종일 끊임없이 움직입니다. 하지만 무릎에 문제가 생긴다면 어떨까요? 무릎이 아프면 걷는 것이 힘들어지고, 자꾸 앉거나 눕는 시간이 늘어납니다.

　이렇게 활동량이 줄어들면 근육이 빠르게 감소(근감소증)하고, 허리둘레는 늘어나 체중이 증가하면서 무릎관절에 부담이 더해집니다. 그 결과 관절염이 더 심해지는 악순환이 생깁니다.

　무릎은 위쪽의 허벅지뼈(대퇴골), 아래쪽의 정강이뼈(경골)와 종아리뼈(비골), 그리고 앞쪽의 무릎뼈(슬개골)로 이루어져 있습니다. 무릎관절은 여러 구조물이 함께 움직이며 안정성을 유지하는데, 그 핵심은 다음과 같습니다.

- **관절낭**: 무릎관절을 싸고 있는 주머니처럼 생긴 구조물로, 관절을 보호합니다.
- **인대**: 무릎이 흔들리지 않도록 잡아주는 끈 같은 조직으로, 안쪽과 바깥쪽(측부인대), 앞쪽과 뒤쪽(십자인대)에 있습니다.
- **반월상 연골판**: 허벅지뼈와 정강이뼈 사이에 위치한 연골로, 관절 사이에서 충격을 완화하고 뼈끼리 부딪히지 않게 해주는 쿠션 역할을 합니다.

이처럼 무릎은 여러 뼈와 인대, 연골이 정교하게 맞물려 움직이기 때문에, 하나라도 약해지면 통증이 생기기 쉽습니다.

무릎관절 구조

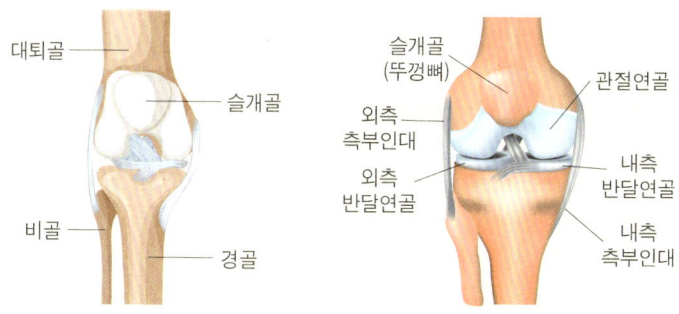

최근 몇 년 사이, 관절 통증으로 병원을 찾는 중장년층이 빠르게 늘고 있습니다. 특히 무릎 통증은 중년 이후 누구나 한 번쯤 겪게 되는 흔한 문제 중 하나입니다.

무릎은 걷기, 계단 오르기, 앉았다 일어나기 등 일상적인 동작에 매번 사용되는 중요한 관절입니다. 하지만 무릎에 통증이 생기면 움직이는 것이 불편해지고, 자꾸 앉거나 눕는 시간이 많아집니다. 활동량이 줄면 근육이 줄어드는 근감소증이 생기고, 허리둘레는 늘어나면서 체중이 증가하게 됩니다. 이렇게 되면 관절에 가해지는 부담도 커져 통증은 더욱 악화되는 악순환이 시작됩니다.

무릎 통증은 단순히 나이가 들어서 생기는 것이 아닙니다. 무릎 관절에 있는 연골이나 인대, 힘줄(건)에 손상이 생기거나 염증이 발생하면 통증이 유발될 수 있습니다. 특히 무릎을 많이 사용하는 생활 습관, 무리한 운동, 낙상 사고, 또는 지속적인 마모와 노화 등이 주요 원인입니다. 실제로 걷거나 무릎을 구부릴 때, 다리를 들어올릴 때 통증이 생기는 경우가 많습니다.

대표적인 무릎 질환으로는 장경인대염처럼 근육이 긴장해서 생기는 염좌, 반월상 연골판이 찢어지는 손상, 인대나 힘줄에 생기는 병변(십자인대, 측부인대 등), 그리고 퇴행성관절염이나 류마티스관절염 같은 만성질환이 있습니다.

그중에서도 가장 흔한 것은 퇴행성 무릎관절염입니다. 이 질환은 관절을 보호해주는 연골이 닳아 없어지면서 관절막, 인대, 뼈까지 손상되고 만성 염증이 함께 발생하는 것이 특징입니다. 초기에는 걷는 중에 통증이 나타나지만, 증상이 진행되면 관절 주변이 붓거나 연골이 거의 사라져 뼈끼리 마찰되면서 뚝뚝 소리가 나고, 통증도 더욱 심해집니다.

심해지면 다리가 O자형으로 휘는 내반슬 변형이 생기고, 무릎의 뼈 정렬이 어긋나면서 걸을 때 불편함이 커집니다. 날씨가 추워질 때 통증이 심해지는 경우도 많은데, 이는 기압의 변화가 관절에 영향을 주기 때문입니다. 이럴 때는 무릎을 따뜻하게 유지하는 것이 도움이 됩니다.

특히 주부들에게 자주 나타나는 무릎관절염은 폐경 이후 여성호르몬인 에스트로겐이 줄어들면서 더 많이 발생합니다. 호르몬 변화는 관절과 인대 건강에도 영향을 주기 때문에, 폐경기를 전후해 무릎 통증을 호소하는 여성이 많습니다.

게다가 쪼그려 앉아서 김장을 담그거나, 찬물에 손빨래를 하거나, 무릎 꿇고 바닥을 닦는 등 주부들이 자주 하는 반복적인 동작은 무릎관절에 직접적인 부담을 줍니다. 이런 자세는 관절염을 더 쉽게 유발하고, 이미 농승이 있는 경우에는 악화시킬 수 있습니다.

무릎은 한 번 손상되면 회복이 어렵기 때문에, 무엇보다도 조기 예방과 꾸준한 관리가 중요합니다. 무릎에 무리가 가지 않는 생활 습관을 만들고, 관절 주변 근육을 강화하는 운동을 병행하며, 통증이 있을 땐 과도한 활동을 줄이고 회복 시간을 충분히 주는 것이 필요합니다.

퇴행성 관절염으로 내반슬 진행(O자형 다리)

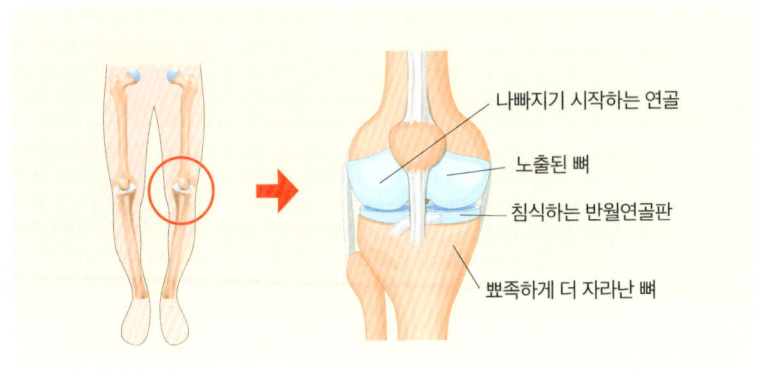

오랜 시간 동안 중년과 노년 회원들의 운동을 지도하며 한 가지 공통점을 발견했습니다.

50대부터 80대까지, 무릎이 아파 일어섰다 앉는 동작조차 힘든 분들, 퇴행성 관절염 진단을 받고 오신 분들, 몇 분만 걸어도 무릎이 아파 더는 걷기 어렵다고 호소하시는 분들이 대부분이었습니다. 상담을 하다 보면 많은 분이 공통된 인식을 갖고 있습니다.

"무릎을 아끼려면, 가만히 쉬는 게 좋다."

그래서 운동은 되도록 피하고, 병원에서 주사 치료나 진통제 처방에 의존하는 경우가 많습니다. 실제로 습관을 바꾸는 건 쉽지 않았고, 대부분은 신체 활동을 최소화한 채 고통을 견디고 있습니다.

물론 증상이 심한 경우에는 의사의 진단에 따라 약물이나 주사, 물리치료 같은 보존적 치료를 우선 고려해야 합니다. 이런 방법으로도 호전이 없고, 일상생활이 어려울 정도로 불편하다면 수술까지도 고려해야 하겠지요.

통증이 있다고 무조건 움직이지 않고 방치하면, 무릎은 점점 더 약해집니다. 걷는 것조차 힘들어지고, 통증은 오히려 심해지는 악순환이 반복되게 됩니다.

무릎에 통증이 있다면 단계별 운동 프로그램을 추천합니다. 먼저, 3~4주간은 하체 스트레칭, 근력 강화 운동, 무릎 주변과 발목 근육을 탄탄하게 하는 운동, 그리고 가벼운 유산소운동을 함께 진행합니다.

처음엔 저에게 수업을 들었던 분들 대부분 "운동해서 정말 좋아질 수 있나요?"라며 의구심을 가졌습니다. 통증이 재발할까 두려워 매일 조심스럽게 몸 상태를 확인했고, 믿음보다는 불안감이 더 컸지요.

그래서 최대한 무리하지 않도록, 통증이 거의 없거나 미세하게 느껴질 정도로 운동 강도를 조절했습니다. 1~2주가 지나면서 근육에 탄력과 긴장감이 생기기 시작했고, 3~4주가 되자 근력이 조금씩 회복되면서 통증도 점점 줄어들었습니다. 어느새 걷는 속도도 빨라지고, 예전처럼 무릎을 신경 쓰지 않고 편하게 걸을 수 있게 되었습니다.

이후로는 변화가 확실해졌습니다. 체력이 좋아지고, 몸도 가벼워지고, 기분도 함께 밝아졌습니다. 웃음이 늘고, 활력이 돌아온 모습에서 저는 다시금 이 말을 떠올렸습니다.

"건강한 몸에 건강한 정신이 깃든다(Sound Body, Sound Mind)."

운동에 대한 확신이 생긴 후로는, 매주 2~3회 꾸준히 운동하는 생활 습관을 몸에 익혔습니다. 식사하듯, 숨을 쉬듯, 운동이 일상이 되어간 것입니다. 무릎 통증이나 관절염으로 고생하고 있다면, '규칙적인 운동은 자가 치료이자, 가장 기본이 되는 건강 관리 방법'이라고 이야기하고 싶습니다.

통증이 있다고 무조건 피하지 마시고, 지금부터라도 무리하지 않는 선에서 꾸준히 몸을 움직여 보세요. 운동은 우리의 무릎을 지키는 가장 좋은 친구가 될 수 있습니다.

무릎을 지키는 핵심 근육, 대퇴사두근

무릎 통증이나 관절염이 있을 때 가장 먼저 떠올려야 할 근육이 있습니다. 바로 허벅지 앞쪽을 감싸고 있는 대퇴사두근입니다. 다른 말로 '넙다리네갈래근'이라 불리는 이 근육은 무릎관절의 움직임과 안정성에 직접적으로 관여하는 핵심 부위입니다.

대부분의 관절은 하나의 관절에 여러 개의 근육이 붙어 있는 구조지만, 무릎은 조금 다릅니다. 무릎관절은 위쪽 허벅지뼈와 아래쪽 정강이뼈 사이에 있으며, 그 주변을 하나의 큰 근육 덩어리인 대퇴사두근이 감싸고 있습니다.

이 근육은 무릎이 굽혀졌다 펴지는 모든 동작을 도와줄 뿐 아니라, 무릎이 흔들리지 않도록 지지대 역할도 함께 합니다.

따라서 무릎에 통증이 있거나 관절염이 진행되고 있다면, 대퇴사두근을 강화하는 운동은 필수입니다. 이 근육이 튼튼해지면 걸을 때 무릎에 가해지는 충격이 분산되고, 관절에 전해지는 부담도 줄어듭니다. 그 결과 염증이 가라앉고 통증도 한결 덜해질 수 있습니다. 쉽게 말해, 무릎이 편안해지려면 앞 허벅지를 먼저 단련해야 한다는 뜻입니다.

슬개골(무릎뼈)을 감싸고 있는
대퇴사두근(넙다리네갈래근)의 대퇴사두근 건(힘줄)

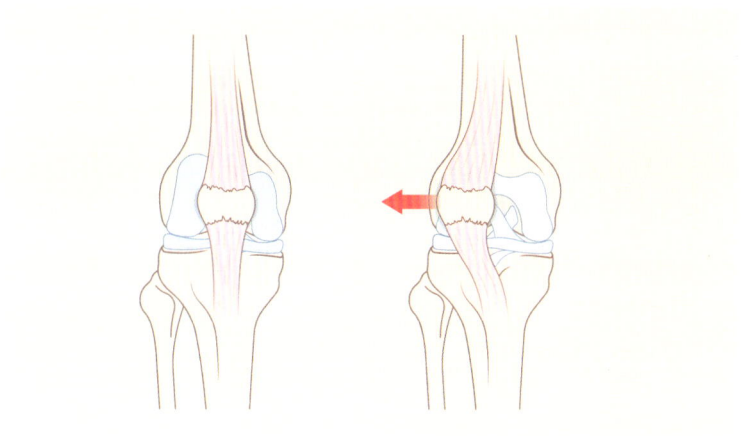

무릎관절염이 있다면 운동 전 주의사항

무릎관절염이 있는 분들에게 운동은 매우 중요하지만, 무작정 시작해서는 오히려 무릎에 무리를 줄 수 있습니다. 그래서 운동을 시작하기 전에는 반드시 몇 가지 기본 사항을 점검해야 합니다.

먼저, 자신의 현재 건강 상태를 정확히 아는 것이 가장 중요합니다. 관절염 외에 고혈압, 심혈관 질환, 협심증 등 다른 질환이 있는

지를 확인해야 하며, 가능하다면 운동을 시작하기 전에 전문의와 상담을 통해 전반적인 상태를 진단받는 것이 좋습니다. 중장년층 이상의 연령대는 근육이나 관절뿐 아니라 심장과 혈압 상태도 함께 고려해야 하므로, 운동 전후로는 꼭 준비운동과 마무리 스트레칭을 충분히 해주어야 합니다.

처음부터 무리하게 근력운동을 하기보다는, 혈압을 급격히 올리지 않는 저강도 운동부터 시작해 점진적으로 단계를 밟아가는 것이 안전합니다. 운동 프로그램을 계획할 때는 신체 나이 평가나 체력 측정을 통해 심폐지구력, 근지구력, 유연성 등을 체크해 보는 것이 좋습니다. 이를 바탕으로 자신의 수준에 맞는 강도로 시작해, 체력이 조금씩 향상됨에 따라 천천히 강도를 높여가야 합니다.

무릎관절염 환자는 처음부터 근력운동을 무리하게 시도하기보다, 무릎 주위 근육을 강화하는 운동과 가벼운 유산소운동부터 시작하는 것이 안전합니다. 무릎 근육이 안정되고 힘이 생긴 후에야, 본격적인 근력 강화 운동을 병행하는 것이 바람직합니다.

날씨 또한 무릎 통증에 영향을 줄 수 있습니다. 기온이 낮거나 흐린 날엔 무릎 주위 근육이 경직되기 쉬워, 이때 운동을 하면 통증이 더 심해질 수 있습니다.

이럴 땐 실내에서 가볍게 앉아서 자전거를 타거나, 천천히 걷기, 전신 스트레칭 등을 통해 체온을 높이고 무릎관절에 윤활액이 충분히 나올 수 있도록 웜업Warm-up 을 꼭 해주는 것이 중요합니다.

또한, 심장에 부담이 가지 않도록 연령에 맞는 운동 강도를 유지해야 합니다.

다음은 나이에 따른 적정 심박수의 예시입니다.

- 40대: 심박수 90~155회
- 50~60대: 심박수 80~145회

(※ 운동 시 심박수 계산법: 최대심박수 = 220 — 나이, 목표 심박수 = 최대심박수 × 50~85%)

운동을 마친 뒤에는 몸의 반응을 잘 살펴보아야 합니다. 무릎 부위에 통증이 심해지거나 열감, 붓기(부종)가 나타날 경우, 무리했다는 신호일 수 있습니다. 이럴 땐 즉시 운동을 중단하고 무릎에 냉찜질을 해주는 것만으로도 통증과 부기를 완화할 수 있습니다.

무릎관절을 지키는 생활 습관

운동만큼이나 중요한 것이 바로 평소의 생활 습관입니다. 무릎관절은 매일 사용하는 만큼 사소한 행동 하나가 큰 영향을 줄 수 있기 때문에, 올바른 습관을 들이는 것이 무릎 건강을 지키는 첫걸음입니다.

가장 먼저 체중 관리가 중요합니다. 체중이 늘면 그 무게만큼 무릎 관절에 실리는 부담도 커지기 때문입니다. 특히 비만이라면 체중을 조금만 줄여도 무릎 통증이 훨씬 줄어드는 것을 느낄 수 있습니다. 식사 조절과 꾸준한 유산소운동으로 적정 체중을 유지하는 것만으로도 관절 건강에 큰 도움이 됩니다.

생활 속에서 무릎에 무리가 가는 자세도 피해야 합니다. 예를 들어, 바닥에 양반다리로 앉거나 쪼그려 앉기, 무릎을 꿇고 앉는 자세는 무릎에 큰 압력을 줍니다. 또한, 30분 이상 같은 자세로 앉아 있거나, 앉았다가 갑자기 일어나는 동작도 무릎 연골을 자극할 수 있으니 주의가 필요합니다. 앉을 때는 의자에 바른 자세로 앉고, 무릎을 굽힌 상태로 오래 있지 않도록 자주 움직여주는 것이 좋습니다.

무거운 물건을 들거나, 뛰거나, 갑작스럽게 점프하는 동작도 되도록 피해야 합니다. 특히 관절염이 있거나 무릎이 약해진 경우 이런 동작들이 큰 충격으로 작용해 관절 손상을 유발할 수 있습니다.

계단을 오르내릴 때는 특별히 더 주의해야 합니다. 계단을 내려갈 때는 관절에 체중이 실리는 힘이 더 크기 때문에, 난간이 있다면 반드시 손잡이를 잡고 천천히 이동하는 것이 좋습니다.

그리고 날씨가 쌀쌀해지는 계절에는 무릎관절 주변이 차가워지기 쉽습니다. 무릎 주변 근육이 경직되면 통증도 심해지기 때문에, 따뜻한 수건이나 찜질팩 등으로 무릎을 보호해주는 것도 생활 속에서 쉽게 실천할 수 있는 예방법입니다.

〈건강멘토의 멘토링〉유튜브를 따라 운동해 보세요!

무릎 관절 강화 운동

무릎에 가장 좋은 운동

퇴행성관절염 운동

근력운동은 암환자에게
반드시 필요하다

"암 치료 중에는 너무 힘들어서 운동은 엄두도 못 내요."

많은 암 환자와 가족들이 이렇게 이야기합니다.

하지만 저는 그 생각을 조금 바꾸셨으면 좋겠습니다. 근력운동은 단순한 체력 관리 그 이상으로, 암 환자의 회복과 삶의 질에 깊은 영향을 미칩니다.

저의 어머니께서는 직장암으로 10년간 투병하셨습니다. 세 차례 수술과 수많은 방사선, 항암치료를 견디셨고, 첫 수술 후 5년 가까이는 완치 판정을 받고 평범한 일상을 보낼 수 있었습니다.

안타깝게도 이후 재발과 전이로 인해 다시 두 번의 수술과 치료를 받아야 했고, 그 기간에 어머니의 삶은 점점 달라졌습니다. 통증으로 인해 자주 누워 지냈고, 입맛이 없어 식사를 거의 하지 못했으며, 운동은 간신히 걷는 정도로 제한되었습니다. 그 시간이 길어지면서 근육량은 급격히 줄었고, 사타구니 림프절이 부어오르며 하체의 부종도 심해졌습니다. 림프 부종이 생긴 다리의 굵기는 원래보다 3분의 1 가까이 줄어들었고, 결국 통증으로 걷기조차 어려워지셨습니다. 근육이 줄고 뼈도 약해지면서 허리 골절까지 생기자, 대부분의 시간을 침대에서 보내야 했습니다. 그런 어머니를 지켜보는 제 마음은 매일 무거웠습니다.

'그때, 운동을 조금이라도 도와드렸다면 어땠을까?'

'정말 그렇게 둔 것이 최선이었을까?'

돌이킬 수 없기에 더 아쉽고, 죄송한 마음이 남습니다. 물론 암 투병은 환자에게 가장 힘든 시간이지만, 곁에서 지키는 가족이나 보호자의 역할도 그만큼 중요합니다.

환자가 혼자 힘으로 감당할 수 없는 나날이 많기에, 움직이고 먹는 것, 작은 일상부터 회복할 수 있도록 돕는 것이 가족이 할 수 있는 최선의 돌봄일지도 모릅니다.

대부분의 암 환자들은 수술과 항암치료, 방사선치료 등으로 심한 피로를 겪습니다. 점점 체력이 떨어지다 보니 짧은 거리도 차를 타게 되고, 일상적인 식사조차 어려운 날이 많아집니다.

이런 날들이 반복되면 걷는 것조차 힘들어지고, 일상생활 자체가 부담스럽게 느껴지기도 합니다. 이처럼 암 치료 후 피로는 단순한 피곤함을 넘어서 환자의 삶의 질을 심각하게 저하시키는 주요 요인입니다. 체력 저하뿐 아니라, 체중 감소, 단기 기억력과 집중력 저하, 의욕 상실, 우울감 등 다양한 증상도 함께 나타납니다.

그렇다면 이렇게 힘든 상황에서도 왜 운동이 필요한 걸까요?

운동은 암 환자의 회복을 돕는 '약'입니다. 미국스포츠의학회 ACSM는 암 환자의 건강 증진을 위해 다음과 같은 운동을 권고합니다.

▶ 주당 150분 이상의 중강도 유산소운동

　　🅔 숨이 약간 차지만 대화가 가능한 정도의 걷기

▶ 주 2회 이상 근력 강화 운동

이처럼 꾸준한 신체 활동은 전신 체력을 높이고 피로를 줄이며, 삶의 질을 향상시키는 데, 매우 효과적입니다. 운동을 하면 일시적으로 피로감을 느낄 수 있지만, 이는 근육에 젖산이라는 피로 물질이 쌓이기 때문입니다.

처음에는 운동 후 더 피곤하고 근육통도 생길 수 있지만, 시간이 지나면서 젖산 배출 능력이 향상되고, 근육 회복 속도도 빨라지게 됩니다. 정기적인 운동을 통해 암 환자들은 심폐지구력 향상, 근력 및 근지구력 증가, 유연성 회복, 근육량 증가, 체지방 감소, 골밀도 유지 또는 증가를 경험하게 됩니다.

이 모든 신체적 변화는 결과적으로 혈액순환과 림프순환을 촉진하고 면역력을 강화하는 데 큰 도움이 됩니다. 뿐만 아니라 에너지 생성 능력과 지구력도 향상되어, 이전보다 쉽게 움직이고 더 오래 활동할 수 있게 됩니다.

무엇보다 중요한 것은, 몸이 건강해질수록 심리적 안정감도 함께 찾아온다는 점입니다. '운동을 했더니 컨디션이 좋아졌다'는 경험이 쌓이면서 자존감과 의욕도 회복되고, 결과적으로 보다 건강한 삶, 더 긍정적인 생활 태도를 유지할 수 있게 됩니다.

ACSM/ACS 가이드 라인(암재활 운동)

미국스포츠의학회 ACSM (American College of Sports Medicine)	구 분	미국암협회 ACS (American Cancer Society)
2018년	년 도	2022년
항암치료 중 암 관련 피로, 건강과 관련된 삶의 질, 신체적 기능, 불안, 우울증, 림프종, 뼈 건강, 수면 등	대 상 내 용	유방암, 대장암, 전립선암 등
• 유산소운동: 주 3회, 30분 내외 • 근력운동: 주 2~3회(대근육 위주) * 횟수 8~15회, 세트수 2세트 이상	권 장 운 동	• 유산소운동: 중강도 주 150분~300분 중고강도 주 75분~150분 • 근력운동: 최소 주 2회

암 재활에 꼭 필요한 유연성 운동

암 치료를 받는 동안, 수술이나 항암치료, 방사선치료 등의 영향으로 근육량이 줄고, 힘줄(건)과 인대가 단축되며, 관절을 둘러싼 연골조직이 굳어지기 쉽습니다. 이런 변화가 지속되면 관절의 움직임이 제한되거나, 심한 경우 관절이 굳는 관절 강직으로 이어질 수 있습니다.

그래서 암 치료 초기부터 규칙적인 유연성 운동(스트레칭)을 병행하는 것이 중요합니다. 짧아진 근육과 뻣뻣해진 조직을 부드럽게 이완시켜주면, 관절의 가동 범위가 회복되고, 일상생활에서의 움직임도 한결 수월해집니다.

특히 가동 범위가 제한된 상태를 오래 방치하면, 어깨, 허리, 목, 무릎 등에 제2의 근골격계 질환이 발생할 위험도 커지므로 초기부터 예방하고 관리하는 것이 중요합니다.

어떤 유연성 운동이 좋을까?

암 환자에게 추천되는 유연성 운동으로는 요가나 필라테스 같은 스트레칭 중심 운동이 있습니다. 이런 운동은 겉근육보다는 속근육(심부근육)을 강화해 몸의 안정성을 높이고 통증을 줄이는데 힘써야 합니다.

단, 유연성 운동을 할 때 주의할 점이 있습니다. 자신의 몸 상태에 맞게 무리하지 않고 천천히 시작해야 합니다. 통증이 느껴질 정도로 억지로 늘리는 동작은 오히려 관절에 부담을 줄 수 있으므로 피해야 합니다. 편안한 호흡을 유지하며, 매일 반복적으로 부드럽게 움직이는 것이 가장 효과적입니다.

암 재활을 위한 유산소운동

암 치료 이후 체력 회복을 위해 꼭 필요한 운동 중 하나가 바로 유산소운동입니다. 유산소운동은 비교적 강도가 낮은 전신 운동으로, 주로 지방을 에너지원으로 사용합니다.

대표적인 예로는 천천히 걷기, 빠르게 걷기, 수영장에서 걷기, 자전거 타기 등이 있습니다. 이런 운동을 꾸준히 하면 심장과 폐의 기능이 강화되어 산소를 몸 전체에 더 원활하게 공급하게 됩니다.

그 결과, 심폐기능과 근지구력이 향상되고, 일상생활에서 걷기, 계단 오르기, 장보기 같은 활동이 훨씬 수월해집니다.

유산소운동의 효과

▶ 안정 시 심박수와 혈압을 낮춰주고 심장을 덜 피로하게 만듦
▶ 혈액순환이 활발해지면서 부종이 빠지고, 림프순환도 개선
▶ 심장병, 고혈압 등 심혈관계 질환의 예방과 조절에 도움

이러한 효과는 암 치료 중이나 치료 이후에 겪게 되는 피로, 무기력, 면역력 저하를 극복하는 데 큰 역할을 합니다.

유산소운동, 이렇게 시작하세요!

처음에는 천천히 걷기부터 시작합니다. 익숙해지면 점차 빠르게 걷기나 실내 자전거 타기, 수중 걷기로 확장해도 좋습니다. 무리하지 말고, 매일 10~20분씩 가볍게 시작한 뒤, 주당 150분 이상으로 늘려가는 것이 이상적입니다.

운동 전후에는 가벼운 스트레칭으로 준비 운동과 마무리를 해주세요.

암 재활에 꼭 필요한 근력운동

암 치료 이후 근육량이 줄고 뼈가 약해지면서 골다공증이나 근 손실이 빠르게 진행되는 경우가 많습니다. 이런 변화는 일상생활에서의 불편함은 물론, 치료 후 회복 속도에도 큰 영향을 미칩니다. 특히 유방암과 전립선암 치료를 받은 경우, 근 손실 위험이 증가하는 만큼 근력운동이 꼭 필요합니다.

근력운동은 근육량을 유지하고 골밀도 감소를 늦추며, 암 치료 후 흔히 발생할 수 있는 골다공증을 예방해줍니다. 또한 근력운동은 단순히 뼈와 근육을 위한 것에 그치지 않고, 림프부종을 예방하고 림프순환을 촉진시켜 몸속 노폐물 배출과 면역력 강화에도 큰 역할을 합니다.

또한, 항암치료를 받는 동안 불면증을 호소하는 환자들이 많습니다. 수면의 질이 떨어지면 면역력이 저하되고, 감기처럼 비교적 가벼운 바이러스 질환도 쉽게 발생할 수 있습니다.

이럴 때 근력운동은 수면 개선에 도움이 될 뿐 아니라, 면역력 증강에도 기여합니다. 특히 암세포 억제에 관여하는 CD8+ T세포나 miRNA 단백질 등의 면역 물질은 근력운동을 통해 더 활발히 생성되는 것으로 알려져 있습니다. 이러한 작용은 암세포의 성장과 전이를 억제하는 데에도 긍정적인 영향을 줍니다.

실제 연구 사례로 미국 뉴욕의과대와 NYU 랑곤헬스 공동 연구 팀은 췌장암 환자 75명을 대상으로 6주간 근력운동과 유산소운동 프로그램을 실시했습니다(주 1회 1시간 근력운동 + 주 1~2회 1시간 30분 유산소운동).

그 결과, 운동을 꾸준히 실시한 그룹은 혈액 내 면역세포인 CD8+ T세포 수치가 더 높게 나타났고, 생존률도 운동하지 않은 그룹보다 무려 50% 높게 측정되었습니다. 이 연구는 암 치료 후 회복 과정에서 근력운동의 중요성을 뒷받침하는 대표적인 사례입니다.

암의 종류마다 치료 방법이 다르기 때문에 운동법도 환자의 상태에 맞게 조절되어야 합니다. 그중에서도 유방암과 전립선암은 치료 후 호르몬 변화로 뼈가 약해지기 쉬운 대표적인 암입니다. 유방암의 경우 항암치료 후 에스트로겐(여성호르몬)을 억제하는 호르몬 치료가 이어지는데, 이 치료가 장기간 지속되면 골밀도가 낮아지고 골다공증 위험이 높아집니다.

에스트로겐은 뼈에 미네랄과 칼슘을 공급해 촘촘한 골구조를 유지하게 해주는 중요한 역할을 합니다. 이 호르몬이 억제되면 뼈가 점점 약해지고, 운동하기도 힘들어지며 심한 경우 뼈 전이로 이어질 수 있습니다.

전립선암도 마찬가지입니다. 치료 과정에서 테스토스테론(남성호르몬)을 차단하게 되는데, 이 역시 골량 감소와 근육 손실을 유발하여 골절 위험이나 체력 저하로 이어질 수 있습니다. 유산소운동만으로는 부족합니다. 암 치료 중이거나 이후에 '피곤하니까 걷기 정도만 하면 되지 않을까'라고 생각할 수 있습니다.

하지만 유산소운동만 계속하면 근육량은 늘지 않고, 오히려 골밀도가 감소해 골다공증이 생기거나, 뼈 전이 가능성도 커질 수 있습니다. 따라서 반드시 근력운동(저항운동)을 병행해야 합니다. 초기에는 가볍게 자가 체중 운동부터 시작해서, 하체 근육을 중심으로 대근육을 자극하는 동작 위주로 점진적으로 강도를 높이는 것이 좋습니다.

처음 시작할 때 추천 운동

▶ **벽 스쿼트**: 허리를 벽에 붙이고 무릎을 살짝 굽혀 앉는 자세

▶ **무릎 대고 푸시업**: 무릎을 바닥에 댄 상태로 상체 근력 강화

▶ **레그 익스텐션**: 의자에 앉아 다리를 곧게 펴는 동작

▶ **외발 서기**: 벽이나 의자를 잡고 한 발로 10초씩 버티기

▶ **까치발 들기**: 발끝으로 서서 종아리와 발목 근력 강화

이런 운동은 본인 체중만으로도 안전하게 근육을 사용할 수 있기 때문에 근육과 뼈 모두에 자극을 주는 가장 기본적인 운동법입니다. 운동은 매일 10~20분, 무리하지 않고, 규칙적으로 반복하는 것이 중요합니다.

근력운동이 유산소운동보다 암에 더 효과적인 이유

운동이라고 하면 대부분 '살을 빼는 유산소운동'을 먼저 떠올립니다. 유산소운동은 체중 감량에 도움이 되지만, 암 환자에게는 근력운동이 더 중요한 역할을 할 수 있습니다.

근력운동은 단순히 근육을 키우는 데 그치지 않고, 면역력을 높이고 암 치료 예후를 개선하는 데에도 큰 영향을 미칩니다. 근육량이 증가하면 체내 염증 수치를 조절하고, 면역 세포의 활성을 촉진하기 때문입니다.

이와 관련하여 시드니대학교 찰스퍼킨스센터의 엠마뉴엘 스타마타키스 박사팀은 30세 이상 성인 8만 명을 대상으로 근력운동과 사망률의 상관관계를 분석했습니다. 그 결과는 매우 인상적이었습니다.

근력운동을 하지 않은 사람들에 비해, 근력운동을 주 2회 이상 실시한 사람들의 전체 사망률은 23% 낮았고, 암으로 인한 사망률은 무려 31% 낮게 나타났습니다. 반면 유산소운동만 한 그룹에서는 암 사망률 감소 효과가 뚜렷하지 않았습니다.

가장 좋은 결과는 유산소운동과 근력운동을 병행한 그룹에서 확인되었습니다. 두 가지 운동을 함께 한 사람들은 암 사망률을 가장 효과적으로 낮출 수 있었습니다. 체중이 늘어도 근육이 늘면, 생존 확률은 더 높아집니다. 근육량 증가는 단순히 건강을 유지하는 것 이상의 효과를 줍니다.

2010년부터 10년간 진행된 대규모 연구에서, 대장암 치료를 받

암환자 운동 비교 결과

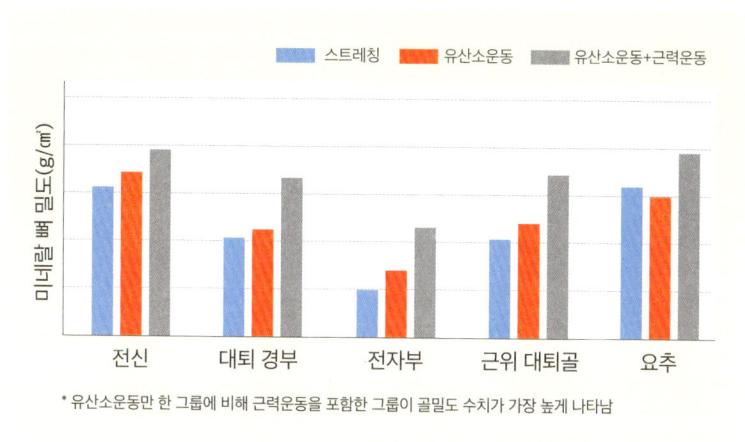

* 유산소운동만 한 그룹에 비해 근력운동을 포함한 그룹이 골밀도 수치가 가장 높게 나타남

은 환자 4,000여 명을 분석한 결과가 이를 잘 보여줍니다. 암 진단 1년 이후, 근육량과 BMI(체질량지수)가 함께 증가한 경우 사망 위험이 32% 감소했습니다. 반면 근육량 변화 없이 체중만 늘어난 경우에도 사망 위험이 10% 감소했지만, 근육량이 함께 증가한 그룹보다는 효과가 낮았습니다. 이 연구는 암 환자에게 있어서 '체중보다 근육'이 더 중요하다는 사실을 다시 한 번 입증했습니다.

암 치료 중이거나 치료를 마친 환자에게 근력운동은 단순한 선택이 아니라 생존률과 직결된 필수 건강관리입니다. 근력운동을 꾸준히 하면 면역세포가 활발하게 작용하고, 항염증 물질이 많이 분비되어 각종 바이러스 질환을 막는데 큰 도움이 됩니다. 특히 항암치료 기간 중 근육이 급격히 줄어드는 것을 예방하고, 치료 이후 회복 속도를 높이는 데에도 효과적입니다.

반면, 기력이 없다는 이유로 운동을 소홀히 하면 근감소증과 골감소증이 함께 찾아오고, 체력이 떨어지면서 면역력이 급격히 낮아져 생존률도 감소하는 악순환이 생길 수 있습니다.

암 환자에게는 단순한 운동이 아니라, '생명을 지키는 전략적인 움직임'이 필요합니다.

암 환자 운동, 이렇게 시작하세요

• 반드시 담당 전문의와 상담하세요.

수술 전, 항암치료 중, 혹은 암 완치 이후 등 치료 시기마다 적절한 운동 방식을 익히도록 합니다.

• 암의 종류와 특성에 따라 운동을 조절하세요.

예를 들어, 전립선암과 유방암은 호르몬 치료로 인해 골밀도 저하가 동반되므로 골다공증 예방을 위한 근력운동이 특히 중요합니다.

• 운동은 가볍게, 맨몸으로 시작하세요.

처음부터 무리한 운동은 오히려 해가 됩니다. 맨몸 운동과 낮은 강도의 스트레칭, 유산소운동부터 시작해 천천히 근력운동 강도를 높여주세요.

• 뼈 전이나 병변이 있는 부위는 반드시 피하세요.

잘못된 운동은 통증을 악화시키거나 뼈 손상을 유발할 수 있습니다.

• 몸 상태에 따라 강도를 조절하세요.

매일 컨디션을 확인해, 몸이 좋은 날에는 조금 더 활동적으로, 컨디션이 나쁜 날에는 무리하지 않고 쉬거나 가볍게 움직이는 것이 중요합니다.

• 운동 중 열감이나 어지러움이 나타나면 즉시 멈추세요.

특히 항암치료 중에는 빈혈, 구토, 탈수, 열감 등이 동반될 수 있으니 이럴 때는 운동을 잠시 중단하고 몸을 회복시키는 것이 우선입니다.

• 과도한 중량 운동은 피하세요.

충격이 크거나 부상의 위험이 있는 운동보다는, 부드럽고 반복적인 동작으로 운동 루틴을 구성하는 것이 안전합니다.

〈건강멘토의 멘토링〉 유튜브를 따라 운동해 보세요!

암 환자의 근력운동

하체 근육은
꼭 만들어야 한다

음식을 섭취하면 우리 몸에서 그 에너지는 간과 근육에 '글리코겐' 형태로 저장됩니다. 그중에서도 근육량이 많을수록 더 많은 에너지 저장이 가능하며, 근육이 단단하고 탄탄할수록 소비하는 에너지도 많아집니다.

그래서 하체 운동을 해야 합니다. 그 이유로는 다음과 같습니다.

첫째, 우리 몸의 70% 이상 하체 근육입니다. 우리 몸의 골격근 중 약 70%가 하체에 집중되어 있습니다. 즉, 하체는 가장 많은 에너지가 저장되고 소모되는 부위입니다. 하체 운동을 꾸준히 하면 기초대사량이 올라가고, 하루에 사용하는 칼로리 소모량도 자연스럽게 증가합니다.

둘째, 호르몬 분비를 자극합니다. 하체 근력운동을 하면, 근육 성장과 회복을 도와주는 호르몬이 활발히 분비됩니다. 근육 생성과 체지방 분해에 도움이 되는 테스토스테론은 남성의 고환, 여성은 난소에서 분비됩니다. 세포 재생과 근육을 증가시키는 성장호르몬은 뇌의 뇌하수체에서 분비됩니다. 이 두 호르몬은 근육 세포 내 단백질 합성을 촉진해 근육량 증가와 체지방 감소에 도움을 줍니다.

셋째, 근육에서 직접 분비되는 '마이오카인Myokine' 호르몬의 분비가 늘어납니다. 마이오카인은 근육(골격근)에서 직접 생성되는 마법의 호르몬이라 불릴 정도로 다양한 건강 효과를 줍니다. 근육 회복 및 성장 촉진, 혈관 확장으로 인한 혈압 감소, 염증 억제로 노화 속도를 지연하고 피부 건강을 개선합니다. 인슐린 민감도 향상으로 인해 혈당이 조절되어 당뇨를 예방할 수 있습니다. 지방 분해에도 많은 도움을 줍니다. 뿐만 아니라 BDNF(뇌유래신경영양인자)는 뇌 신경세포의 성장, 회복, 유지에 핵심 역할을 하는 단백질로, 신경세포 성장 촉진, 학습 기억력 향상, 우울감 완화, 스트레스, 염증, 노화로 손상된 신경을 보호·재생시키는 역할을 하여 뇌 회복 능력을 향상시킵니다. 규칙적인 중강도 이상의 유산소운동이나 짧은 고강도 인터벌 운동과 충분한 수면을 취하면 BDNF의 분비를 촉진해 수치를 높여줍니다.

정리하자면 하체는 에너지 저장과 소비의 중심입니다. 하체 운동은 대사와 호르몬 균형을 잡아주고, 마이오카인을 더 많이 분비시켜 근육, 혈관, 뇌, 피부 등 다양한 장기 및 대사, 면역에도 긍정적인 영향을 미칩니다. 운동이 전신 건강에 이로운 이유 중 하나가 마이오카인의 분비 때문이라는 것을 기억해야 합니다.

남성과 여성의 신체적 차이

남성과 여성은 체격과 근육 발달 방식에서 뚜렷한 차이를 보입니다. 여성은 남성보다 체지방량은 많고, 근육량은 약 10% 정도 적습니다. 특히 상체 근력은 평균 40%, 하체 근력은 33% 정도 낮은 것으로 알려져 있습니다.

남성은 대체로 두꺼운 골격, 발달된 가슴과 어깨, 등 근육, 그리고 긴 팔·다리를 가지고 있어 힘을 내기 좋은 체형입니다. 반면 여성은 비교적 좁은 가슴(흉곽)과 넓은 골반, 그리고 엉덩이와 허벅지 근육이 더 발달된 체형을 갖고 있습니다.

또한 피하지방과 내장지방 비율이 더 높은 편입니다. 이러한 차이는 여성호르몬(에스트로겐과 프로게스테론)의 영향으로 나타나는 자연스러운 현상이며, 신체 구조와 운동 능력의 차이로 이어지게 됩니다. 따라서 여성이 남성과 같은 수준의 근력을 가지려면, 상대적으로 더 큰 골격과 체형의 변화가 필요합니다.

성별에 따른 신체 구성 요소

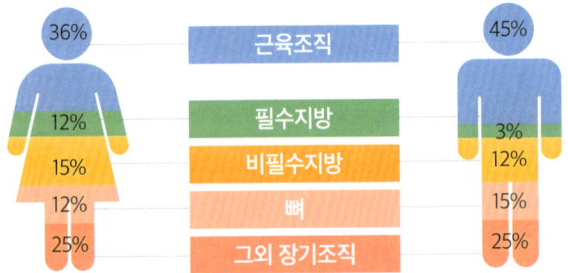

하지만 이는 단순한 비교일 뿐, 여성에게도 충분히 맞는 운동 방식과 강도를 적용하면 근육 강화, 체력 향상, 체형 개선 모두 가능합니다. 중요한 건 자신에게 맞는 운동 계획을 세워 지속하는 것입니다.

하체 근육

우리 몸의 하체는 엉덩이, 허벅지(앞·뒤), 종아리로 구성되어 있으며, 모두 뼈에 붙어 있는 근육, 즉 골격근입니다. 이 골격근은 수분과 단백질로 이루어져 있으며, 신체 전체 근육의 약 70%를 차지할 만큼 넓은 부위입니다.

육안으로 보면 상체와 하체의 부피가 비슷해 보일 수 있지만, 이는 상체에 주요 장기들이 몰려 있기 때문입니다. 심장, 폐, 간, 위장 등 여러 내장 기관이 상체 내부를 채우고 있고, 이 장기를 보호하는 흉곽(갈비뼈 구조물)이 외형적으로 부피를 크게 보이게 만듭니다.

반면 하체는 대부분이 순수한 근육과 뼈 구조로 이루어져 있어, 실제로는 상체보다 더 많은 골격 근량을 가지고 있습니다.

또한, 상체 근육은 운동을 통해 발달하면 눈에 잘 띄고 부피가 커 보이는 특성이 있어 하체와 비슷한 비율로 보일 수 있지만, 기능적 관점에서는 하체의 근육이 훨씬 더 중요합니다.

하체는 몸 전체의 균형 유지, 보행, 에너지 소비, 기초대사량 유지에 핵심적인 역할을 하기 때문입니다. 따라서 건강한 몸을 만들기 위해선 상체보다 하체를 더 중점적으로 단련해야 하며, 하체 근육을 꾸준히 사용하는 것이 노화 예방과 대사 질환 관리에도 큰 도움이 됩니다.

상체와 하체를 연결하는 관절, 고관절의 중요성

우리 몸에서 상체와 하체를 연결해주는 핵심 관절이 바로 고관절, 흔히 골반이라 불리는 부위입니다. 고관절은 단순히 뼈를 연결하는 부위가 아니라, 신체의 중심축으로써 매우 중요한 역할을 담당합니다.

고관절은 상체의 척추와 하체의 대퇴골(허벅지뼈)을 연결해주는 관절로, 움직일 때마다 체중을 지지하며 앉기, 걷기, 일어서기, 방향 전환 등의 거의 모든 동작에 관여합니다. 척추를 제외하면 신체에서 가장 많은 관절이 연결되어 있고, 크고 작은 근육들이 집중적으로 분포해 있는 부위이기도 합니다.

하지만 고관절이 틀어지거나 제 기능을 하지 못하면 신체의 균형이 무너지기 시작합니다. 허리 통증, 무릎 통증, 더 나아가 목과 어깨 통증까지 유발될 수 있습니다. 이처럼 고관절은 신체의 정렬을 바로잡아 주는 축 역할을 하며, 올바른 자세 유지에 중요한 역할을 합니다.

해부학적으로 보면, 남성과 여성의 골반 구조는 다소 차이가 있습니다. 남성의 골반은 상대적으로 좁고 깊으며, 척추를 안정적으로 지지하여 힘을 낼 수 있는 구조로 되어 있습니다. 이는 허리에 힘을 주는 동작에 유리한 형태입니다.

반면, 여성의 골반은 자궁과 생식기관을 보호하고 출산하기 위해 넓고 부드럽게 형성되어 있습니다. 덕분에 엉덩이 라인이 더 부드럽고 돌출되어 보이는 특징이 있습니다.

물론 구조적인 차이는 있지만, 남녀 모두 고관절과 주변 근육의 기능은 동일합니다. 즉, 골반의 안정성과 움직임을 향상시키기 위해서는 성별과 관계없이 하체 근육과 엉덩이 근육을 꾸준히 단련하는 것이 중요합니다.

어느 한 부위가 하나라도 약해지거나, 골반 중심이 무너지면 전신의 정렬이 흐트러져 통증으로 이어질 수 있으므로, 골반을 지지해주는 근육 훈련은 건강을 위한 필수 요소입니다.

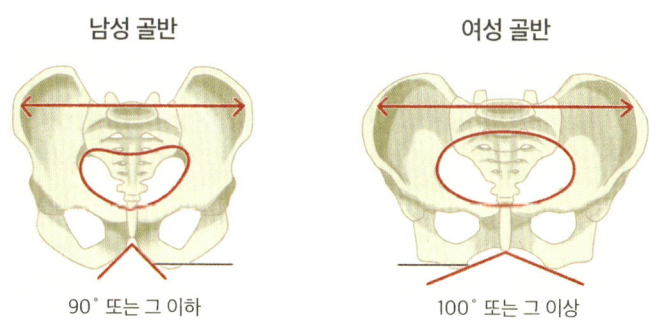

▶ 엉덩이 근육

엉덩이 근육은 단순히 외형을 결정짓는 부위가 아니라, 우리 몸의 균형과 움직임에 큰 영향을 주는 핵심 근육입니다. 엉덩이는 세

가지 주요 근육으로 구성됩니다.

▶ 대둔근(큰볼기근)

엉덩이에서 가장 큰 근육으로, 엉덩이의 모양과 볼륨을 결정합니다. 골반과 대퇴골(허벅지뼈)을 연결하며, 걷거나 뛸 때 다리를 뒤로 보내고 몸을 똑바로 세우는 역할을 합니다. 또한 앉았다가 일어날 때, 점프할 때, 빠르게 걷거나 달릴 때 힘을 내는 주된 근육입니다. 대둔근이 약해지면 다리를 뒤로 펴기가 어려워지고, 엉덩이에 실려야 할 체중이 허리로 전가되어 요통이나 허리디스크의 원인이 되기도 합니다.

▶ 중둔근(중간볼기근)

대둔근 아래쪽에 위치한 근육으로, 주로 몸의 균형을 잡고 골반을 안정화시키는 역할을 합니다. 한 발로 서 있을 때나 걷는 도중 몸이 한쪽으로 기울지 않도록 중심을 잡아줍니다. 오래 앉아 있는 직장인, 작가, 수험생 등은 자세 불균형 예방을 위해 반드시 강화해야 할 근육입니다.

▶ 소둔근(작은볼기근)

엉덩이 근육 중 가장 작고 깊은 곳에 위치하며, 중둔근과 함께 골반을 안정화시켜주는 역할을 합니다. 걷거나 달릴 때 골반이 흔들리지 않도록 지탱해주며, 고관절 바깥쪽 움직임에도 관여합니다.

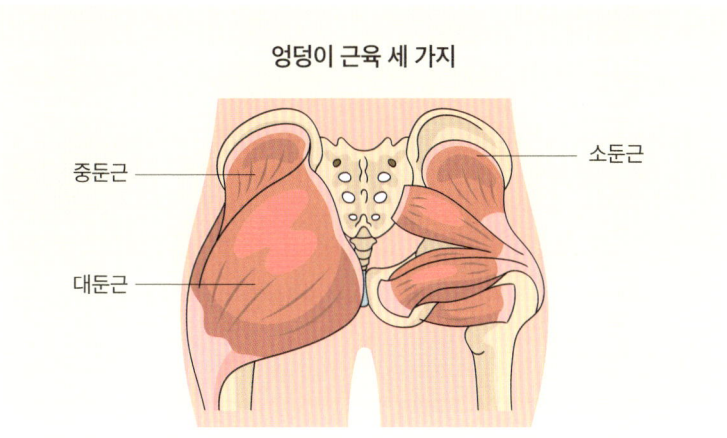

엉덩이 근육 세 가지

중둔근

소둔근

대둔근

엉덩이 근육이 퇴화되면, 단순히 체형이 무너지는 것을 넘어 허리, 골반, 무릎까지 연쇄적인 통증을 유발할 수 있습니다. 대둔근이 약하면 골반이 뒤로 기울고, 허리가 과도하게 사용되어 허리 통증과 디스크 위험이 증가합니다.

중둔근과 소둔근이 약하면 골반이 틀어지고 균형이 무너져 허리와 무릎에 무리가 갑니다. 엉덩이 근육이 약화되면 보행할 때 무릎에 더 많은 부담이 가해져 무릎 통증과 관절 약화로 이어질 수 있습니다.

허벅지 근육, 젊음을 지키는 비밀 열쇠

"허벅지 근육은 젊었을 때부터 잘 키워야 한다"는 말이 있습니다. 실제로 많은 전문가가 중년과 노년을 더욱 건강하고 활기차게 보내기 위해 허벅지 근육을 반드시 강화해야 한다고 권합니다. 허벅지 근육과 허벅지 둘레가 건강 상태를 가늠하는 중요한 기준이 되며, 여러 만성질환을 예방하는 데도 큰 역할을 하기 때문입니다.

허벅지는 여러 근육으로 이루어져 있지만, 크게 앞쪽에 있는 대퇴사두근(넙다리네갈래근), 뒤쪽의 대퇴이두근(넙다리두갈래근), 바깥쪽의 대퇴근막장근(넙다리근막긴장근), 그리고 안쪽에 자리한 내전근(엉덩관절 모음근)으로 나뉩니다.

특히 대퇴사두근은 무릎뼈를 감싸고 있어 신체를 지탱하는 중요한 역할을 합니다. 걷거나 달리고, 계단을 오르내리며, 앉았다 일어나는 등 일상생활의 거의 모든 움직임에 필수적입니다. 반면 대퇴이두근은 엉덩이 밑 허벅지 뒤쪽에 자리해 엉덩이 근육을 받쳐주고, 갑작스럽게 방향을 바꾸거나 계단을 내려올 때, 점프 후 착지할 때 몸을 멈추는 데 도움을 줍니다.

이 밖에도 허벅지를 구성하는 여러 근육은 체중을 지탱하고 고관절과 무릎 관절을 안정시키는 역할을 합니다. 우리 몸 전체 근육의 약 40%가 허벅지에 집중되어 있다는 사실만 봐도 그 중요성을 알 수 있습니다.

하지만 허벅지 근육이 줄어들면 문제가 생깁니다. 남는 에너지가 지방으로 쌓이거나 혈액 속에 떠다니면서 혈액 농도가 높아져 당뇨병 같은 대사 질환 위험이 커지기 때문입니다. 또한 중년 이후 무릎 관절이 약해지면서 하체 중심이 흔들리면 무릎뼈에 이상이 생겨 통증을 유발하고, 심한 경우 퇴행성관절염으로까지 이어질 수 있습니다.

이처럼 허벅지 근육은 단순한 근력이 아니라 건강한 삶의 근간을 이루는 아주 중요한 열쇠입니다. 그래서 젊었을 때부터 꾸준히 잘 관리하는 것이야말로 중년 이후에도 활기차고 건강한 일상을 누릴 수 있는 가장 좋은 방법입니다.

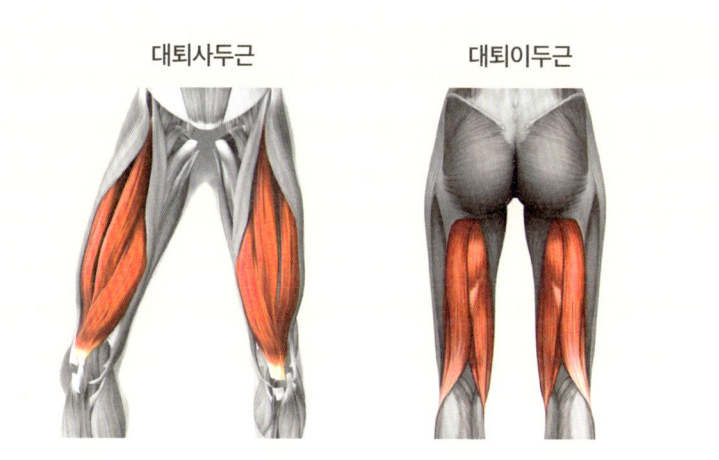

대퇴사두근   대퇴이두근

종아리 근육, 제2의 심장을 키워라

하체를 생각할 때 보통 엉덩이나 허벅지 근육이 먼저 떠오릅니다. 하지만 건강을 위해 절대 간과해서는 안 될 중요한 근육이 바로 '종아리 근육'입니다. 종아리는 우리 몸에서 '제2의 심장'이라 불릴 만큼 매우 중요한 역할을 하죠.

종아리 근육은 크게 두 가지로 나뉩니다. 하나는 '비복근', 흔히 장딴지근이라고 부르는 근육이고, 다른 하나는 '가자미근'입니다. 비복근은 무릎 뒤쪽에서 시작해 발목의 아킬레스건까지 이어지는데, 걷거나 달리고, 점프할 때 무릎뼈가 앞으로 과도하게 회전하는 것을 조절합니다. 또한 계단을 오를 때 무릎을 구부리는 동작을 도와주면서 무릎과 발목의 안정성을 유지하는 데 중요한 역할을 합니다.

반면 가자미근은 무릎 바깥쪽 아래에서 시작해 아킬레스건과 연결되어 있습니다. 이 근육은 몸의 중심을 잡아주며, 걷기나 장거리 달리기 같은 지속적인 운동을 할 때 많이 사용됩니다. 또한, 종아리 근육은 단지 움직일 때 도움을 주는 것뿐만 아니라, 심장에서 뿜어져 나온 혈액은 다시 심장으로 돌아가야 하는데, 이때 종아리 근육이 정맥 펌프 역할을 하여 혈액을 심장으로 밀어 올려줍니다. 정맥은 혈액 흐름이 비교적 느리고 힘이 약하기 때문에, 종아리 근육이 잘 발달되어 있어야 혈액이 역류하지 않고 효과적으로 심장까지 돌아갈 수 있습니다.

이 때문에 종아리 근육을 제2의 심장이라고 부릅니다. 종아리를 튼튼하게 만들면 혈액순환이 좋아지고 부종이나 혈전 발생 위험도 줄일 수 있어, 전반적인 심혈관 건강에도 매우 긍정적인 영향을 미칩니다.

건강한 하체를 위해 종아리 근육 강화는 선택이 아니라 필수입니다. 꾸준한 운동으로 종아리를 탄탄하게 만들어, 몸 전체의 건강을 지키는 든든한 제2의 심장을 키워보세요.

비복근·가자미근

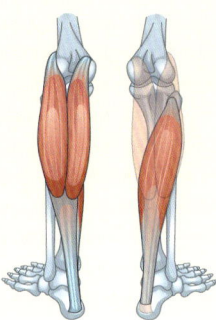

〈건강멘토의 멘토링〉 **유튜브**를 따라 운동해 보세요!

벽 대고 전신 근육 운동

벤치 하체 근력운동

상체 근력운동 1

종아리 알 빼는 운동

중년, 뱃살이
자꾸 느는 이유!

"운동도 열심히 하고, 식단도 조절하는데 왜 살이 안 빠질까요?"

20년 넘게 회원들을 상담하고 운동을 지도하며 가장 많이 들었던 말입니다. 유튜브나 SNS에서 본 다이어트 식단이나 운동법을 따라 해보지만, 실제로는 일주일에 한두 번 겨우 실천하는 경우가 많습니다. 그러고는 "나는 유독 살이 안 빠지는 체질인가 봐요"라고 말합니다.

어떤 분은 "물만 마셔도 살이 쪄요"라고 하죠. 실제로 체중을 빼는 것도 어렵지만, 뺀 체중을 유지하는 건 훨씬 더 어렵습니다. 그중에서도 유독 복부, 그러니까 뱃살이 쉽게 찌고, 잘 빠지지 않는건 왜일까요?

우리가 흔히 말하는 뱃살은 두 가지로 나뉩니다. 하나는 '피하지방', 다른 하나는 '내장지방'입니다. 피하지방은 피부 바로 아래에 쌓이는 살로, 손으로 잡히는 부위입니다. 반면 내장지방은 눈에 보이지 않고, 간이나 위, 장기 사이에 숨어 있는 지방입니다. 이 내장지방이 복부를 밀어내면서 허리둘레를 늘리고 배를 나오게 만듭니다.

문제는 내장지방이 겉으로는 잘 드러나지 않지만, 건강에는 훨씬 더 위험하다는 점입니다. 우리는 매일 탄수화물, 단백질, 지방을 섭취합니다.

단백질은 근육과 조직을 만들고, 탄수화물은 에너지로 사용되거나 남은 양은 간과 근육에 저장됩니다. 지방은 체온을 유지하고 장기를 보호하며, 남는 에너지를 저장하는 역할을 하죠. 그 자체로는 문제가 없습니다.

하지만 지방이 과도하게 쌓이면 이야기가 달라집니다. 특히 내장 사이에 낀 지방이 많아지면 혈압, 혈당, 콜레스테롤 수치에 이상이 생기고, 결국 고혈압, 당뇨, 고지혈증 같은 대사증후군 위험이 높아집니다.

겉보기엔 마른 체형이라도 내장지방이 많다면 마른 비만에 해당할 수 있고, 이 역시 건강에 위협이 됩니다. 또한 내장지방은 단순히 식습관만의 문제가 아닙니다. 호르몬 변화, 스트레스, 수면 부족, 운동량 부족 등 여러 요인이 복합적으로 작용합니다.

게다가 나이가 들면 기초대사량이 자연스럽게 줄어들어, 예전보다 덜 먹어도 살이 더 쉽게 찌는 몸으로 바뀌게 됩니다.

그래서 중년이 되면 뱃살이 더 잘 찌고, 빠지지 않는다고 느끼게 되는 것이죠. 뱃살은 단순한 미용 문제가 아닙니다. 우리 몸이 보내는 건강의 경고 신호일 수 있습니다.

피하지방보다 더 위험한 건 눈에 보이지 않는 내장지방입니다. 따라서 내장지방의 원인을 알고, 건강하게 줄이는 것이 중요합니다.

무리한 다이어트보다는, 꾸준한 식습관 조절과 자신에게 맞는 운동을 병행하는 것이 내장지방을 줄이고 건강을 지키는 가장 확실한 방법입니다.

복부비만이 생기는 첫 번째 원인으로 탄수화물의 과잉 섭취를 들 수 있습니다. 특히 한국인의 주식인 쌀밥처럼 주된 에너지원이 되는 탄수화물을 얼마나, 어떻게 섭취하느냐에 따라 뱃살에 경고등이 켜질 수 있습니다.

탄수화물은 크게 당질과 식이섬유로 나뉩니다. 이 중 살이 찌는 데 영향을 주는 건 당질입니다. 반대로 식이섬유는 살이 찌지 않고, 오히려 혈당 조절에 도움을 줍니다. 쉽게 말하면, "탄수화물 ─ 식이섬유 = 당질"이고, 이 당질이 체지방을 늘리는 주된 요인입니다. 당질은 곡류, 과일, 떡, 빵, 사탕, 초콜릿, 과자, 음료 등 다양한 음식에 들어 있으며, 혈당을 빠르게 올리고 인슐린 저항성을 유발해 내장지방 증가와 체중 증가로 이어질 수 있습니다.

반면, 식이섬유가 풍부한 음식은 상황이 다릅니다. 예를 들어 '곤약'은 글루코만난이라는 식이섬유가 풍부해 탄수화물 흡수를 늦추고, 혈당 상승을 억제해 줍니다. 또한 대부분이 수분으로 구성돼 있어 칼로리가 매우 낮습니다. 100g당 5~6kcal 정도에 불과하죠. 이처럼 수분이 많고 식이섬유가 풍부한 음식은 포만감을 높여주고, 소화와 흡수를 천천히 하게 해, 인슐린 분비를 완만하게 조절하면서 체지방이 쉽게 쌓이지 않도록 도와줍니다. 대표적인 식품이 바로 채소입니다.

저 역시 18년 전 보디빌딩 시합을 준비하던 시절, 밤에 허기가 질 때면 오이나 당근을 자주 먹었습니다. 하루는 오이, 다음날은 당근, 이런 방식으로 칼로리는 낮지만 포만감을 줄 수 있는 식사법으로 큰 도움을 받았습니다.

다만, 주의할 점도 있습니다. 채소를 갈아 마시거나 즙을 내면 식이섬유가 파괴되어 영양소가 빠지고 포만감도 떨어질 수 있습니다. 가능하면 씹어 먹는 형태로 섭취하는 것이 좋습니다.

2020년 보건복지부와 한국영양학회가 발표한 '한국인 영양소 섭취 기준'에 따르면, 성인이 하루에 섭취해야 할 탄수화물 권장량은 약 130g 내외입니다. 탄수화물 1g은 약 4kcal의 에너지를 내며, 우리 몸의 중요한 에너지원으로 사용됩니다.

우리가 흔히 먹는 백미(흰쌀밥)는 100g당 약 75g의 탄수화물을 포함하고 있어, 한 끼만으로도 상당한 탄수화물을 섭취하게 됩니다. 특히 이런 정제 탄수화물을 자주 먹을 경우, 내장지방 비만 여부를 먼저 체크하는 것이 중요합니다.

내장지방 비만은 허리둘레로 가늠할 수 있습니다. 남성은 90cm (약 36인치) 이상, 여성은 85cm(약 32인치) 이상이면 내장지방이 과도하게 쌓였을 가능성이 높다고 볼 수 있습니다. 이 경우, 정제 탄수화물은 최대한 줄이고, 식이섬유가 풍부한 복합 탄수화물을 섭취하며, 그 섭취량을 조절하는 것이 필요합니다. 탄수화물을 기준보다 많이 섭취하면 중성지방 수치가 올라가고, 이로 인해 복강 내 장기 주변에 내장지방이 축적되기 쉬운 환경이 만들어집니다.

특히 정제된 탄수화물(흰쌀, 밀가루, 설탕 등)은 혈당을 빠르게 올리고 인슐린 분비를 과도하게 자극하여 지방이 쉽게 쌓이고 잘 연소

탄수화물 주요 급원식품(100g 당 함량)

급원식품 순위	급원식품	함량 (g/100g)	급원식품 순위	급원식품	함량 (g/100g)
1	백미	75	16	메밀국수	61
2	라면(건면, 스프 포함)	69	17	고추장	52
3	국수	60	18	감자	16
4	빵	50	19	바나나	22
5	떡	49	20	콜라	9
6	사과	14	21	과일음료	9
7	현미	74	22	맥주	3
8	과자	66	23	감	14
9	밀가루	77	24	양파	7
10	고구마	34	25	복숭아	13
11	보리	75	26	당면	89
12	찹쌀	82	27	만두	28
13	배추김치	6	28	물엿	83
14	설탕	100	29	포도	15
15	우유	6	30	배	12

2020 한국인 영양소 섭취 기준: 에너지와 다량영양소
보건복지부, 2020

착한 탄수화물 vs. 나쁜 탄수화물

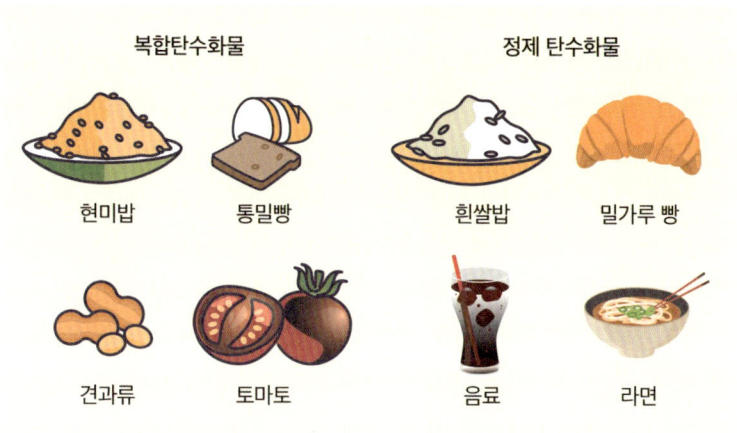

되지 않는 상태를 만들 수 있습니다.

따라서 내장지방을 줄이고 싶다면, 탄수화물의 양뿐만 아니라 '음식의 질'을 함께 고려해 조절해야 합니다. 그 출발점은, 지금 내장지방 비만 상태인지부터 확인하는 것입니다.

두 번째로 주목해야 할 원인은 바로 과식과 운동 부족입니다.

많이 먹고 덜 움직이면, 내장지방이 늘어나 복부비만으로 이어집니다. 우리가 섭취한 음식은 일부는 근육과 간 등에 저장되고, 나머지는 혈액 속 포도당으로 바뀌어 몸의 에너지원으로 쓰입니다.

음식을 많이 먹고 움직임이 적으면 혈당이 높아지는데, 이때 우리 몸은 위험 신호(어지러움, 기절, 호흡곤란 등)가 발생하지 않도록 '인슐린'이라는 호르몬을 분비합니다. 이 인슐린은 혈당을 조절하고, 남은 포도당을 지방 형태로 저장하게 합니다. 이렇게 몸을 보호하려는 기전이 반복되다 보면, 내장지방은 점점 더 쌓이게 됩니다. 문제는 여기서 끝나지 않습니다.

내장지방이 많아지면, 간에서는 포도당 생성이 늘어나고, 사이토카인Cytokine이라는 염증 유발 물질과 지방산이 방출되면서 인슐린의 작용을 방해하게 됩니다. 이로 인해 간과 근육이 포도당을 제대로 흡수하지 못하고, 혈당은 계속 올라가며, 췌장은 더 많은 인슐린을 분비하게 됩니다.

결과적으로, 인슐린 저항성이 생기고 이것이 반복되면 고혈당, 고혈압, 당뇨병, 심혈관 질환 등 여러 만성질환으로 이어지게 됩니다. 실제로 연구에 따르면 비만인의 약 70%가 내장지방이 많을수

3대 영양소가 에너지로 사용

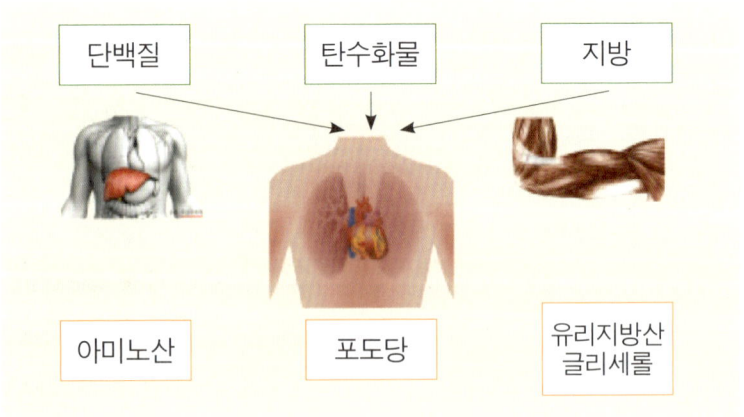

록 인슐린 저항성이 심해지는 경향을 보였습니다. 내장비만이 인슐린 저항성을 만들고, 인슐린 저항성이 다시 지방을 더 쌓이게 하면서 비만의 악순환이 반복되는 것이죠.

세 번째, 잠을 충분히 자는 것도 다이어트입니다.

다음으로 중요한 요인은 수면 부족입니다. 잠이 부족하거나 깊은 잠을 자지 못하면, 체중 조절 호르몬의 균형이 무너집니다.

대표적인 호르몬이 두 가지 있습니다. 하나는 식욕을 늘리는 그렐린Ghrelin 호르몬이고, 다른 하나는 포만감을 느끼게 해주는 렙틴Leptin입니다. 수면이 부족하면 그렐린은 증가하고, 렙틴은 감소합니다. 결과적으로 배고픔을 자주 느끼고, 식욕이 왕성해져 과식으로 이어지기 쉬운 상태가 됩니다.

또한 수면 부족은 스트레스 호르몬인 코르티솔Cortisol의 수치를 높입니다. 코르티솔은 지방의 저장을 촉진하고, 특히 복부 지방(내장지방)이 늘어나게 만듭니다. 우리가 스트레스를 받으면 입맛이 떨어지는 경우도 있지만, 대부분은 과식하거나 고칼로리 음식을 찾고, 술을 마시거나 폭식으로 이어집니다.

반대로, 잠을 충분히 자면 어떨까요? 숙면을 취하면 우리 몸에서는 성장호르몬이 원활히 분비됩니다. 이 호르몬은 근육 생성과 회복, 지방 분해, 식욕 억제에 도움을 줍니다. 그래서 '천연 다이어트 호르몬'이라고도 불립니다. 충분한 수면은 다음 날 아침, 더 많은 칼로리를 소모하게 하고 내장지방 연소를 도와 허리둘레 감소와 체중 감량에 긍정적인 영향을 줍니다. 이 효과를 제대로 보려면 규칙적인 수면 패턴이 중요합니다. 매일 같은 시간에 자고 일어나는 습관을 들이는 것이 좋습니다.

만약 잠이 잘 오지 않는다면 잠자기 3시간 전까지 식사와 카페인을 마무리하고, 하루 30분~1시간 정도의 가벼운 운동을 해보세요. 숙면을 유도하는 데 도움이 됩니다. 성인의 적정 수면시간은 하루 평균 7~8시간입니다. 호르몬 균형을 유지하고 내장지방이 쌓이지 않도록 돕는 최소한의 시간입니다.

피하지방보다 내장지방이 더 빼기 쉽습니다!

다이어트를 하다 보면 살이 잘 빠지는 부위가 있고, 유독 빠지지 않는 부위가 있습니다. 그중에서도 '뱃살'로 대표되는 내장지방은 오히려 피하지방보다 더 쉽게 빠지는 지방입니다. 이것은 단순한 개인차가 아니라, 지방세포의 생리적 구조에서 비롯된 과학적인 이유가 있습니다.

우리 몸의 지방세포에는 두 가지 종류의 수용체가 존재합니다. 하나는 지방의 분해를 억제하는 알파α 수용체, 다른 하나는 지방을 에너지로 분해하는 데 관여하는 베타β 수용체입니다. 이 수용체들은 아드레날린과 노르아드레날린이라는 호르몬의 영향을 받아 작동하는데, 운동이나 스트레스 등으로 교감신경이 자극되면 이 호르몬이 분비되며 지방 분해가 시작됩니다.

그런데 지방의 위치에 따라 이 수용체의 분포가 다릅니다. 피하지방에는 알파 수용체가 많아 잘 빠지지 않고, 내장지방에는 베타 수용체가 많아 훨씬 쉽게 연소됩니다. 그래서 식사량을 조금 줄이거나 운동을 시작한 지 1~2주 만에 내장지방이 1~2kg 정도 줄거나 허리둘레가 빠지는 변화를 느끼는 경우가 많습니다.

특히 남성은 복부에 내장지방이 많이 분포되어 있어 운동을 시작하면 허리둘레부터 눈에 띄게 줄어드는 경우가 흔합니다. 반면 여성은 임신과 출산을 대비해 허벅지와 엉덩이 등에 지방을 저장하는 경향이 강한데, 이 부위는 피하지방이 많고, 알파 수용체가 우세해 쉽게 빠지지 않습니다. 그래서 운동을 해도 눈에 띄는 변화가 느려 상대적으로 효과가 덜한 것처럼 보일 수 있습니다.

피하지방 vs. 내장지방 세포의 크기

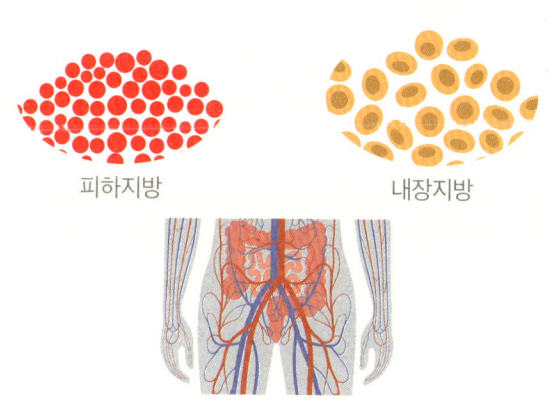

피하지방　　　　　　　　내장지방

또 한 가지, 내장지방은 세포 크기 자체가 피하지방보다 큽니다. 같은 양의 지방이 빠졌을 때, 내장지방이 줄어들면 체형 변화가 더 눈에 띄는 이유입니다. 게다가 내장지방은 카테콜아민Catecholamine 이라는 지방 분해 호르몬에도 더 민감하게 반응합니다. 피하지방 보다 4배 이상 빠르게 반응하므로, 운동이나 식이조절을 하면 훨씬 먼저 줄어드는 것입니다.

이뿐만 아니라 내장지방은 인슐린 저항성이 높아 인슐린의 지방 저장 작용에 잘 반응하지 않습니다. 보통 인슐린은 지방 분해를 방해하지만, 내장지방은 인슐린에 둔감하기 때문에 오히려 분해가 더 쉽게 일어납니다. 그래서 다음과 같은 생활 습관을 실천하면 내장지방을 효과적으로 줄일 수 있습니다.

- 정제 탄수화물(흰쌀, 빵, 떡 등) 줄이기
- 식이섬유가 풍부한 복합 탄수화물을 선택하기
- 혈당을 천천히 올리는 음식을 먹어 인슐린 분비를 최소화하기
- 12시간 이상 공복 상태를 유지해 인슐린 수치를 낮추고 지방 분해를 유도하기
- 근력운동과 유산소운동을 병행해 지방 연소 환경을 꾸준히 유지하기

이러한 습관을 꾸준히 실천하면, 지방이 쌓이는 속도보다 분해되는 속도가 빨라져 허리둘레는 자연스럽게 줄고, 복부 건강도 함

2020 한국인 영양소 섭취기준 - 에너지와 다량영양소

성별	연령	에너지(kcal/일)				탄수화물(g/일)				식이섬유(g/일)			
		필요추정량	권장섭취량	충분섭취량	상한섭취량	평균필요량	권장섭취량	충분섭취량	상한섭취량	평균필요량	권장섭취량	충분섭취량	상한섭취량
영아	0~5(개월)	500						60					
	6~11	600						90					
유아	1~2(세)	900				100	130					15	
	3~5	1,400				100	130					20	
남자	6~8(세)	1,700				100	130					25	
	9~11	2,000				100	130					25	
	12~14	2,500				100	130					30	
	15~18	2,700				100	130					30	
	19~29	2,600				100	130					30	
	30~49	2,500				100	130					30	
	50~64	2,200				100	130					25	
	65~74	2,000				100	130					25	
	75 이상	1,900				100	130					20	
여자	6~8(세)	1,500				100	130					20	
	9~11	1,800				100	130					25	
	12~14	2,000				100	130					25	
	19~29	2,000				100	130					25	
	30~49	2,000				100	130					20	
	50~64	1,900				100	130					20	
	50~64	1,700				100	130					20	
	65~74	1,600				100	130					20	
	75 이상	1,500				100	130					20	
임신부		+0											
		+340				+35	+45					+5	
		+450											
수유부		+340				+60	+80					+5	

께 회복될 수 있습니다.

〈건강멘토의 멘토링〉 유튜브를 따라 운동해 보세요!

전신 근력 유산소운동   전신 유산소운동 4   다이어트: 인슐린/탄수화물

오전 운동 vs. 오후 운동
살 빼기에 좋은 시간은?

운동을 꾸준히 하기 위해 가장 중요한 것은 '생활 패턴과 잘 맞는 시간대를 정하는 것'입니다. 아침이든 저녁이든, 중요한 건 내가 원하는 건강 목표와 현재의 생활 리듬이 얼마나 잘 어울리느냐입니다.

"아침 공복에 운동하면 살이 더 잘 빠진다."

이 말, 한 번쯤 들어보셨을 겁니다. 저 역시 약 20년 전, 보디빌딩 내회를 준비하며 다이어트를 시삭했을 때 이 방법을 적극 활용했습니다. 당시 체중 감량과 근육 선명도를 높이기 위해 대회 3개월 전부터 체계적인 운동과 식단 조절을 했고, 마지막 한 달 동안은 아침 공복에 1시간 이상 걷거나 자전거를 타는 유산소운동을 집중적으로 실천했습니다.

그 결과, 시합 전날 체지방률이 0.5%까지 떨어졌고, 제 몸이 만들어 낸 결과에 저 자신도 놀랐던 기억이 납니다. 그 경험은 지금까지도 '공복 유산소운동의 효과'를 누구보다 실감나게 기억하고 있습니다.

아침 공복 운동 효과, 정말 살이 더 잘 빠질까?

공복 상태에서 운동을 시작하면 우리 몸의 대사는 조금 다른 방식으로 작동합니다. 먼저, 공복 운동을 하면 교감신경이 활성화되고, 췌장에서 분비되는 인슐린은 줄어드는 대신 글루카곤이 증가합니다. 이 글루카곤은 간과 근육에 저장된 글리코겐을 포도당으로 분해해 에너지로 사용하도록 도와주죠.

운동을 시작하고 약 15~20분이 지나면 혈당이 점차 소모되기 시작합니다. 이때부터는 체내 지방을 에너지로 쓰는 비율이 높아지게 됩니다. 즉, 포도당 대신 지방을 연료로 바꾸는 순간이 찾아오는 것이죠. 이는 미토콘드리아(세포의 에너지 발전소)가 포도당이 아닌 지방산을 태워 에너지를 만드는 '산화적 인산화' 과정을 통해 지방을 연소시키는 원리입니다.

특히 12시간 이상 공복 상태에서 유산소운동을 하면 이 효과는 더 커집니다. 예를 들어, 저녁 8시 전에 식사를 마치고, 다음날 아침 8시 이후에 운동을 시작하면 우리 몸은 탄수화물이 아닌 지방을 주 에너지원으로 사용하는 '대사 유연성' 상태에 들어갑니다.

이것은 저탄수화물 고지방 식단으로 대표되는 케톤 다이어트 Ketogenic Diet와도 비슷한 원리입니다. 몸속 혈당이 부족해지면 간은 지방을 분해하여 케톤체로 전환하고, 이를 에너지로 활용하게 됩니다. 이렇게 되면 피하지방 속 베타 수용체가 활성화되어 엉덩이, 허벅지, 팔뚝 뒤처럼 잘 안 빠지던 부위의 지방도 연소되기 쉬운 상태가 됩니다.

만약 공복 상태가 15시간 이상 유지된다면, 체내에서는 또 하나의 변화가 일어납니다. 바로 오토파지Autophagy, 자가포식 현상입니다. 이는 손상된 세포를 청소하고 새로운 세포로 재생시키는 과정으로, 성장호르몬의 분비도 함께 늘어나 세포 재생과 지방 연소가 더 활발해지게 됩니다. 이 과정은 면역력 향상, 노화 지연, 염증 감소 등 다양한 건강 효과를 동반하기 때문에, 단순히 살을 빼는 것을 넘어 몸 전체를 리셋하는 시간이라 할 수 있습니다.

단, 당뇨병을 앓고 있는 분이라면 공복 운동 시 저혈당 위험이 있으므로 반드시 자신의 건강 상태를 고려해 식사와 운동을 조절해야 합니다.

늦은 오후 운동의 효과

사람의 몸은 하루 24시간 동안 일정한 생체 리듬에 따라 움직입니다. 오전보다 오후가 되면 몸이 한층 유연해지고, 경직된 근육도 풀어지기 시작하죠. 이때는 부상의 위험도 낮아지고, 심부 체온이 올라가면서 신체 가동력이 좋아집니다.

또한, 미토콘드리아의 기능이 활성화되고 테스토스테론 수치가 상승하면서 근육 성장에 적합한 환경이 만들어지기 때문에 근력 운동을 하기에 가장 좋은 시간대라 할 수 있습니다.

특히 오후에는 하루 동안 섭취한 영양소들이 에너지로 충분히 저장되어 있어 운동할 힘이 잘 나고, 체력 유지에도 유리합니다.

이런 이유로 근력운동을 먼저 하고 유산소운동을 나중에 하는 순서가 가장 이상적입니다. 근력운동을 하면 몸은 먼저 혈액 속 포도당과 근육·간에 저장된 글리코겐(탄수화물 저장 형태)을 분해해 에너지로 사용하게 됩니다. 이후 유산소운동을 하면 남아 있는 탄수화물과 지방이 점차 연소되면서 지방 에너지 사용률이 서서히 높아집니다.

많은 사람이 "유산소운동은 30분 이상 해야 지방이 탄다"라고 알고 있지만, 사실 지방 에너지는 운동 초반부터 사용됩니다. 다만 처음에는 탄수화물 연소 비율이 더 높고, 20분 정도 지나면서 지방을 주 에너지원으로 사용하는 비율이 높아지는 것일 뿐입니다. 그래서 30분 이상 유산소운동을 지속하면 지방 연소에 더욱 효과적이라는 말이 나온 것입니다.

운동 중에 쓰이는 에너지원을 간단히 정리하면 이렇습니다. 처음엔 탄수화물 → 이후 지방 → 마지막으로 단백질이 동원됩니다.

만약 다이어트를 한다고 무작정 굶거나 탄수화물 섭취를 극도로 제한하면 몸은 결국 단백질을 에너지원으로 쓰게 되는데, 이때 근육이 빠지며 저근육형 비만(마른 비만)으로 이어질 수 있습니다. 이런 경우 요요현상이 쉽게 찾아오고, 근감소증으로 건강까지 잃을 위험이 생깁니다.

또 하나 중요한 점은 식사와 운동의 타이밍입니다. 식후 약 1시

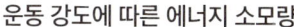

운동 강도에 따른 에너지 소모량

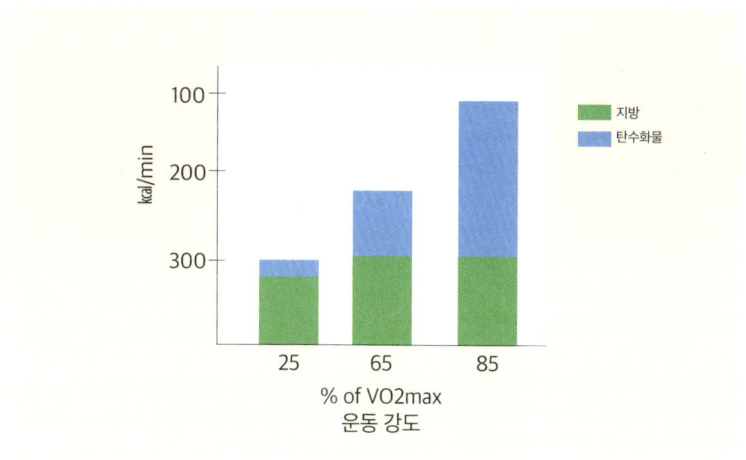

간 정도가 지나면 혈당이 빠르게 올라가는데, 이를 혈당 스파이크 Glucose spike라고 합니다. 이 현상은 누구에게나 나타나며, 식후 약 3시간이 지나야 혈당이 안정화됩니다.

만약 식사 직후에 유산소운동을 하면, 인슐린 분비가 활발해져 몸은 지방을 질 사용하지 못하게 됩니다.

식후 2시간 이후, 혈당이 떨어지기 시작하는 시점에 근력운동을 먼저 하고, 그다음에 유산소운동을 하면 지방을 더 효과적으로 연소할 수 있습니다. 이처럼 식사와 운동의 관계를 잘 이해하고 시간대를 조절하면 근육은 지키면서 지방만 줄일 수 있는 효율적인 체지방 감량이 가능해집니다.

참고로, 혈당 스파이크는 비만이나 당뇨병 환자에게 더 강하게

운동시간에 따른 지방, 탄수화물 대사 비율

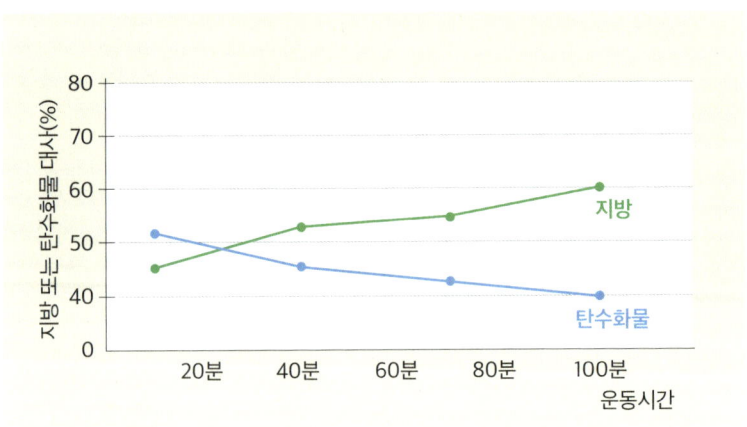

'혈당 스파이크의 상승, 하강 그래프'

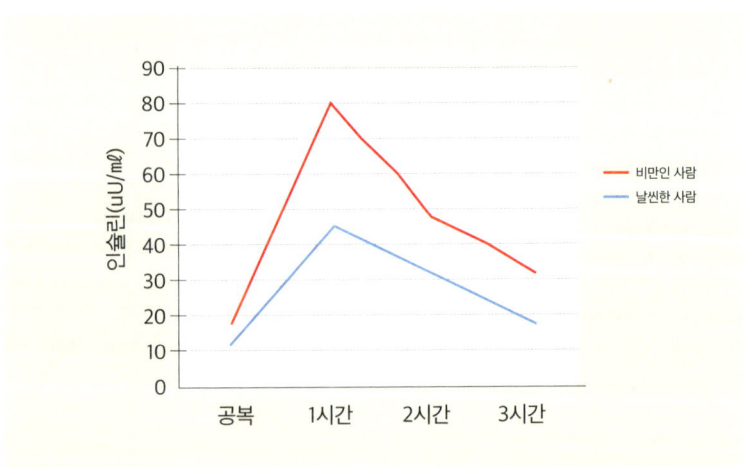

나타나며, 더 늦게까지 지속됩니다. 따라서 혈당을 올리지 않는 식사 습관과 운동을 꾸준히 병행하는 것이 매우 중요합니다. 또한, 식후 혈당을 조절하고 싶다면 식사 후 10~20분 이내에 가볍게 걷거나 낮은 강도의 유산소·근력운동을 해주는 것만으로도 혈당 상승을 억제하는 데 큰 도움이 됩니다.

〈**건강멘토의 멘토링**〉 **유튜브**를 따라 운동해 보세요!

전신 유산소와 복부 운동

Chapter 3

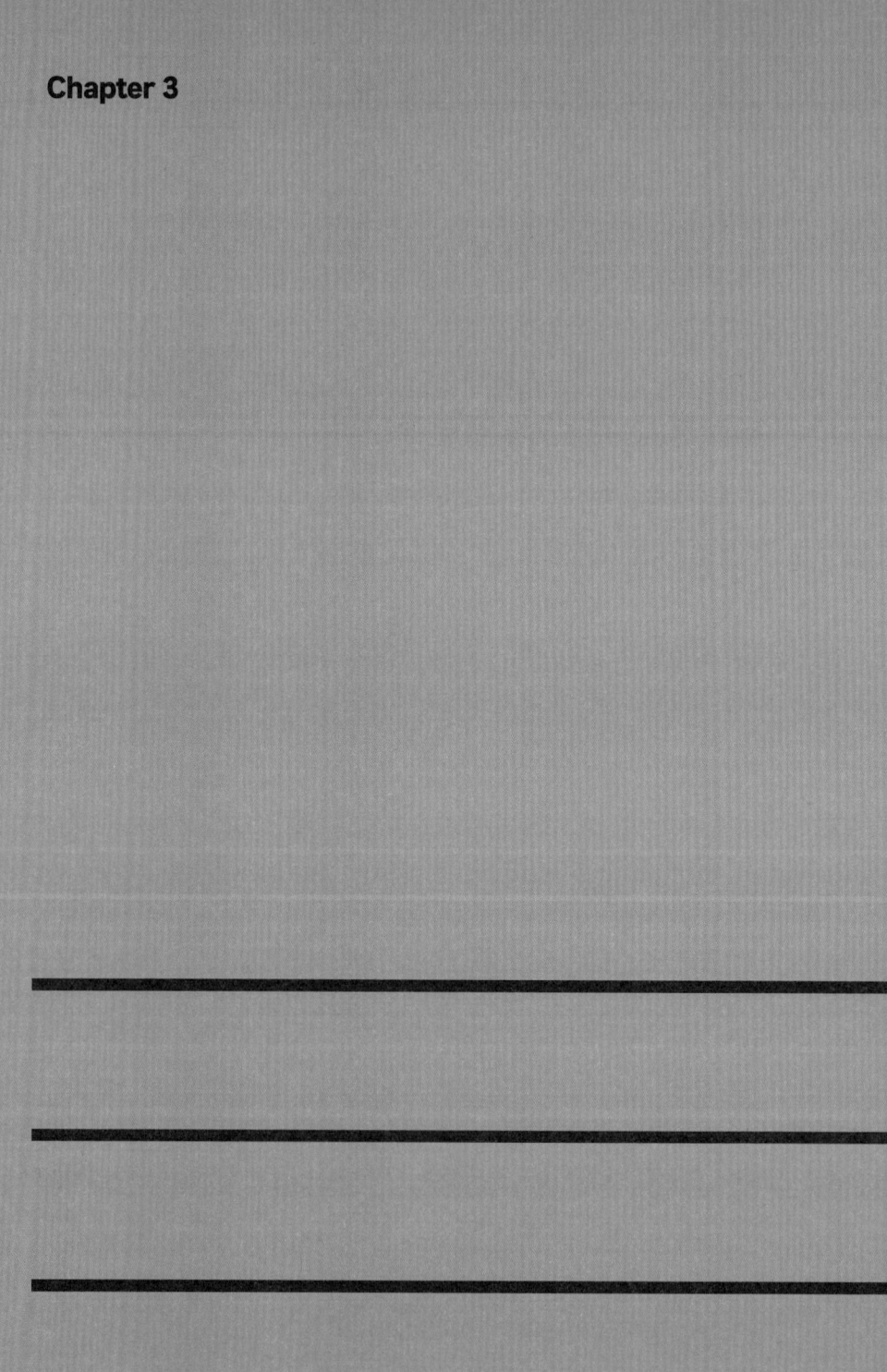

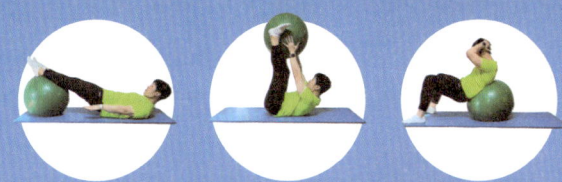

중년,
먹는 식단을
바꿔야 산다

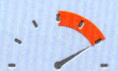

**Sound Body
Sound Mind**

지금부터 식단을
바꿔야 한다

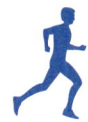

마트에서 장을 볼 때, 식품 포장지 뒷면의 영양성분표를 확인하고 구매하고 있나요? 특히 여성들은 칼로리를 먼저 보고, 이어서 영양소를 확인하는 경우가 많습니다. 영양성분표에는 각 영양소 함량과 칼로리가 표시되어 있지만, 주의할 점이 있습니다. 모든 식품은 '1일 영양성분 기준치'를 표준으로 섭취해야 한다는 점입니다. 예를 들어, 오징어땅콩 한 봉지(총 180g)의 기준치는 100g입니다. 즉, 하루에 한 봉지를 다 먹는 것이 아니라 2일에 나누어 먹어야 한다는 뜻이죠. 하지만 우리는 봉지를 뜯는 순간 한 번에 다 먹어버리는 경우가 많습니다.

또한, 탄수화물 중에서도 당류와 식이섬유 함량을 함께 확인하는 것이 좋습니다. 영양성분과 1일 섭취량을 살피지 않고 먹다 보면, 자신도 모르게 허리둘레가 늘고 체중이 불어날 수 있습니다.

오징어땅콩(과자), 영양 성분표

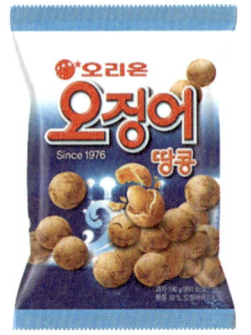
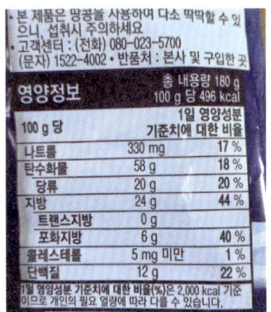

영양정보	총 내용량 180 g
	100 g 당 496 kcal
100 g 당	1일 영양성분 기준치에 대한 비율
나트륨 330 mg	17 %
탄수화물 58 g	18 %
당류 20 g	20 %
지방 24 g	44 %
트랜스지방 0 g	
포화지방 6 g	40 %
콜레스테롤 5 mg 미만	1 %
단백질 12 g	22 %

1일 영양성분 기준치에 대한 비율(%)은 2,000 kcal 기준이므로 개인의 필요 열량에 따라 다를 수 있습니다.

우리나라는 2024년 12월 23일부로 초고령사회에 진입했습니다. 유엔은 65세 이상 인구 비율이 20%를 넘으면 초고령사회로 분류하는데, 이는 국민 5명 중 1명이 65세 이상이라는 뜻입니다. 경제협력개발기구OECD는 2049년, 불과 25년 뒤 한국이 세계에서 가장 고령화된 나라가 될 것이라고 전망합니다.

그런데도 20~40대 상당수는 노후의 건강을 크게 신경 쓰지 않습니다. 인스턴트식품, 정크푸드처럼 칼로리는 높지만 건강에는 해로운 음식을 편하게 먹는 경우가 많죠.

하지만 앞으로 10년, 20년 후의 건강은 지금 먹는 음식과 깊이 연결됩니다. 특히 40대 이후에는 하루 영양 섭취량에 맞춰 5대 영양소가 골고루 들어간 식사를 해야 합니다. 그래야 병 없이 오래 살고, 건강수명도 늘릴 수 있습니다.

우리가 음식으로 섭취하는 5대 영양소는 탄수화물, 단백질, 지방,

비타민, 미네랄(무기질)입니다. 그중 탄수화물·단백질·지방은 3대 주 영양소로, 생존과 활동에 필요한 에너지원이자 몸을 구성하는 주요 성분입니다. 비타민과 미네랄은 미량 영양소로, 양은 적지만 피로 회복, 면역력 유지 등 몸의 정상 기능에 필수적인 역할을 합니다.

탄수화물·단백질·지방(탄·단·지)의 섭취 비율은 사람마다 다릅니다. 체지방률, 성별, 근육의 형태(속근·지근 비율), 신체 비율, 그리고 운동 수행 능력(근력·근지구력·심폐지구력)에 따라 달라지죠. 가장 좋은 방법은 전문가와의 1:1 상담입니다.

인바디 측정, 체력 테스트, 생활 습관 분석을 통해 본인에게 맞는 맞춤형 식단을 세심하게 조정할 수 있습니다. 다만 책에서는 모든 개인의 조건을 반영하기 어려워, 공통으로 적용할 수 있는 기본 원칙을 안내합니다.

5대 영양소

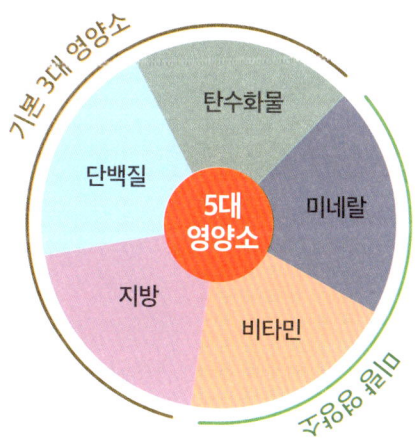

다음 내용을 잘 숙지해 실천한다면, 신체 노화를 늦추고 또래보다 10년은 더 젊은 몸을 유지할 수 있습니다.

탄단지(탄수화물, 단백질, 지방) **섭취 비율**

미국 정부 식이요법 가이드라인은 탄수화물 45~65%, 단백질 10~35%, 지방 20~35%를 섭취하도록 권장하고 있습니다. 보건

이상적인 탄단지 비율

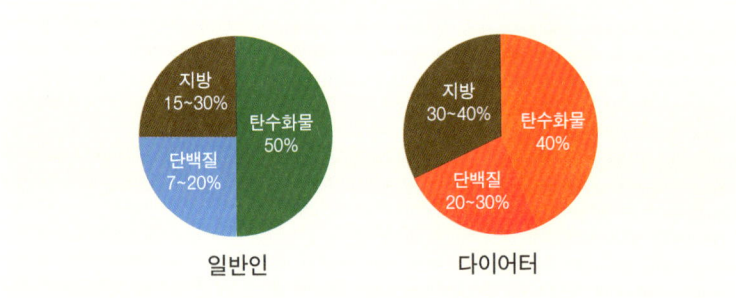

3대 영양소 별 그램당 소모 칼로리

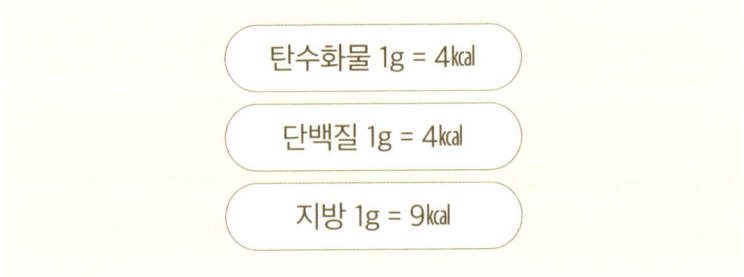

복지부의 한국인 기준은 탄수화물 55~65%, 단백질 7~20%, 지방 15~30%입니다. 영양소별 열량 차이를 고려하면, 일반적인 권장 비율은 탄단지 = 50 : 25 : 25(2:1:1)입니다. 다이어트 시에는 탄수화물을 줄이고, 단백질과 지방을 늘린 40 : 30 : 30 비율이 효과적입니다. 지방은 같은 무게라도 칼로리가 2배 이상 높기 때문에, 지방이 많은 음식은 섭취량에 주의 해야 합니다.

하루 권장 섭취량(추정 계산법)

전문가마다 1일 권장 칼로리 계산법은 조금씩 다른 기준을 바탕으로 다양하게 산정됩니다. 다음은 표준체중에 활동 지수를 곱해 하루 권장 섭취 칼로리를 계산하는 방법입니다.

1. 표준체중: (자신의 키—100) × 0.9
2. 신체활동 지수:
① 주로 앉아서 생활하는 사람의 활동량 25
② 회사원 등 어느 정도 규칙적인 생활을 하는 사람의 활동량 30
③ 육체노동자, 신체활동이 많은 사람의 활동량 35
※ 표준체중 × 신체활동 지수 = 하루 권장 섭취량 *kcal*

⑩ 165*cm*의 여성이 회사에 다니며 하루 1시간 내외의 운동을 규칙적으로 한다면 다음과 같다.
1. 표준체중: (165—100) × 0.9 = 58.5*kg*

2. 신체활동 지수: ② 활동량 30

※ 58.5 × 30 = 하루 권장 섭취량 1,755*kcal*

하루 권장 칼로리

일반 성인 하루 평균 소비 칼로리는 남성이 2,500*kcal*이고, 여성이 2,000*kcal*입니다. 이는 하루 권장 칼로리로써 연령대와 활동량에 따라 달라지게 됩니다.

탄단지 일일 섭취량(다이어트시 추정 계산법)

영양 섭취 추정 계산법은 음식의 무게가 아닌 각 영양소의 무게입니다. 하루 식단을 구성하거나 식품의 칼로리를 계산 혹은 영양 성분표를 확인할 때 도움이 될 수 있습니다. 모든 음식은 본인에게 맞는 탄단지 비율을 확인해서 적당한 양을 섭취하는 것이 효과적입니다.

1. 권장 섭취 칼로리 × 탄수화물 비율(4%) ÷ 4(*kcal*)

2. 권장 섭취 칼로리 × 단백질 비율(3%) ÷ 4(*kcal*)

3. 권장 섭취 칼로리 × 지방 비율(3%) ÷ 9(*kcal*)

예 1. 1,755*kcal* × 0.4(%) ÷ 4(*kcal*) = 175.5g(702*kcal*)

2. 1,755*kcal* × 0.3(%) ÷ 4(*kcal*) = 131.6g(526.4*kcal*)

3. 1,755*kcal* × 0.3(%) ÷ 9(*kcal*) = 58.5g(526.5*kcal*)

하루 권장 칼로리

나이	여성			남성		
	하루 권장 칼로리	기준 키	기준 몸무게	하루 권장 칼로리	기준 키	기준 몸무게
6~8세	1,500	121.0	24.6	1,600	120.2	25.0
9~11세	1,700	140.0	34.8	1,900	139.6	35.7
12~14세	2,000	155.9	47.5	2,400	158.8	50.5
15~18세	2,000	160.0	53.4	2,700	171.4	62.1
19~29세	2,100	160.0	56.3	2,600	173.0	65.8
30~49세	1,900	157.0	54.2	2,400	170.0	53.6
50~64세	1,800	154.0	52.2	2,200	166.0	60.6

혈당 스파이크 막는 식습관

혈당은 간단한 변화의 습관만으로 쉽게 개선할 수 있습니다. 식사 시 음식을 섭취하는 순서만 조금 바꿔도 혈당을 낮추는데 도움이 됩니다.

음식 섭취 순서

1. 채소: 양배추, 파프리카, 브로콜리, 피망, 고추 등 섬유질이 풍부한 채소를 먼저 먹습니다.
2. 단백질·지방: 생선, 두부, 달걀, 고기, 요거트, 견과류, 우유 등 지방과 단백질을 섭취합니다.
3. 복합 탄수화물: 빵, 면, 떡 등의 정제 탄수화물 대신 잡곡밥, 감자, 고구마, 단호박 등의 복합 탄수화물을 먹으면 혈당이 급격히 상

승하지 않게 막아줍니다.

특히, 단백질과 지방 섭취를 늘리고 탄수화물 섭취를 줄이면 음식이 천천히 소화되고 체내에 서서히 흡수되어 혈당이 급격히 오르는 것을 막을 수 있습니다. 아침 식사는 오랜 시간 공복을 유지한 뒤여서 탄수화물 섭취가 많아지면 혈당이 급격히 상승하는 혈당 스파이크가 발생할 수 있으니, 첫 끼는 섬유질이 풍부한 채소와 함께 복합 탄수화물 위주로 먹는 것을 추천합니다.

식욕 & 식단 구성 3대 영양소

영양가 있으면서도 균형 잡힌 식사를 하려면 다양한 음식을 골고루 섭취하는 것이 중요합니다. 영양소가 부족하지 않으면서도 체중은 늘지 않고 건강한 몸을 유지하려면 어떤 음식을 먹어야 할까요?

사람이기에 가끔은 햄버거, 피자, 감자튀김, 치킨, 탄산음료, 과자, 아이스크림 같은 정크푸드나 라면, 짜장면, 짬뽕, 국수 등 면 종류가 먹고 싶어질 때가 있습니다. 기름지고 칼로리가 높은 음식들은 맛있어서 자꾸 손이 가게 되지만, 과식하게 되면 건강에 좋지 않습니다. 이런 식욕을 조절하고, 끊임없이 자신을 통제하는 것이 바로 건강을 지키는 다이어트의 핵심입니다.

그렇다면 다이어트를 어떻게 하면 좋을까요?

일주일 중 평일에는 식이섬유가 풍부한 채소와 복합 탄수화물, 저칼로리 고단백 식품, 그리고 트랜스지방과 포화지방 대신 불포화지방이 많은 음식을 섭취합니다. 주말에는 먹고 싶은 걸 자유롭게 먹을 수 있는 치팅데이를 정해 평소 먹고 싶었던 음식을 먹으며 식욕을 해소하는 것이 정상 체중 유지하고 정신적, 신체적으로 도움이 됩니다.

탄수화물

적정 체중을 유지하거나 체중 감량을 위해서는 흰쌀밥보다는 잡곡밥으로, 식빵보다는 통밀빵으로, 떡, 면과 같은 정제 탄수화물보다는 곡류의 복합탄수화물을 섭취해야 합니다. 보통 간식으로 사랑받고 있는 고구마와 주식으로 먹었던 감자, 단호박은 생물학적으로 차이가 있습니다. 같은 채소여서 비슷할 것 같지만 열량과 흡수 속도에 차이가 있습니다. 감자는 녹말 상태로 열을 가해도 열량, 흡수, 혈당 지수GI 지수, 영양소가 파괴되지 않습니다. 열량이 낮고 식이섬유가 거의 없어 흡수가 빨라 포만감이 다소 떨어지기 때문에 다이어트 시 소량만 먹는 것이 좋습니다.

고구마는 녹말 상태로 감자와 달리 열을 가하면 단순당(엿당)이 증가하면서 단맛이 강해지게 됩니다. 생고구마나 저온에서 찐 고구마는 흡수 속도와 GI 지수가 평균이지만 군고구마는 흡수도 빠르고 GI 지수도 높습니다. 단호박은 녹말과 함께 과당과 같은 단순당이 많아 빠르게 흡수되어 혈당을 올릴 것 같지만 식이섬유가 많아 소화흡수 속도가 느리고 포만감을 줍니다.

과일은 비타민, 미네랄, 식이섬유 등 다양한 영양소가 풍부하지만, 당분 함량이 높아 살이 찌기 쉽습니다. 그래서 식사 후에 먹거나 밤 늦게 먹는 것은 피하는 게 좋습니다. 녹말 형태의 탄수화물은 거의 없지만, 당분이 많은 과일은 줄이고 당분이 적은 과일을 식간 간식이나 운동 전후에 먹는 게 좋습니다. 이렇게 하면 살이 덜 찌면서도 과일의 영양소를 잘 섭취할 수 있습니다.

예를 들어, 보디빌더들이 즐겨 먹는 바나나는 영양가가 높고 식이섬유, 비타민, 미네랄이 풍부해 다이어트에 적합한 과일입니다. 하지만 칼로리가 다소 높아 체중 증가가 우려되므로, 간식으로 먹거나 단백질, 지방과 함께 식사 때 섭취하면 영양 균형과 포만감을 함께 얻을 수 있습니다.

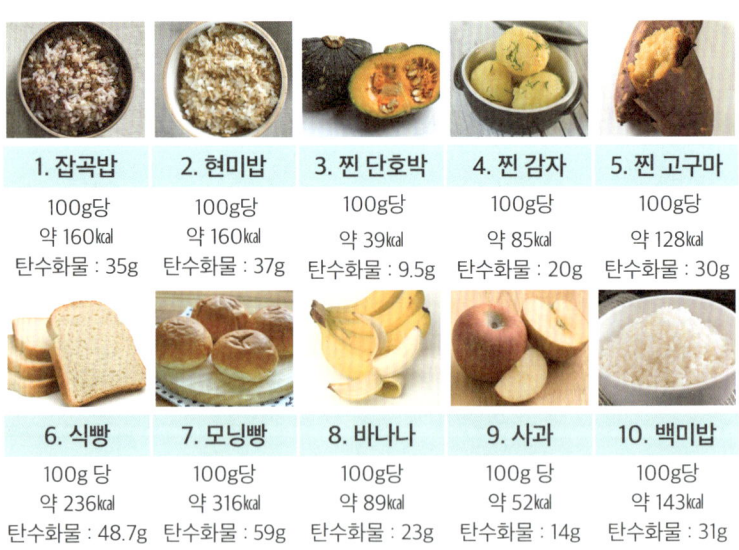

1. 잡곡밥	2. 현미밥	3. 찐 단호박	4. 찐 감자	5. 찐 고구마
100g당 약 160kcal 탄수화물 : 35g	100g당 약 160kcal 탄수화물 : 37g	100g당 약 39kcal 탄수화물 : 9.5g	100g당 약 85kcal 탄수화물 : 20g	100g당 약 128kcal 탄수화물 : 30g
6. 식빵	7. 모닝빵	8. 바나나	9. 사과	10. 백미밥
100g 당 약 236kcal 탄수화물 : 48.7g	100g당 약 316kcal 탄수화물 : 59g	100g당 약 89kcal 탄수화물 : 23g	100g 당 약 52kcal 탄수화물 : 14g	100g당 약 143kcal 탄수화물 : 31g

1. 당분이 많은 과일: 무화과, 망고, 포도, 바나나, 석류, 체리, 수박 등

2. 당분이 적은 과일: 아보카도, 블루베리, 배, 사과 등

3. 채소: 양배추, 브로콜리, 파프리카, 피망, 고추, 상추 등

단백질

단백질은 동물성과 식물성 두 가지로 나눌 수 있습니다. 우리가 흔히 먹는 동물성 단백질에는 닭고기, 소고기, 돼지고기, 생선, 달걀이 있고, 식물성 단백질에는 콩, 두부, 견과류 등이 있습니다. 동물성 단백질을 선택할 때는 지방이 적은 부위를 고르는 것이 좋습니다.

예를 들어, 닭고기는 닭가슴살이나 안심살, 소고기는 등심보다는 안심이나 치마살, 돼지고기는 삼겹살 대신 목살, 등심, 안심 같은 부위를 추천합니다. 생선은 불포화지방인 DHA와 EPA가 풍부해 저지방 고단백 식품으로 좋습니다. 그래서 일주일에 3번 정도 먹는 것을 권장합니다.

식물성 단백질의 단백질 함량은 상대적으로 적지만, 섬유질과 비타민, 미네랄이 풍부해 포만감을 주고 건강에도 도움이 됩니다. 하루 한 끼 정도는 꼭 식물성 단백질을 포함하는 식단이 좋습니다.

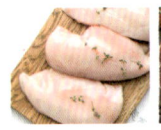 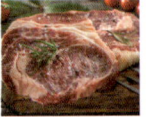 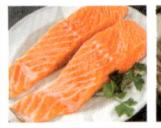 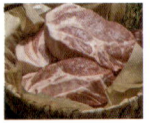 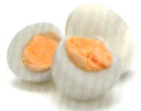

1. 닭가슴살	2. 우둔살(소고기)	3. 연어 회	4. 돼지 안심	5. 삶은 계란
100g당 약 120㎉	100g당 약 137㎉	100g당 약 150㎉	100g당 약 120㎉	1알 약 80㎉
단백질 : 23g	단백질 : 22g	단백질 : 22g	단백질 : 21g	단백질 : 7g 지방 5g

지방

지방은 우리 몸에 꼭 필요한 영양소입니다. 특히 생선에 들어 있는 오메가3 지방산과, 호두, 아몬드, 피스타치오, 아보카도 오일, 들기름, 콩기름, 올리브유, 포도씨유 같은 식물성 기름에는 건강에 좋은 불포화지방과 섬유질이 풍부하게 들어 있습니다.

반면, 부분 경화유를 사용한 마가린, 마요네즈, 케이크 그리고 이 기름으로 튀긴 팝콘, 감자튀김 등에는 몸에 해로운 트랜스 지방이 많이 포함되어 있어, 체중 관리가 필요하다면 피하는 것이 좋습니다.

또한, 소고기 갈비, 등심, 돼지고기 삼겹살, 그리고 가공육인 소시지, 햄, 베이컨 등에는 포화지방이 많이 들어 있습니다. 비만이거나 성인병이 걱정된다면, 되도록 불포화지방이 풍부한 음식을 선택하는 것이 건강에 도움이 됩니다.

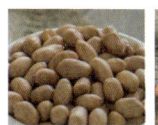	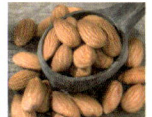	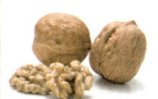	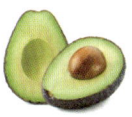	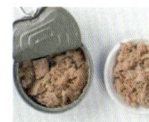
1. 구운 땅콩	**2. 구운 아몬드**	**3. 호두**	**4. 아보카도**	**5. 캔 참치**
30g당 약 180㎉ 탄수화물 6g, 단백질 7g, 지방 14g	30g당 약 180㎉ 탄수화물 6g, 단백질 7g, 지방 16g	30g당 약 190㎉ 탄수화물 4g, 단백질 5g, 지방 19g	100g당 약 190㎉ 탄수화물 6g, 단백질 2.5g, 지방 19g	100g당 약 210㎉ 탄수화물 0g, 단백질 19g, 지방 15g

한 끼 식단 구성

체중 감량이나 적정 체중 유지를 위해 한 끼 식단을 구성할 때는 잡곡밥 $\frac{1}{2}$~$\frac{2}{3}$ 공기, 채소 2~3가지, 그리고 단백질 음식 1가지를 포함하는 것이 좋습니다. 단백질은 닭고기, 소고기, 돼지고기, 생선, 계란, 두부 중에서 선택해 주세요.

음식은 되도록 식물성 오일을 사용해 조리하는 것이 건강에 더 이롭습니다. 여기에 버섯을 곁들이면 더욱 좋습니다. 버섯은 단백질, 비타민, 무기질이 풍부하고 면역력 강화에도 도움이 되는 건강식품입니다. 한국인의 밥상에 빠질 수 없는 김치도 함께 먹으면 좋지만, 염분 섭취가 과하지 않도록 밥 양에 맞춰 적당히 조절해야 합니다.

마지막으로, 우유 $\frac{1}{2}$ 잔과 과일 1~2조각은 식이섬유와 비타민을 보충해 주므로, 전체 식사 칼로리에 맞춰 적절히 섭취해 주세요.

한 끼 식사의 예

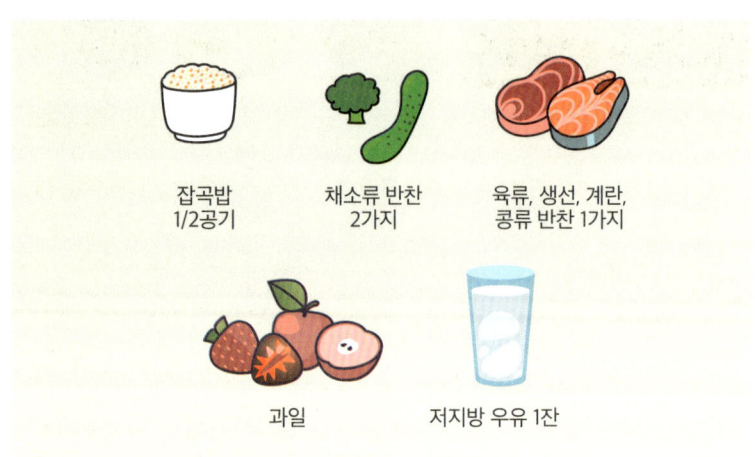

| 잡곡밥 1/2공기 | 채소류 반찬 2가지 | 육류, 생선, 계란, 콩류 반찬 1가지 |

과일 · 저지방 우유 1잔

〈건강멘토의 멘토링〉 유튜브를 따라 운동해 보세요!

올바른 단백질 섭취

다이어트 할 때 절대 먹으면 안 되는 음식!

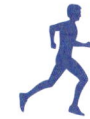

    살면서 한 번쯤 다이어트를 시도해 본 경험이 있을 겁니다. 평소에는 닭가슴살이나 샐러드 같은 건강식을 챙겨 먹다가도, '이번엔 꼭 다이어트 해야지' 하고 마음먹으면 오히려 식욕이 더 커지는 걸 느껴본 적 있을 거예요. 식욕을 억누르다 보니 먹고 싶은 마음이 커지고, 평소엔 잘 안 먹던 음식들이 더 유혹적으로 다가오기 마련이죠.

    특히 새해가 시작되거나 여름처럼 몸이 드러나는 계절이 다가오면 '한 달, 두 달은 꼭 해보자'며 굳은 다짐으로 다이어트 계획을 세우곤 합니다. 하지만 주말만 되면 찾아오는 강한 식욕 때문에 계획을 지키기 어려워지는 건 중년을 막론하고 누구나 겪는 고민입니다. '마음 편하게 먹으면 더 잘할 수 있지 않을까' 생각할 수 있지만, 이런 마음가짐은 오히려 목표 달성에 방해만 될 뿐입니다. 제가 여러 사람을 만나며 느낀 점은, 계획 없이 다이어트에 성공한 분은 아무도 없다는 것입니다!

다이어트, 실패하는 이유는?

가장 큰 원인은 '너무 큰 목표'를 세우기 때문입니다. '한 달에 10kg, 20kg 빼겠다'는 무리한 계획은 누구에게나 부담이 될 수밖에 없습니다. 운동 초급자, 중급자, 고급자가 다른 운동법을 택하듯, 다이어트도 본인 상태와 생활패턴에 맞게 단계별로 접근하는 것이 중요합니다.

먼저 현실적이고 실천 가능한 목표를 세우고, 한 단계씩 성공 경험을 쌓아야 합니다. 실패도 경험의 일부이니 너무 두려워하지 마세요. 오히려 실패를 통해 나에게 맞는 다이어트 방식을 찾아가는 과정이라 생각하면 좋습니다.

예를 들어, 일주일에 0.5kg 감량, 한 달에 2kg 정도 감량이 가능한지 실제로 경험해봐야 나에게 맞는 방법인지 알 수 있습니다. '내가 할 수 있는 범위'를 이해하는 것이 장기적으로 성공하고 유지하는 열쇠입니다.

다이어트, 어떻게 시작할까?

다이어트는 먹지 않는 것이 아니라 무엇을 어떻게 먹느냐입니다. 한 번에 많은 양을 먹기보다는 여러 번 나누어 조금씩 먹는 습관을 들여보세요. '조절한다'는 마음가짐이 무엇보다 중요합니다.

우리의 궁극적인 목표는 단순히 체중을 줄이는 것이 아니라, 건강한 생활 습관을 만들어 병 없이 행복한 노년을 보내는 것입니다. 나에게 맞는 다이어트 방법을 찾아가는 과정이야말로 진짜 건강한 삶의 시작입니다.

다이어트를 할 때 피해야 할 음식 4가지

1. 밀가루 음식

빵, 떡, 국수, 파스타, 라면, 짜장면, 케이크 등 흰 밀가루로 만든 음식

건강 효과

- 허리둘레(내장지방) 감소 ・소화 기능 향상 ・부종 완화
- 혈액·림프순환 활성화 ・당뇨병 예방(혈당스파이크 감소)
- 피부 개선

흰 밀가루 음식은 혈당을 빠르게 올립니다. 그러면 혈당을 낮추기 위해 인슐린이 과도하게 분비되고, 이 과정이 반복되면 우리 몸은 여분의 당을 지방으로 저장하게 됩니다. 더 큰 문제는, 혈당이 빨리 올라갔다 내려가면 다시 혈당을 올리는 음식을 찾게 된다는 점입니다.

결국 이런 악순환이 비만으로 이어지고, 중년 이후에는 복부 비만과 각종 대사질환의 위험까지 높이게 됩니다.

2. 트랜스 지방

피자, 치킨, 감자튀김, 도넛, 과자, 쵸콜렛 등, 인스턴트 식품(소세지, 햄, 베이컨 등)

- 허리둘레(내장지방) 감소
- 당뇨병 예방(혈당스파이크 감소)
- 심혈관질환 개선
- 피부염증 개선(아토피, 트러블 완화)

트랜스 지방은 주로 기름에 튀긴 음식이나, 인공적으로 지방을 가공해 만든 식품에 많이 들어 있습니다. 맛과 식감을 좋게 하고, 유통기한을 늘리기 위해 사용되죠.

문제는 트랜스 지방이 콜레스테롤 수치를 높이고 심혈관 질환 위험을 키운다는 점입니다. 또한 체외로 잘 배출되지 않아 몸속에 쌓이기 쉬워 비만을 촉진하고, 장기적으로는 위암·대장암 발생 위험까지 높일 수 있습니다.

3. 액상과당이 첨가된 음료

콜라, 사이다, 캔커피, 과일주스(백설탕, 액상과당 첨가), 카페의 달콤한 음료(바닐라라떼, 카라멜마키아토 등)

- 허리둘레(내장지방) 감소
- 과식 및 식욕 억제 효과

- 당뇨병 예방(혈당스파이크 감소) • 피부염 개선(아토피, 트러블 완화)
- 컨디션 상승(활력 증가)

   액상과당은 옥수수 전분에 인위적으로 과당을 첨가해 만든 값싼 감미료로, 각종 가공식품과 음료에 널리 쓰입니다. 문제는 이 성분이 식욕 억제 호르몬인 렙틴의 분비를 방해해 포만감을 잘 느끼지 못하게 만든다는 것입니다.

   그 결과, 배가 부르지 않아 과식하게 되고, 단 음식을 반복해서 찾게 됩니다. 이런 음료는 마실 때 잠깐 기분이 좋아지지만, 금세 혈당이 떨어지고 남은 당분은 지방으로 저장돼 비만으로 이어집니다.

> **TIP**
>
> 아이스크림에도 액상과당이 들어가는데, 고체로 만들기 위해 당을 더 많이 넣습니다. 다이어트 중이라면 달콤한 음료와 아이스크림은 피하고, 대신 무가당 허브티, 보리차, 탄산수에 레몬을 넣은 음료로 대체해 보세요.

4. 술

맥주, 소주, 와인, 막걸리, 위스키, 하이볼 등

술이 다이어트에 미치는 영향

내장지방·뱃살 증가

지방 연소 방해 및 지방 축적 촉진

알코올성 지방간 위험 증가

식욕 증가 및 과식 유도

알코올은 1g당 7$kcal$로, 지방(1g당 9$kcal$)에 버금가는 고열량입니다. 문제는 단순한 열량뿐 아니라 지방 연소를 방해한다는 점입니다. 술이 몸에 들어오면 간에서 알코올을 분해하느라 지방을 태우는 기능이 멈추고, 남은 에너지는 지방으로 저장됩니다. 특히 술을 마시면 혈액 속 지방 에너지 사용량이 75%나 줄어들어, 지방이 쌓이기 좋은 환경으로 만들어집니다.

또한 술은 포만감을 주는 호르몬 렙틴 분비를 억제하고, 기분을 조절하는 세로토닌 분비를 줄여 식욕을 키웁니다. 이 때문에 술자리에서는 평소보다 고칼로리·고탄수화물 안주가 더 맛있게 느껴지고, 과식·과음을 하게 됩니다.

게다가 술을 마신 뒤에는 혈당이 떨어져(저혈당 상태) 해장국, 국물 요리처럼 탄수화물이 많은 음식을 찾게 됩니다. 이런 습관이 반복되면 인슐린 저항성이 생겨 비만·지방간·당뇨병 위험이 높아집니다.

술 종류에 따른 칼로리

술의 칼로리는 도수와 잔의 크기에 비례합니다. 50cc 기준으로는 고량주가 가장 높고, 맥주가 가장 낮습니다. 도수가 높을수록 칼로리는 높지만, 실제 몸에 부담을 주는 경우는 마시는 양에 따라 달라집니다. 세계보건기구WHO에서는 남자는 하루 40g(약 맥주 3잔, 소주 4잔) 이하, 여자는 20g(맥주 1.5잔, 소주 2잔) 이하로 제안하고 있습니다.

술 1잔당 칼로리 순위 순위

순위	종류	1잔 크기	알코올 농도	칼로리(kcal)	50cc 기준 칼로리(kcal)
1	생맥주	500	4%	185	18.5
2	고량주	50	40%	140	140.0
3	화이트와인	150	12%	140	46.7
4	레드와인	150	12%	125	41.7
5	위스키	40	40%	110	137.5
6	막걸리	200	6%	110	27.5
7	맥주	200	4%	95	23.8
8	소주	50	25%	90	90.0
9	청주	50	16%	65	65.0
10	샴페인	150	6%	65	21.7

저위험 음주 기준을 넘어 술을 마시면, 포만감을 주는 식욕 억제 호르몬 렙틴이 약 30% 감소해 식욕이 쉽게 올라갑니다.

따라서 다이어트 중 부득이하게 술을 마셔야 한다면 당류 함량이 0인 무알코올 맥주, 당류 함량이 낮은 소주, 또는 당분 첨가물이 없는 위스키를 1~2잔 정도로 제한하는 것이 좋습니다.

흔히 '살이 덜 찌는 술'로 불리는 위스키는 알코올 함량이 높아

칼로리는 높지만, 당분과 첨가물이 거의 없어 같은 양의 맥주나 와인보다 혈당 상승이 적습니다. 그 결과 지방 축적 속도가 느려집니다.

알코올 음료별 100㎖ 당 칼로리(kcal)

음료(100㎖ 기준)	칼로리(kcal)
위스키(40% 알코올)	220~250
맥주(5% 알코올)	40~50
와인(12% 알코올)	80~85
보드카(40% 알코올)	220~250
진(40% 알코올)	220~250

술만 마시면 살이 안 찐다?

사실이 아닙니다. 술은 에너지를 제공하지만 필수 영양소는 거의 없어서 '빈Empty 칼로리'라고 부릅니다. 단백질·탄수화물보다 칼로리가 높은 데다, 간은 알코올을 안주보다 먼저 대사합니다. 그 결과 영양소의 대사가 지연되고, 간 기능이 떨어지면 음식 속 영양분이 그대로 체내 지방으로 쌓이기 쉽습니다.

그래서 안주 없이 술만 마셔도 지방이 늘어납니다. 이런 알코올 칼로리를 거짓 칼로리라고 합니다.

다이어트 중 술 안주 선택법

좋은 안주(저지방·고단백·섬유질 풍부)

생선, 두부, 계란찜, 수육, 샐러드, 육회, 콩나물국

고기·내장류: 소고기는 등심보다 안심, 돼지고기는 삼겹살보다 목살, 곱창·대창보다 막창·양·염통

고기쌈: 쌈장은 최소한만, 상추는 두 겹으로 먹으면 칼로리 ↓, 포만감 ↑

피해야 할 안주

튀김류, 맵고 짠 국물 요리, 과자·빵·면 같은 정제 탄수화물

술 깨려고 먹는 아이스크림 → 뱃살 폭탄 직행

다이어트 중 술 마신 다음 날, 회식 후 식단과 대체 방안

전날 회식이 있거나 모임으로 술과 안주를 과음, 과식했다면 다음 날 어떤 음식을 선택하는 것이 좋을까요?

1. 수분 보충이 최우선

술은 이뇨작용이 강해 우리 몸의 수분을 빼앗습니다. 알코올이 들어오면 바소프레신(항이뇨 호르몬) 분비가 억제되어, 신장에서 수분이 재흡수되지 못하고 소변으로 빠져나갑니다. 그 과정에서 나트륨·칼륨·칼슘 같은 전해질도 함께 손실되죠.

이렇게 탈수되면 혈관이 수축하고, 두통·어지럼증·피로 같은 숙취 증상이 나타납니다. 술 마신 다음 날 아침 체중이 줄어든 것처럼 보이는 건 지방이 빠진 게 아니라 수분이 빠진 착시입니다.

아침에 일어나자마자 물 $300 \sim 500ml$ 한 컵

오전 동안 총 $1.5 \sim 2\ell$ 정도 천천히 마시기

커피나 진한 차보다 순수한 물이나 전해질 보충 음료를 선택

2. 식사(해장에 좋은 식품)

술을 마신 다음 날, 아침 식사를 거르고 12시간 이상의 공복 상태를 유지하는 것이 다이어트에 도움이 되는 것은 맞습니다. 하지만 지나치게 오랜 시간 굶으면 근육 손실이 발생하고, 대사율이 떨어질 수 있어 주의가 필요합니다.

따라서 다음 날에는 이온 음료나 신선한 샐러드, 과일처럼 수분과 미네랄, 비타민을 보충해 주는 가벼운 음식을 먼저 섭취하는 것이 좋습니다. 탈수와 저혈당 상태에서 염분과 설탕, 고탄수화물이 많이 들어간 음식을 먹게 되면, 전날 섭취한 칼로리가 배로 쌓이는 결과를 낳을 수 있으니 조심해야 합니다. 무엇보다 먼저 몸속 노폐물을 배출하고 수분 균형을 맞추는 것이 가장 중요합니다.

해장에 도움이 되는 음식들

• **따뜻한 꿀물**: 탈수와 저혈당으로 인한 구토나 어지럼증 같은 불편한 증상을 완화해 줍니다. 꿀에 함유된 천연 당분이 빠르게 에너지를 공급하고, 몸을 부드럽게 달래줍니다.

• **계란**: 완전식품으로 알려진 계란은 알코올로 인한 독소 해독에

도움을 줍니다. 계란에 포함된 아미노산 시스테인은 간에서 알코올을 분해하는 과정을 돕고, 노른자에 든 콜레스테롤도 숙취 해소에 긍정적인 역할을 합니다.

• **콩나물국**: 한국인의 대표적인 해장 음식인 콩나물국에는 알코올 분해를 촉진하는 아스파라긴산이 풍부하게 들어 있습니다. 또한 비타민 C가 많아 몸속 활성산소 제거를 도와 숙취 회복에 효과적입니다.

• **토마토**: 토마토 속 리코펜 성분은 간에서 알코올이 분해될 때 생성되는 독성 물질을 완화해 주어 숙취 해소에 도움을 줍니다. 신선한 토마토를 그대로 먹거나 주스로 마시는 것도 좋은 방법입니다.

3. 술 마신 다음 날, 몸을 깨우는 올바른 방법

술을 마신 다음 날은 몸이 지방을 쌓기 쉬운 상태가 됩니다. 전날 과식과 과음으로 인해 체내에 남은 영양소가 지방으로 변하기 쉬운 환경이 만들어지기 때문입니다. 이럴 때 공복을 유지하거나 가벼운 운동을 병행하면 체지방 축적을 어느 정도 막을 수 있습니다.

우선, 수분은 충분히 섭취하되 최소 12시간 이상 공복 상태를 유지하는 것이 좋습니다. 그리고 컨디션이 허락한다면 30분에서 1시간 정도 가벼운 유산소운동을 해보세요. 걷기나 가벼운 자전거 타기 등이 적합합니다. 이런 운동은 혈액순환을 촉진하고, 알코올 대사 부산물 배출을 돕습니다. 또한 간에 쌓인 글리코겐과 혈액 속 당분을 소모해 체중 증가를 막는 데도 효과적입니다.

물론 숙취가 심한 상태에서 무리하게 운동을 하는 것은 오히려 해로울 수 있습니다. 과도한 근력운동이나 강도 높은 달리기 등은 몸에 부담을 줄 수 있으니, 자신의 몸 상태를 잘 살펴서 조절하는 것이 중요합니다. 탈수 증상이나 속이 불편할 때는 운동 강도를 낮추거나 충분한 휴식을 취하세요.

술자리 자체를 피하는 것이 가장 좋지만, 사회 생활상 어쩔 수 없이 술을 마셔야 할 때도 있습니다. 그럴 땐 술의 양을 현명하게 조절하고, 과음하지 않도록 스스로 경계하는 자세가 필요합니다. 특히 직장 회식이나 거래처 모임처럼 분위기에 휩쓸리기 쉬운 상황일수록 더욱 신경 써야 합니다.

직장인의 현실 & 다이어트 식단

바쁜 일상에서 출퇴근을 반복하는 직장인들은 아침을 챙겨 먹기가 쉽지 않습니다. 특히 가사와 육아까지 함께 책임지고 있다면, 끼니를 제때 챙기기란 더욱 어려운 일입니다. 결국 잦은 외식이나 간편한 패스트푸드, 배달 음식에 의존하는 일이 잦아집니다.

저 역시 결혼 전, 피트니스센터에서 직장 생활을 할 때를 떠올리면 비슷한 기억이 납니다.

매일 저녁 집에 돌아와 닭가슴살을 삶고, 감자나 고구마를 쪄서 식히고, 채소를 데쳐 도시락을 준비하는 데 두 시간 정도 걸렸습니다. 하루 세 끼를 위해 닭가슴살 8~10조각, 계란 흰자 20개, 샐러드, 감자와 고구마까지 챙겨 다니느라, 무게만 5~6kg에 달하는 도시락을 들고 출근하곤 했습니다. 대중교통을 이용하며 자연스럽게 운동도 되었지만, 반복되는 일상에 지치고 피로가 쌓여 힘들었던 기억이 아직도 생생합니다.

물론 준비하느라 고생스러울 때도 많지만, 좋은 환경에서 건강한 식사를 한다면 건강수명을 늘리는 데 큰 도움이 되리라 생각됩니다. 작은 실천부터 차근차근 시도해보세요.

직장인들이 참고할 수 있는 현실적인 식단

1. 아침 식사

바쁜 일상에서 아침을 거르는 경우가 많지만, 가능한 한 아침 식사는 꼭 챙겨 먹는 것이 좋습니다. 아침을 자주 거르게 되면 몸에 영양 불균형이 생길 수 있고, 점심이나 저녁에 과식하게 되는 악순환이 반복되기 쉽기 때문입니다. 잠에서 깨어난 신체는 에너지를 필요로 합니다. 뇌가 활발히 움직이고 하루를 시작할 준비를 하려면 수분과 적당한 탄수화물 섭취가 꼭 필요합니다. 여기에 식이섬유와 단백질을 함께 섭취하면 혈당이 급격히 오르는 것을 막아주기 때문에, 에너지가 천천히 오래 유지될 수 있습니다.

사실, 잠자는 동안에도 우리 몸은 계속 활동합니다. 성장호르몬 분비가 활발해져 세포 재생과 조직 성장, 면역력 강화가 이뤄지는데, 이때 300~500㎖ 정도의 수분이 빠져나가게 됩니다.

또, 평균 8시간 수면 시 대략 300~600㎉의 에너지가 소모되므로, 아침은 가벼운 식사를 통해 신체에 필요한 에너지를 보충하는 중요한 시간입니다.

아침에 추천하는 식단 구성

탄수화물: 오트밀, 호밀빵, 사과 등

단백질 + 지방: 삶은 계란, 계란프라이, 스크램블에그

지방: 견과류(호두, 아몬드, 캐슈넛 등)

음료: 두유(청국장 가루 물에 타 마시기)

계란 단백질에 질렸다면, 요즘은 부드럽고 맛 좋은 닭가슴살 스테이크, 만두, 큐브 등의 제품도 다양하게 나와 있으니 활용해 보세요. 신선한 과일과 무가당 요거트, 또는 저지방 우유를 곁들여 통곡물 시리얼을 대신하는 것도 좋은 방법입니다. 과일과 두유에는 식이섬유가 적당히 포함되어 있어 포만감을 주는 데 도움이 됩니다. 바나나처럼 포만감이 크면서 소화도 잘되는 과일이나, 개인 취향에 맞는 식이섬유가 풍부한 음식을 선택해도 좋습니다.

2. 점심 식사

직장 생활을 하다 보면 직접 점심 도시락을 준비해서 먹는 날도 있지만, 대부분은 동료들과 함께 식사하는 경우가 많습니다. 특히 회의가 있거나 외근을 나가야 할 때는 다이어트 식단을 따로 챙겨 먹기가 더욱 어렵습니다.

점심시간은 하루 중 잠시 긴장을 풀고 동료들과 소소한 대화를 나누며 재충전하는 소중한 시간이기도 하죠. 그래서 평소 먹는 양보다 두세 수저 정도만 덜 먹으면서 탄수화물 섭취량을 조금 줄이는 것을 권합니다.

또한 음식을 천천히, 오래 씹어 먹으면 포만감을 더 빨리 느낄 수 있으니 급하게 먹지 않는 습관도 함께 길러보세요. 국물이 있는 음식은 대체로 MSG, 설탕, 염분 함량이 높아 과도한 섭취는 피하는 것이 좋습니다. 만약 국을 먹게 된다면 국물은 조금만 맛보거나 아예 생략하는 편이 건강에 도움이 됩니다. 건강한 점심을 위해서는 샐러드와 신선한 채소가 부족하지 않도록 하는 것이 중요합니다.

예를 들어, 써브웨이Subway 같은 곳에서 샌드위치를 고를 때, 소스는 절반만 넣고 채소를 충분히 추가해 영양 균형을 맞추는 방법도 좋습니다. 외식을 할 때는 열량이 높은 튀김과 짜고 맵거나 당도가 높은 음식은 피하는 것이 바람직합니다.

그리고 식사 후 커피숍에서 오랜 시간 앉아 있기보다는 10분 이상 가볍게 걷거나 사무실에서 간난한 스트레칭과 체조를 하는 것이 급격하게 혈당이 오르는 것을 막고 뱃살 증가를 예방하는 데 도움이 됩니다.

3. 저녁 식사

바쁜 하루를 마치며 먹는 저녁 식사는, 몸과 마음에 주는 작은 보상이기도 합니다. 그러나 늦은 시간 귀가해 과식하거나 자극적인 음식을 섭취하면 체중은 금세 늘어나고 소화에도 부담이 됩니다. 외식할 일이 생길 수도 있지만, 집에서 식사할 때는 포만감을 주면서도 소화가 잘되는 식단을 구성하는 것이 좋습니다.

예를 들어, 구운 채소와 닭가슴살, 두부 요리처럼 기름기가 적고 단백질과 식이섬유가 풍부한 음식은 배를 채우면서도 칼로리 부담이 적습니다. 탄수화물은 현미밥 반 공기, 또는 잡곡밥 두세 숟가락 정도로 제한해도 충분한 포만감을 줍니다.

또한 수프와 샐러드, 닭가슴살이 들어간 유부초밥, 두부 면과 크래미, 돼지목심과 쌈 채소 같은 대체 식품도 칼로리는 낮추면서 포만감을 유지하는 데 도움이 됩니다.

늦은 야근 후 집에 돌아왔다면, 하루 한 끼 정도는 속을 비워주는 것도 뇌 기능과 소화, 체중 관리에 긍정적 영향을 줍니다. 바쁜 일상에서도 저녁 식사를 잘 조절하면, 평일만이라도 규칙적으로 식사하면 건강을 지키고 체중 조절에도 큰 도움이 됩니다.

4. 편의점에서 간편하게 먹을 때

바쁜 일상에서 허기를 달래야 할 때, 편의점은 빠르고 편리한 선택지가 됩니다. 다만 다이어트를 고려한다면, 어떤 음식을 선택하느냐가 중요합니다. 단백질을 보충하고 싶다면, 촉촉하게 조리된 닭가슴살, 삶은 계란(완숙·반숙), 게맛살이나 킹크랩 등 비교적 가벼운 식품을 고르세요. 탄수화물은 찐 고구마나 바나나처럼 자연 그대로의 재료가 좋고, 음료는 저지방 우유를 선택하는 것이 바람직합니다. 삼각김밥과 같은 간편식은 다이어트 중에는 되도록 피하는 것이 좋습니다. 다만 다른 패스트푸드보다는 상대적으로 칼로리가 낮은 편이므로 섭취 후에는 가볍게라도 움직이거나 운동을 병행하면 체중 증가를 어느 정도 방지할 수 있습니다.

이처럼 바쁜 직장인이라도 조금만 신경 쓰면 편의점을 이용하면서도 다이어트를 크게 방해하지 않을 수 있습니다.

다이어트 중 피해야 할 최악의 음식 조합

체중을 줄이거나 유지하는 과정에서, 음식의 조합도 생각보다 큰 영향을 미칩니다. 특히 탄수화물, 지방, 설탕이 동시에 많이 들어간 음식은 체지방으로 바로 이어질 가능성이 높습니다.

1. 탄수화물 + 지방

대표적인 조합은 우리가 흔히 즐기는 치밥, 돈까스, 떡튀순과 같은 음식입니다. 또한 짜장면이나 짬뽕에 탕수육이나 만두를 곁들이거나, 햄버거 세트처럼 감자튀김과 함께 먹는 것도 포함됩니다. 이러한 조합은 칼로리가 급격히 높아지고, 포만감은 금세 사라지면서 체지방 축적을 촉진합니다.

2. 탄수화물 + 탄수화물

라면과 김밥, 냉면·쫄면·칼국수·짜장면·짬뽕 같은 면 요리, 밥과 전·부침, 식사 후 과일이나 떡과 같은 조합도 주의가 필요합니다.

탄수화물끼리 만나면 혈당이 급격히 상승하고, 체내 인슐린이 지방으로 전환되기 쉽습니다.

3. 탄수화물 + 정제당

빵에 바닐라라테나 카라멜마키아토를 곁들이거나, 빵과 잼, 버터, 음료와 케이크 혹은 과자를 함께 먹는 것도 피해야 합니다. 탄산음료, 주스, 아이스크림처럼 당분이 많은 음식도 마찬가지입니다. 이런 조합은 체중 증가뿐 아니라 혈당과 지방 축적에 가장 직접적인 영향을 줍니다.

요요 없이 다이어트에 성공하기

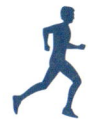

다이어트는 누구나 한 번쯤 경험하는 도전입니다. 단기간에 체중을 줄일 수는 있지만, 안타깝게도 다이어트 전보다 살이 더 붙는 경우도 적지 않습니다. 이는 우리 몸이 스스로를 보호하려는 항상성Homeostasis 작용 때문입니다.

체중이 일정 수준 이상 줄어들면, 몸은 기초대사율을 낮추고 에너지 소비를 최소화하면서 원래 체중으로 돌아가려는 본능적인 방어를 시작합니다. 그래서 처음에는 체중이 줄어들다가 어느 순간 정체기가 찾아오거나, 오히려 체중이 늘어나는 상황이 생기기도 합니다.

특히 굶는 다이어트와 같은 극단적인 방법은 상황을 더 악화시킬 수 있습니다. 체중이 줄어들면 식욕을 억제하는 호르몬 렙틴Leptin의 분비는 감소하고, 식욕을 촉진하는 그렐린Ghrelin의 분비는 늘어납니다. 그 결과 배고픔과 음식에 대한 갈망은 더욱 커지게 됩니다.

게다가 이런 다이어트는 체지방이 줄어드는 것이 아니라, 체수분과 근육량을 잃는 경우가 많습니다. 포도당이 고갈되면 몸은 근육 속 단백질을 분해해 에너지원으로 사용하고, 근육량이 줄어들면 기초대사량도 함께 감소합니다. 결국 체중은 줄었지만, 체지방은 그대로 남아 있는 '가짜 체중' 상태가 되는 셈입니다.

무리한 다이어트로 목표 체중에 도달하더라도, 요요현상으로 다시 원래 체중으로 돌아가거나 오히려 살이 더 잘 찌는 체질로 변할 위험이 높습니다. 진정한 체중 관리와 건강한 다이어트는 단순히 체중을 줄이는 것이 아니라, 근육과 체지방의 균형을 유지하며 천천히 체지방을 줄이는 방법에서 시작됩니다.

요요현상

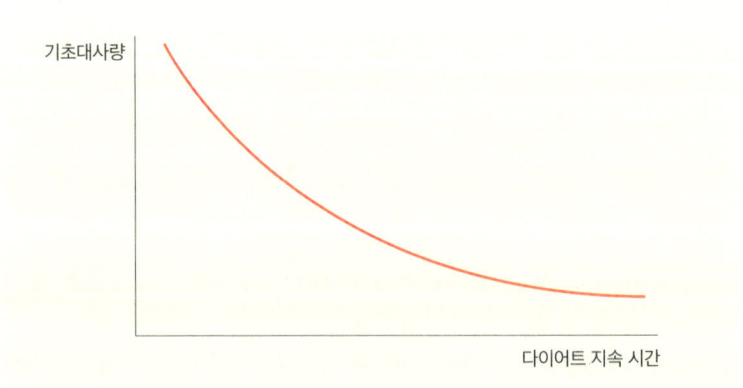

비만과 성인병을 부르는 요요현상

급하게, 단기간에 무리하게 하는 다이어트는 흔히 '요요현상Yo-yo effect' 또는 '웨이트 사이클링Weight Cycling'을 일으킵니다. 다이어트를 시작해 체중이 줄었다가 다시 원래 체중으로 돌아가거나 오히려 더 늘어나는 현상에서 이름을 따왔습니다. 마치 장난감 요요처럼 체중이 오르내리는 모습과 닮아 붙여진 이름입니다.

특히 굶는 방식으로 운동 없이 체중을 줄이면, 몸은 빠르게 지방을 축적하고 적게 먹어도 남는 에너지를 지방으로 바꾸어 저장합니다. 이렇게 체지방이 늘어나면 신진대사에 장애가 생겨, 다이어트 전보다 오히려 식욕이 증가하고 살이 더 찌게 됩니다.

더 심각한 문제는 건강에도 영향을 준다는 점입니다. 체지방이 늘어나면서 심혈관 질환 위험이 높아지고, 영양소 부족으로 신체 기능이 떨어지며 면역력마저 약화될 수 있습니다. 다이어트에 실패하거나 기간이 길어지면 스트레스와 무기력, 우울증이 생기고, 변비·위장 장애·거식증·폭식증 등 다양한 문제까지 이어질 수 있습니다.

무리한 다이어트로 인한 에너지 부족은 극심한 피로감으로 이어지며, 만성피로까지 초래할 수 있습니다. 요요현상은 단순한 체중 변화가 아니라, 다이어트를 하는 사람들의 노력을 무산시키는 가장 무서운 적이 될 수 있습니다.

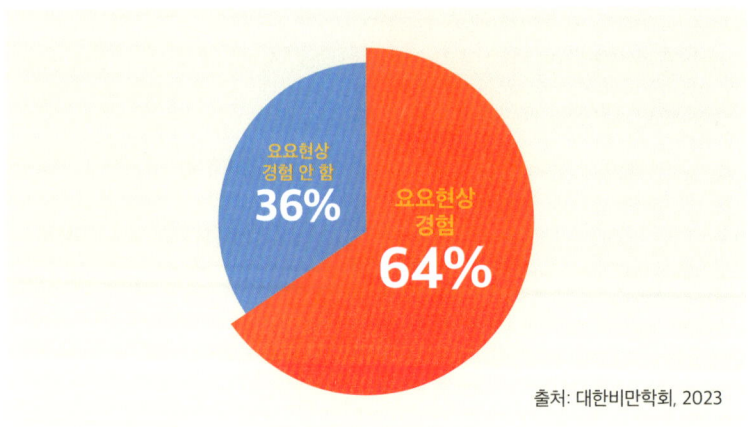

체중 감량 시 요요현상 경험 비율

요요현상
경험 안 함
36%

요요현상
경험
64%

출처: 대한비만학회, 2023

굶는 다이어트와 원푸드 다이어트의 위험성

단기간에 체중을 줄이겠다는 마음으로 굶는 다이어트나 한 가지 음식만 섭취하는 원푸드 다이어트를 선택하는 경우가 있습니다. 하지만 이런 방식은 필수 영양소가 결핍되어 탈모나 피부 트러블을 유발하고, 여성의 경우 생리불순까지 초래할 수 있습니다.

또한 신체 내 수분이 빠르게 배출되면서 피부 건조가 심해지고, 주름이 생기거나 탄력을 잃어 실제 나이보다 더 들어 보이게 됩니다. 건강과 아름다움을 지키면서 체중을 감량하려면 충분히 물을 섭취하고, 다양한 영양소를 포함한 균형 잡힌 식단으로 서서히 체중을 줄이는 방법이 안전합니다. 예를 들어, 일주일에 약 0.5kg 감량 → 한 달 후 2kg 감소 → 두 달 후 4kg 감량처럼 천천히 체중을 줄이면 요요현상 없이 건강하게 목표에 도달할 수 있습니다.

여성에게 다이어트란?

여성에게 다이어트는 평생의 숙제와도 같습니다. 특히 출산 후 체중 조절에 실패하거나, 고열량의 산후 보양식을 과도하게 섭취하면 체중이 쉽게 늘어납니다. 일반적으로 임신 중 체중은 11~13kg 정도 증가하는 것이 정상 범위지만, 이보다 더 늘어나면 산후 비만이 될 가능성이 5배 이상 높아집니다.

출산 후 여성의 체질과 체형은 변화하며, 여성호르몬 분비가 증가하고 피하지방이 늘어나면서 체중 감량이 어려워지기도 합니다. 실제 조사에 따르면, 출산 후 기혼 여성의 89.5%가 다이어트를 경험했으며, 10명 중 9명은 결혼과 출산 이후 체중 관리에 고민을 겪고 있는 것으로 나타났습니다. 이처럼 여성에게 다이어트는 단순한 선택이 아니라, 삶의 여러 시기와 상황에서 끊임없이 고민하게 되는 과제라고 할 수 있습니다.

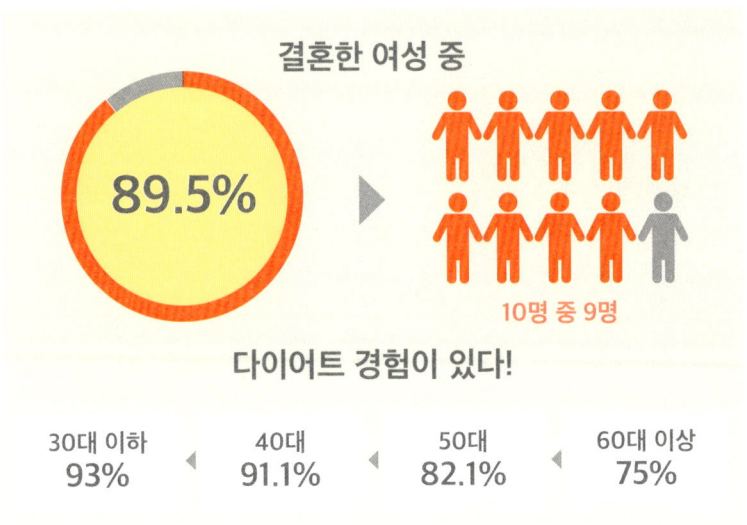

반복되는 다이어트, 그리고 요요

여성들이 평생 다이어트에 쓰는 시간은 생각보다 깁니다. 킹스 컬리지King's College 런던의 글렌 윌슨Glenn Wilson 박사 연구에 따르면, 여성은 평생 약 42회, 1년에 두 번 정도 다이어트를 시도한다고 합니다. 한 번의 다이어트 기간은 평균 5주, 이를 모두 합치면 일생 동안 다이어트에 쓰는 시간은 약 10년에 달합니다. 심지어 10명 중 1명은 25년 동안 다이어트를 지속하기도 합니다.

이처럼 반복되는 다이어트의 이유는 단순합니다. 살을 빼도 다시 찌기 때문입니다. 많은 여성이 12주 만에 10kg 감량과 같은 무리한 목표를 세우지만, 이런 단기간 다이어트는 요요현상을 피할 수 없습니다.

그렇다면, 힘들게 시작한 다이어트를 요요 없이 지속 가능하게 만드는 방법은 무엇일까요? 바로 건강한 습관을 생활 속에 들이는 것에서 시작됩니다. 단순히 살을 빼는 것보다, 근육과 체지방의 균형을 유지하며, 천천히 체중을 조절하는 것이 장기적으로 체중을 관리하고 건강을 지키는 길입니다.

요요현상을 줄이는 다이어트 방법

다이어트를 시작하면 체중이 줄어드는 것을 눈으로 확인할 수 있지만, 이 변화의 대부분은 체지방이 아닌 체내 수분이 먼저 빠지는 생리적 과정입니다. 개인에 따라 지방이 줄어드는 시점은 다를 수 있지만, 일반적으로 다이어트를 시작한 1~2주간은 당질과 결합된 체수분이 빠져 체중이 눈에 띄게 감소합니다. 이후 3~4주가 지나면서 수분 손실이 멈추고, 본격적으로 지방 분해가 시작됩니다. 4~6주차가 되면 체중 변화가 거의 나타나지 않아 체력적으로 지치기 쉽습니다. 따라서 다이어트 기간은 약 1~2개월 정도로 계획하는 것이 적절합니다.

효율적인 지방 연소를 위한 공복 유지

지방 연소율을 높이기 위해서는 12시간 이상 공복을 유지하는 것이 중요합니다. 공복이 이어지면 혈당과 인슐린 수치가 낮아지고, 지방 분해가 촉진됩니다. 예를 들어, 저녁 7시 이전에 식사를 마치고 다음 날 아침 7~8시에 식사하면 자연스럽게 12시간 공복이 만들어집니다. 이때 공복 유산소운동을 병행하면 지방 연소가 더욱 효과적이며, 근력운동보다는 가벼운 유산소운동을 먼저 하는 것이 좋습니다.

나쁜 지방과 착한 지방

다이어트에서 중요한 것은 단순히 체중을 줄이는 것이 아니라 체지방과 근육의 균형입니다. 지방에도 두 가지 유형이 있습니다. 백색 지방White Fat은 에너지를 저장하는 역할을 하며, 피하지방과 복부에 주로 분포합니다. 미토콘드리아가 적어 흰색을 띠며, 과도하게 축적되면 비만의 원인이 됩니다.

갈색 지방Brown Fat은 체온을 유지하기 위해 열을 발생시키는 역할을 하며, 목, 어깨, 가슴, 겨드랑이, 척추 주변에 분포합니다. 미토콘드리아가 풍부해 갈색을 띠며, 에너지를 소모하는 데 도움을 줍니다.

갈색 지방을 활성화하고 늘리기 위해서는 다음과 같은 방법이 있습니다. 쌀쌀한 날씨에 외부 활동, 냉온 샤워 등 가벼운 추위의 자극이나, 유산소운동으로 직접 활성화하거나 근력운동으로 간접 활성화하는 방법입니다. 또한 충분한 수면과 균형 잡힌 영양 섭취 등 생활 습관을 관리하는 것입니다.

지방은 열량이 높아(1g당 9kcal) 쉽게 줄지 않기 때문에, 생활 습관 개선과 꾸준한 운동으로 칼로리를 소모하는 것이 요요를 막는 핵심입니다. 근력운동을 통해 근육량을 늘리면 기초대사량이 높아져 체내 당분을 빠르게 분해하고 지방으로 전환되는 양을 줄일 수 있습니다.

요요현상을 줄이는 생활 습관

① 하루 식단표 작성(섭취 음식, 열량 기록) 나만의 식습관 만들기

② 고단백 저칼로리 음식을 천천히 섭취하기

③ 포만감을 느끼기 전 숟가락 내려놓기

④ 주말(금~일) 외식 횟수 제한하기

⑤ 일주일 3~5회, 하루 1시간 이상 근력운동과 유산소운동 병행

⑥ 꾸준히 할 수 있는 운동 찾기(테니스, 수영, 요가, 달리기 등)

⑦ 아침 거르지 않고 꼭 챙겨 먹기

⑧ 하루 1.5~2ℓ 물 마시기

⑨ 굶는 다이어트, 원푸드 다이어트 등 하지 않기

⑩ 하루 7~8시간 충분한 수면(황금시간: 저녁 10시~아침 6시)

다이어트에 성공해 살이 빠졌다 하더라도, 몸은 예전의 체형으로 돌아가려는 항상성을 가지고 있습니다. 따라서 단기간 무리한 감량보다 긴 시간을 두고 한 단계씩 변화를 이루는 다이어트가 중요합니다. 근육은 최대한 유지하고 지방만 제거하며, 체중을 천천히 줄이는 방식이 요요 없는 건강한 다이어트로 이어집니다.

천천히 먹는 것이 중요하다

비만을 예방하고 요요를 줄이기 위해서는 음식을 천천히 씹어 먹는 습관이 중요합니다. 천천히 먹으면 소화가 원활해지고 신진대사가 활발해져 혈당이 안정적으로 유지됩니다.

음식을 섭취하면 위가 차 있다는 신호가 뇌로 전달되고, 공복감을 촉진하는 그렐린Ghrelin 호르몬 수치는 줄어듭니다. 반대로 포만감을 느끼게 하는 렙틴Leptin 호르몬은 증가해 식욕을 억제합니다.

하지만 과도한 지방 축적이나 혈당 급상승은 렙틴 신호를 방해할 수 있습니다. 이 경우 포만감을 제대로 느끼지 못하고, 그렐린 수치는 계속 높아져 배고픔과 과식을 유발합니다. 급하게 먹으면 포만감이 늦게 오고, 과식으로 이어지며 소화기관에도 부담을 줍니다. 장기적으로는 위산 역류나 소화불량 같은 문제가 발생할 수 있습니다.

따라서 천천히 먹고 충분히 씹는 습관, 혈당 급상승을 피하는 식단, 포만감을 느낄 때 식사를 멈추는 습관을 익히는 것이 건강한 체중 관리와 요요 예방에 필수적입니다.

당뇨병에 좋은 음식

　우리나라 30세 이상 성인 인구 중 당뇨병 진단을 받은 사람은 600만 명을 넘어, 6명 중 1명이 당뇨를 앓고 있습니다. 특히 65세 이상 노인 인구에서는 10명 중 4명이 당뇨병 환자입니다. 또한, 당뇨병 전단계는 약 1,500만 명으로 추산되며, 평균 10명 중 4명이 혈당 조절이 정상보다 높은 상태에 해당됩니다.

　당뇨병은 인슐린이 충분히 생산되지 않거나, 혹은 인슐린이 정상적으로 작용하지 않아 혈당을 제대로 조절하지 못하는 질환입니다. 혈당이 비정상적으로 높아지면서 체내 에너지원으로 사용되지 못하고, 장기적으로는 합병증으로 이어질 수 있는 만성 대사질환입니다. 발병 후 완치가 어렵기 때문에, 당뇨병 진단을 받았거나 당뇨 전 단계에 해당된다면 끼니마다 식사 습관을 철저히 관리하는 것이 중요합니다.

당뇨 전단계란?

음식을 섭취한 후에도 정상 혈당을 유지하기 위해 인슐린 분비가 늘어나지만, 혈당이 제대로 조절되지 않는 상태를 당뇨 전단계라고 합니다. 정확히 말하면, 당뇨병은 아니지만 정상 혈당 기준을 넘어선 상태입니다.

- 공복혈당장애: 공복혈당 100~125 mg/dl
- 당화혈색소(HbA1c): 5.7~6.4%
- 내당능장애: 포도당 부하검사 후 혈당 140~199 mg/dl

이 세 가지 기준 중 한 가지라도 해당되면 당뇨 전단계로 분류됩니다.

당뇨 전단계 기준

항목	정상	당뇨병 전단계	당뇨병
공복 혈당(mg/dℓ)	100 미만	100~125 (공복혈당 장애)	126 이상
경구포도당부하 2시간 후 혈당(mg/dℓ)	140 미만	140~100 (내당능장애)	200 이상
당화혈색소(%)	5.7 미만	5.7~6.4	6.5 이상

당화혈색소란?

우리 몸속 혈액에는 약 120일 동안 순환하는 적혈구가 있습니다. 적혈구 안에는 혈색소(헤모글로빈)라는 단백질이 들어 있는데, 혈당이 높아지면 이 혈색소와 포도당이 결합하면서 당화혈색소가 만들어집니다.

혈당이 잘 조절되지 않아 포도당이 많이 쌓일수록 당화혈색소 수치도 함께 올라갑니다. 따라서 당화혈색소는 최근 2~3개월간의 평균 혈당 상태를 보여주는 지표로, 당뇨 관리에서 매우 중요하게 사용됩니다.

당뇨병 식사요법의 핵심은 나에게 맞는 적정 식사량을 정하고, 아침·점심·저녁을 규칙적으로 챙기는 것입니다. 하루 두 끼나 한 끼로 줄이는 방법도 있지만, 대부분 아침을 거르면 점심에 과식하거나 저녁을 지나치게 많이 먹는 경우가 많습니다. 이렇게 되면 혈당이 쉽게 불안정해집니다.

또한 '당뇨 환자는 기름진 음식, 단 음식, 짠 음식은 절대 먹으면 안 된다'라는 생각보다는, 자극적인 음식에 길들여진 입맛을 조금씩 개선해 과식을 막는 것이 더 중요합니다. 영양소별로 균형 잡힌 식단을 유지하면 혈당이 안정되고, 체중도 조절되어 고혈압·고지혈증 같은 만성질환 위험도 줄일 수 있습니다.

당뇨병 관리, 표준체중(공식)

자신의 키와 몸무게를 정확하게 측정한 후 아래의 공식에 대입하여 표준체중을 구합니다.

남자 = 키$_{(m)}$ × 키$_{(m)}$ × 22 / 여자 = 키$_{(m)}$ × 키$_{(m)}$ × 21

📕 남자 키 1.8m × 1.8m × 22 = 71.28kg

하루 필요 열량(공식)

표준체중 × 30 (정상 체중으로 평범한 활동량을 하는 경우)

예 71.28kg × 30 = 2,138.4*kcal*

    표준체중을 기준으로 하루 필요한 열량을 계산한 뒤, 곡류, 어육류, 채소, 지방, 우유·유제품, 과일 등 여섯 가지 식품군을 골고루 섭취하는 것이 중요합니다. 특히 곡류, 과일, 우유·유제품은 다른 식품군에 비해 당분(탄수화물)이 많이 들어 있으므로, 혈당이 급격히 오르지 않도록 알맞은 양을 조절해 먹는 것이 필요합니다.

식품 구성 자전거

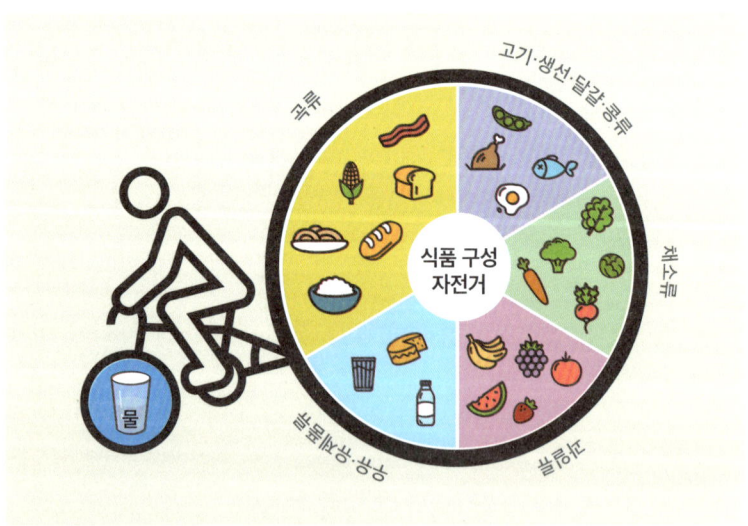

혈당 관리에 좋은 대표 식품

1. 곡류군: 콩

콩은 다른 곡물에 비해 단백질과 철분, 비타민 B군이 풍부해 당뇨 환자에게 특히 유익합니다. 단백질은 근육 합성, 호르몬 조절, 면역력 강화에 필수지만, 지나친 동물성 단백질은 체지방 증가와 신장 부담을 일으킬 수 있습니다.

따라서 식물성 단백질 공급원인 콩을 꾸준히 섭취하는 것이 좋습니다. 콩은 '밭에서 나는 쇠고기'라 불릴 만큼 영양이 풍부하며, 이소플라본과 사포닌 같은 성분은 혈중 콜레스테롤과 인슐린 수치를 낮추는 효과가 있어 혈당 관리에 큰 도움이 됩니다.

당뇨 환자에게 좋은 콩류와 효과

검은콩: 안토시아닌이 풍부 → 혈액순환 개선, 노화 방지

강낭콩: 비타민B 복합체와 불포화지방 함유 → 면역력 강화, 동맥경화 예방

완두콩: 소화 흡수가 잘 되고 변비 예방에 도움. 비타민 A·B·C와 엽산 풍부 → 임산부에게도 유익

녹두: 식이섬유와 단백질이 많아 콜레스테롤 저하, 노폐물 배출 효과. 아연이 풍부 → 인슐린 활성화, 혈당 조절 도움

실천 팁

하루 밥 반 공기(약 100g) 정도를 콩과 함께 섭취하면 혈당 상승을

완화하는 데 도움이 됩니다. 검은콩·강낭콩·완두콩·녹두 등은 잡곡밥에 섞거나, 샐러드·스프에 넣어 다양하게 조리해 보세요. 가공된 콩 제품(콩과자, 콩 음료 등)은 당분이나 첨가물이 들어 있을 수 있으니, 가능하면 통콩 그대로 조리하는 것이 가장 좋습니다.

② 현미

현미에는 혈당 조절에 도움이 되는 가바GABA와 강력한 항산화 성분인 감마오리자놀이 들어 있습니다. 또한 섬유질, 비타민, 미네랄이 풍부해 당이 혈액에 서서히 흡수되도록 도와 췌장의 부담을 줄여줍니다. 그 결과, 혈당이 급격히 오르는 것을 막아줍니다.

미국 하버드대 연구팀에 따르면, 하루 50g의 백미를 현미로 바꿔 먹는 것만으로도 당뇨병 발생 위험을 16% 낮출 수 있다고 합니다. 이는 현미의 당지수GI가 55로, 백미(86)보다 낮기 때문입니다.

다만 주의할 점도 있습니다. 백미 100g에는 약 77~78g, 현미에는 약 73g의 당질이 들어 있어 현미 역시 당질이 적지 않습니다. 따라서 양을 조절하지 않으면 혈당 감소 효과를 크게 기대하기 어렵습니다.

실천 팁

잡곡밥 형태로 백미와 현미를 섞어 먹으면 소화 부담이 줄면서도 혈당 관리에 도움을 줍니다.

하루 반 공기(약 100g) 정도를 기준으로, 다른 채소·단백질과 함께 곁들여 드세요. 치아나 소화 기능이 약한 경우, 현미를 오랫동안 불리거나 현미밥 대신 발아현미, 현미죽을 선택하면 소화가 더 잘 됩니다.

③ 고구마

고구마는 베타카로틴, 루테인, 각종 비타민, 풍부한 식이섬유를 함유해 포만감이 크고 피로 회복, 면역력 향상, 항산화 작용, 눈 건강에 도움이 됩니다. 맛이 좋아 간식이나 다이어트 식품으로도 많이 활용되지만, 조리 방법에 따라 혈당지수가 달라진다는 점에 주의해야 합니다.

- 생고구마: GI 약 50(낮음)
- 찐고구마: GI 약 70(중간)
- 구운 고구마: GI 90 이상(높음)

따라서 당뇨 환자나 혈당이 걱정되는 분이라면 생고구마로 섭취하는 것이 좋습니다. 고구마는 다당류 탄수화물로, 분해 속도가 느려 천천히 흡수가 이루어지고 과식을 막아주는 장점이 있습니다. 또한 고구마에 들어 있는 얄라핀과 비타민 B1은 위 점막을 보호하고 장 기능을 개선해 변비 예방과 대장암 예방에 도움이 됩니다. 아울러 고구마 성분은 장내 유익균(유산균, 비피더스균)의 증식을 도와 노폐물 배출에도 효과적입니다.

혈당 관련 지표 이해하기

혈당지수GI, Glycemic Index: 포도당(100)을 기준으로, 음식이 혈당을 얼마나 빠르게 올리는지를 나타낸 수치. 예) 백미 GI 86 → 포도당 대비 혈당 86% 상승.

혈당부하GL, Glycemic Load: 혈당지수에 1회 섭취 분량을 반영한 지수. 실제 음식 섭취 시 혈당을 얼마나 올리는지를 보여줌.

계산식: GL = (GI × 1회 섭취분량 탄수화물 g) ÷ 100

GI 50 이상, GL 20 이상 식품은 혈당을 높일 수 있으므로 주의 필요.

실천 팁

간식으로: 생고구마나 찐고구마를 소량(½개 정도) 섭취하는 것이 좋습니다. 식사 대용으로 먹을 경우, 단백질(삶은 달걀, 두부)이나 채소와 함께 먹으면 혈당 상승을 더 완화할 수 있습니다. 구운 고구마는 GI가 높아 혈당을 급격히 올릴 수 있으므로 자주 먹지 않는 것이 바람직합니다.

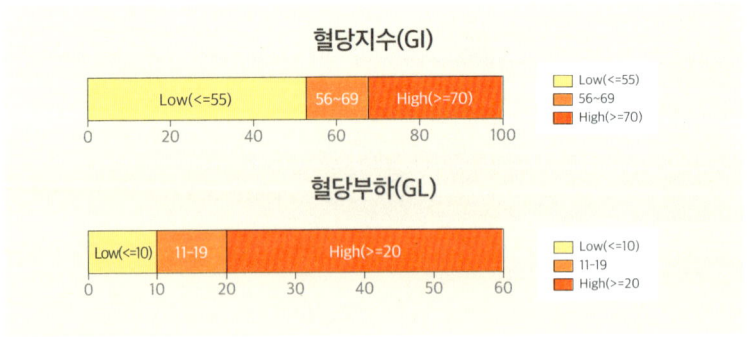

2. 어육류군

① 닭가슴살

닭가슴살은 대표적인 고단백·저칼로리 식품으로, 100g당 약 20g의 단백질을 함유합니다. 보통 성인은 체중 1kg당 약 0.8g의 단백질이 필요하고, 주 3회 이상 운동을 꾸준히 한다면 1.0~1.5g까지 섭취하는 것이 좋습니다. 만약 체중이 50kg인 경우, 하루 권장 단백질은 약 40g, 운동을 꾸준히 한다면 50~75g 정도가 적절합니다.

닭가슴살은 지방이 적고 흡수율이 높아 근육 생성, 체중 관리에 효과적이며, 비타민 A·B·D와 미네랄이 풍부해 백내장 예방, 피부 건강, 적혈구 형성에도 도움을 줍니다. 또한 오메가-3 지방산과 리놀레산이 함유되어 있어 혈관 속 노폐물 배출을 돕고, 성인병(고혈압·동맥경화·당뇨병) 예방에도 유익합니다.

특히, 아주대학교 가정의학과 연구팀의 보고에 따르면 닭고기에 들어 있는 히스티딘 디펩타이드가 인슐린 저항성을 낮추는 데 도움이 되는 것으로 확인되었습니다. 하지만 동물성 단백질인 만큼, 껍질은 제거하고 채소와 함께 섭취하는 것이 가장 바람직합니다.

실천 팁

닭가슴살은 삶거나 구워서 기름을 최소화해 드시는 것이 좋습니다. 당뇨 환자는 신장 기능도 함께 고려해야 합니다. 단백질 분해 산물이 신장에 부담을 줄 수 있어, 신장 기능이 저하된 경우 과도한 단백질 섭취는 피해야 합니다. 만성콩팥병 환자는 반드시 의사와 상담 후 적정 섭취량을 정하는 것이 안전합니다.

② 연어와 흰살생선

연어는 혈관 건강에 도움을 주는 대표적인 생선입니다. 불포화지방산인 오메가-3가 풍부해 혈관 속 염증을 줄이고, 뇌졸중, 심부전, 심장병 같은 성인병과 당뇨 합병증 위험을 낮추는 데 효과적입니다. 100g 기준으로 단백질은 약 21g, 지방은 약 8g 정도 들어 있으며, 비타민 B2와 B6는 단백질 흡수를 돕고 에너지 대사를 원활하게 합니다. 연어 지방에는 혈전을 예방하는 EPA와 뇌 건강에 좋은 DHA가 들어 있어, 심혈관과 뇌 기능을 동시에 지켜줍니다. 다만 염분과 콜레스테롤이 포함되어 있어 과식하면 설사, 구토, 복통을 일으킬 수 있으므로 한 번에 100g 정도를 적당히 섭취하는 것이 좋습니다.

흰살생선 역시 당뇨 예방과 건강 관리에 좋은 식품입니다. 명태, 대구, 광어, 민어, 조기, 가자미, 도미, 농어, 참돔 등이 대표적이며, 단백질과 불포화지방산, 비타민 E, 셀레늄을 풍부하게 함유해 항산화 작용을 통해 노화를 늦추고 젊음을 유지하는데 도움을 줍니다. 영국 캠브리지대 니타 포루히 박사의 연구에 따르면, 흰살생선이나 기름진 생선을 주 1회 이상 섭취하면 당뇨병 발생 위험이 약 25% 낮아지는 것으로 나타났습니다. 또한 비타민 B12는 심근경색과 뇌졸중 위험 요인을 낮추는 역할을 하므로, 건강 식단에서 우선순위가 되는 음식입니다.

③ 조개류

조개류는 단백질이 풍부하고 지방이 적은 건강식품으로, 특히 당뇨 환자에게 유익한 식품입니다. 굴과 같은 조개류에는 아연과 크롬이 풍부하게 들어 있어 인슐린의 생산과 분비, 기능 조절을 도와 혈당 관리에 도움을 줍니다. 100g 기준으로 단백질은 약 16g이 있으며, 닭가슴살에 버금가는 고단백 식품으로 지방 함량은 2g으로 매우 낮습니다.

또한 비타민 A, B2, C, E와 칼슘, 아연, 크롬, 엽산, 철분 등 다양한 무기질도 함유하고 있어 근육 성장과 회복을 지원하고, 심혈관 건강에도 이점을 제공합니다. 조개류는 적당량을 꾸준히 섭취하면 혈당 조절뿐 아니라 전반적인 건강 관리에도 도움을 주는 식품입니다.

④ 달걀: 삶은 달걀

달걀은 고단백 식품으로, 삶아서 먹는 것이 가장 건강하게 섭취하는 방법입니다. 일반 달걀 1개에는 약 7g의 단백질이 들어 있으며, 흰자에 4g, 노른자에 3g 정도가 포함되어 있습니다. 따라서 하루 1~2개 정도를 먹는 것이 적당합니다. 특히 편의점에서도 쉽게 구입할 수 있고, 보관이 간편해 언제든 간식이나 식사 대용으로 활용하기 좋습니다.

노른자에는 지방과 콜레스테롤이 포함되어 있어서, 비만이나 혈중 콜레스테롤 수치가 높은 경우에는 하루 1개만 섭취하는 것이 바람직합니다. 삶은 달걀은 위에서 머무는 시간이 약 3시간 15분으로, 포만감을 오래 유지해 불필요한 간식이나 과식을 막아주는 가성비 높은 단백질 공급원이기도 합니다.

3. 채소군
① 채소류

단호박은 저열량, 저지방 식품으로, 식이섬유가 풍부해 조금만 먹어도 쉽게 포만감을 느낄 수 있습니다. 비타민 A, 베타카로틴, 페놀산 등이 들어 있어 체내 콜레스테롤 수치를 낮추고, 혈관 건강을 지켜 고혈압, 고지혈증, 동맥경화 같은 성인병 예방에도 도움을 줍니다. 또한 단호박에는 인슐린 분비를 촉진해 혈당 조절에 도움을 주는 코발트 성분이 포함되어 있어 당뇨 완화에도 효과적입니다. 펙틴 성분은 이뇨 작용을 도와 붓기나 부종을 줄이는 데도 유익합니다.

단호박의 혈당지수(GI)는 100g 기준 약 65로, 백미(86)보다 낮지만 고구마(50~90), 감자(90)와 비교하면 중간 정도입니다. 좋은 음식이라 하더라도 과다 섭취는 혈당 상승으로 이어질 수 있으므로, 자신의 몸 상태에 맞춰 적정량을 섭취하는 것이 중요합니다.

녹색 채소도 당뇨 관리에 빼놓을 수 없습니다. 시금치, 브로콜리 등은 식이섬유와 항산화 성분, 그리고 전분 소화 효소가 풍부해 혈당 조절에 도움을 줍니다. 이 외에도 토마토, 양배추, 당근 같은 채소는 꾸준히 섭취하면 당뇨 예방과 관리에 유익합니다. 채소는 끓이거나 오래 조리할수록 혈당지수를 올리므로, 신선한 상태로 먹거나 가볍게 찌거나 삶아서 섭취하는 것이 가장 좋습니다.

② 버섯류

버섯은 건강에 좋은 성분이 다양하게 들어 있어 당뇨 예방과 혈당 관리에 효과적인 식품입니다. 대부분의 버섯에는 다당류 식이섬유인 베타글루칸이 풍부해 면역력을 강화하고 세포 재생을 도와 동맥경화와 같은 심혈관 질환 예방에 도움을 줍니다. 느타리버섯, 양송이버섯, 팽이버섯, 표고버섯 등은 단백질도 풍부해 균형 잡힌 식단으로 적합합니다.

표고버섯은 칼슘, 인, 철, 칼륨 등 무기질이 풍부하고, 에르고스테롤 성분을 통해 체내 비타민 D 생성을 도와 골다공증 예방과 혈중 콜레스테롤 저하에 기여합니다. 특히 표고버섯 밑동에는 아미노산의 일종인 에리타데닌이 들어 있어 췌장의 인슐린 분비를 촉진하고, 혈당 조절에도 도움을 줍니다.

느타리버섯은 수분 함량이 약 90%로 많고 식이섬유가 풍부해 포만감을 주면서, 100g당 열량이 25kcal, 탄수화물 5.8g, 혈당지수 27로 혈당 관리에 적합한 식품입니다. 엽산이 풍부해 빈혈 예방에 도움을 주고, 칼륨과 에르고스테롤이 고혈압과 동맥경화 예방에도 긍정적인 영향을 미칩니다.

팽이버섯은 비타민 C가 많아 항산화와 항염 작용에 유익하며, 셀레늄, 비타민 B1, B2, 식이섬유를 포함하고 있어 소화 과정에서 당의 흡수를 완화하고, 혈중 콜레스테롤 수치를 낮추어 체지방 축적과 혈당 상승을 억제하는 데 도움을 줍니다.

탄수화물 주요 급원식품(100g 당 함량)

버섯/ 성분		에너지 (kcal)	수분 (%)	단백질 (g)	지질 (g)	회분 (g)	탄수화물 (g)	섬유소 (g)
느타리	생것	17	90.9	2.6	0.1	0.6	5.8	0.9
	삶은 것	31	84.1	4.8	0.1	0.6	10.4	2.5
양송이	생것	17	90.8	3.5	0.1	0.8	4.8	1.0
	통조림	16	91.8	3.1	0.1	0.3	4.7	1.1
	가루	170	9.2	24.6	2.7	9.9	53.6	7.5
큰느타리	생것	38	87.8	2.7	-	0.5	8.9	-
	데친 것	21	88.9	2.5	-	0.6	8.0	0.8
	가루	175	87.1	37.7	1.1	7.2	46.9	7.7
팽이	생것	39	87.1	2.5	-	1	9.4	-
	데친 것	17	91.2	2.5	0.1	0.4	5.8	1.0

4. 지방군

① 견과류

견과류는 불포화지방과 비타민, 무기질이 풍부해 혈당 조절뿐만 아니라 전반적인 건강에도 도움을 주는 식품입니다. 대표적으로 아몬드는 피부 미용과 노화 예방에 특히 효과적입니다. 하루 권장량은 약 30g, 한 줌 정도(약 23알)로, 한국인이 하루에 필요로 하는 비타민 E와 식이섬유 4g, 식물성 단백질 6g 등 11가지 필수 영양소를 풍부하게 섭취할 수 있습니다. 아몬드는 천연 식품 중 가장 많은 알파토코페롤 형태의 비타민 E를 함유하고 있어, 보조식품이나 강화식품보다 두 배 이상 강력한 항산화 및 항노화 효능을 지니고 있습니다.

이 외에도 당뇨 환자에게 추천되는 호두, 땅콩, 피스타치오, 헤이즐넛, 피칸 등의 견과류는 단백질, 미네랄, 식이섬유, 단일불포화지방산, 파이토케미컬 등 다양한 영양소가 풍부합니다. 이러한 성분들은 항산화 작용, 혈중 콜레스테롤 저하, 면역 기능 강화, 노화 방지, 암 예방 등에 도움을 줍니다.

견과류는 간식으로 활용하면 혈당 급상승을 막으면서 포만감을 줄 수 있어, 매일 일정량을 섭취하는 것이 바람직합니다.

5. 우유군: 우유류

우유는 천연 당분인 유당을 포함하고 있지만, 단백질과 지방, 칼슘, 비타민 D 등 다양한 영양소가 함께 들어 있어 균형 잡힌 식품입니다. 우유는 100g당 약 65$kcal$, 지방 3.32g으로 열량과 지방 함량이 비교적 높지만, 골다공증 예방에 필요한 칼슘과 비타민 D를 충분히 제공합니다. 반면, 저지방 우유는 100g당 열량 42$kcal$, 지방 약 0.9g으로 전지방 우유의 $\frac{1}{3}$ 수준이며, 칼로리와 지방 섭취를 줄여야 하는 사람에게 적합합니다.

특히 비만이거나 혈중 콜레스테롤, 심혈관 건강을 관리해야 하는 경우에는 저지방 우유를 선택하는 것이 바람직합니다. 당뇨병 환자도 합병증 위험을 줄이기 위해 유제품을 완전히 끊기보다는 저지방 우유를 활용하는 것이 좋습니다.

6. 과일군: 생과일류

블루베리는 전 세계인이 사랑하는 과일로, 최고의 항산화 식품 중 하나로 꼽힙니다. 세계 10대 장수식품 목록에서도 빠지지 않는 블루베리는 노화, 암, 염증 등 체내 활성산소로 인한 손상을 억제하는 안토시아닌 성분을 풍부하게 함유하고 있습니다. 최근 연구에서는 블루베리를 주기적으로 섭취하면 탄수화물 섭취 후 혈당 조절에 도움이 되고, 제2형 당뇨병 환자의 인슐린 저항성 개선에도 긍정적인 영향을 준다고 보고되었습니다.

블루베리의 혈당지수(GI)는 약 53으로 비교적 낮지만, 당뇨 환자는 과당 섭취에 주의해야 합니다. 하루 약 130~150g, 즉 20알 정도를 권장량으로, 과도한 섭취는 혈당 수치를 올릴 수 있으므로 주의합니다.

과일 전반에는 혈당 관리에 도움이 되는 비타민 C, 비타민 E, 플라보노이드, 식이섬유, 무기질 등이 풍부해, 항산화 작용을 통해 산화 스트레스를 줄이고 당뇨로 인한 심혈관계 질환 예방에도 효과적입니다. 국제 학술지 〈저널 오브 뉴트리언츠〉 리뷰에 따르면, 과일에 포함된 폴리페놀은 인슐린 수치를 낮추는 역할을 해 당뇨 예방과 관리에 도움을 줄 수 있습니다. 미국당뇨병협회에서도 딸기, 사과, 체리, 아보카도, 배 등을 당뇨에 좋은 과일로 권장하고 있습니다.

하지만 과일 역시 대부분 자연산 과당을 포함하고 있으므로, 단맛이 강한 과일이나 꿀 등은 일일 권장량에 맞춰 섭취하는 것이 중요합니다. 과일을 무조건 건강한 음식이라고 생각하기보다는, 천연 당도 결국 당이라는 점을 인지하고 적절히 조절해 먹는 습관이 필요합니다.

7. 물 & 음료수

혈당이 오르면 목이 마른 경우가 많습니다. 이때 물을 마시면 소화가 느려져 소화능력이 떨어진다는 속설이 있지만, 실제로는 식사 전후 적절한 물 섭취가 소화에 큰 영향을 미치지 않습니다. 다만, 음료수에는 당분이 들어 있어 혈당을 더 올릴 수 있으므로, 가능하면 물을 충분히 마시는 것이 좋습니다. 음료수나 차는 종류를 선별해 마셔야 합니다.

물은 식사 전 충분히 마셔서 목이 마르지 않게 하고, 식사 후에는 입가심 정도로 마시는 것이 적절합니다. 당분이 포함된 음료는 피하고, 대신 보리차, 옥수수수염차, 녹차, 홍차, 제로 탄산음료, 토닉워터, 탄산수 등을 마시는 것을 권장합니다.

추가로, 당뇨 관리에는 근력운동이 큰 도움이 됩니다. 근육량이 늘어날수록 근육에서 포도당을 더 많이 사용하게 되어 혈당 수치가 낮아집니다. 몸 전체 근육의 약 70%가 하체에 분포하며, 특히 허벅지 근육이 전체 근육의 약 40%를 차지하기 때문에 하체 근력운동이 효과적입니다.

필자가 직접 운동을 지도한 의사 선생님 경험 사례에서도, 근력 운동 후 근육량이 늘면서 당뇨, 고혈압, 고지혈증이 개선되어 약을 줄이거나 복용하지 않아도 될 정도로 건강이 회복된 경우가 있었습니다. 이후 당뇨 전 단계이거나 당뇨병 진단을 받은 분들에게도 근력운동을 추천하며 건강 습관을 함께 지도해 좋은 결과를 얻었습니다.

당뇨 관리 실천 체크리스트

단순당·정제 탄수화물 줄이기: 면, 떡, 흰빵, 과당 등
식이섬유 챙기기: 채소, 잡곡, 견과류 등
3끼 규칙적으로 먹기: 일정 시간에 아침·점심·저녁
염분 줄이기: 싱겁게 먹기, 나트륨 많은 가공식품 제한
식후엔 가볍게 움직이기: 30~60분 내 걷기, 스트레칭 등
좋은 지방(생선, 견과류, 올리브유) 챙기기, 나쁜 지방(튀김, 가공식품)줄이기
음주 최소화: 1주 1~2회, 남자 2잔·여자 1잔 이하

혈관질환이라면
이렇게 먹어야 한다

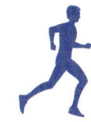

    혈관은 우리 몸 구석구석에 산소와 영양분을 공급하고, 세포가 만들어낸 노폐물을 이산화탄소와 함께 운반하여 신장을 통해 배설되도록 돕는 가느다란 통로입니다. 혈관이 건강해야 심장, 뇌, 각 장기, 말초 조직까지 혈액이 원활하게 흐르며, 몸의 기능을 제대로 유지합니다. 그러나 혈액순환이 원활하지 못하면 혈관이 딱딱해지거나 혈전이 쌓여 통로가 좁아지고 막히게 되며, 이로 인해 다양한 혈관질환이 생길 수 있고, 심하면 생명에도 위험을 줄 수 있습니다.

    혈관질환이 무서운 이유는 전 세계 사망 원인 중 약 29%를 차지하며, 암 다음으로 많은 사망자를 발생시키기 때문입니다. 매년 약 1,970만 명이 심뇌혈관질환으로 목숨을 잃고 있습니다. 특히 혈관은 전조 증상 없이 90% 이상 막혀도 별다른 이상 징후를 나타나지 않기 때문에 침묵의 살인자라 불립니다. 방치할 경우 혈관이 터지거나 막혀 생명을 잃을 수도 있습니다.

혈관이 좁아지는 주된 원인은 동맥경화입니다. 동맥경화로 혈관이 막히면 심장질환(심근경색, 협심증)이나 뇌혈관질환(뇌출혈, 뇌경색)이 생길 수 있습니다. 또한 혈관 내 노폐물이나 혈전이 작은 혈관을 막아 색전증을 유발하기도 합니다. 혈관 건강에 악영향을 미치는 요인으로는 고혈압, 당뇨, 고지혈증, 비만, 가족력, 흡연 등이 있으며, 특히 고혈압은 혈액순환에 결정적인 영향을 주므로, 아무리 건강 관리를 잘해도 혈압을 조절하지 못하면 효과가 무용지물이 됩니다.

10대 사망 원인 순위(자료원: 통계청 2022)

남	순위	여
암 199.0	1	23.4 암
심장질환 60.3	2	62.7 심장질환
폐렴 49.1	3	44.7 뇌혈관질환
뇌혈관질환 43.4	4	39.8 폐렴
고의적 자해(자살) 35.9	5	21.7 알츠하이머병
간질환 20.7	6	16.6 당뇨병
당뇨병 18.3	7	16.2 고의적 자해(자살)
만성하기도질환 14.1	8	15.9 고혈압성질환
운수사고 10.7	9	14.4 폐혈증
폐혈증 10.7	10	9.2 코로나19

사망률(인구 10만 명당 명)　　　　　사망률(인구 10만 명당 명)

심뇌혈관질환을 예방하려면 규칙적인 식사와 운동 등 생활 습관을 개선하는 것이 매우 중요합니다. 저염식으로 혈압을 낮추고, 채소와 과일을 충분히 섭취해 콜레스테롤과 중성지방이 혈관에 쌓이지 않도록 합니다. 또한 균형 잡힌 식사와 꾸준한 운동으로 적정 체중을 유지하는 것이 필요합니다.

심뇌혈관질환 식사 요법

1. 소금 섭취를 줄여 싱겁게 먹기

식사 시 염분을 많이 섭취하면 혈액 내 수분량이 증가하고, 혈관 내 삼투압이 올라가면서 혈액량이 늘어 혈관이 팽창하게 됩니다. 이로 인해 혈관 압력이 높아져 고혈압을 유발하고, 심장 및 뇌혈관 질환 발병의 주요 원인이 될 수 있습니다.

전날 라면이나 짠 음식을 먹고 아침에 얼굴이 퉁퉁 붓는 경험을 해본 적이 있을 겁니다. 일반적으로 나트륨은 신장에서 걸러져 소변으로 배출되지만, 잠을 자는 동안에는 장기의 활동이 줄어 배출이 느려집니다. 이때 삼투압 차이를 맞추기 위해 세포 안의 수분이 세포 밖으로 이동하면서 체내 수분량이 증가하게 됩니다. 특히 피부가 얇은 얼굴은 붓기가 눈에 잘 띄게 됩니다.

① 국은 건더기 위주로 먹기

싱거운 국이라도 맛을 내기 위해 나트륨이 많이 들어갑니다. 국이나 찌개 위주의 식사 대신, 건더기 위주로 먹거나 밥과 국을 따로 먹는 습관을 들이는 것이 좋습니다. 또한 숭늉이나 보리차 등으로 국물을 대신해도 좋습니다.

② 염장식품과 가공식품 줄이기

통조림, 자반 생선, 김치, 장아찌, 젓갈 등의 염장식품과 햄, 소시지, 과자 등의 가공식품은 나트륨과 식품 첨가물이 많아 혈압과 혈관 건강에 부담을 줍니다.

③ 나트륨 함량이 낮은 양념 사용하기

소금, 간장, 된장, 쌈장, 고추장 등 나트륨이 높은 양념은 줄이고, 마늘, 참깨, 생강, 고추냉이, 허브 등 향신료나 식초, 레몬즙 등으로 맛을 내는 방법을 활용합니다. 이렇게 하면 맛은 살리면서 나트륨 섭취를 줄일 수 있습니다.

소금 1g에 해당되는 양념양

소금 1g (1/3작은술)	간장 5g (1작은술)	된장, 고추장 10g(1/2큰술)	토마토케첩 30g(2큰술)	마요네즈 40g(2.5큰술)

④ 간식은 과일로 대신하기

빵, 떡, 과자, 초콜릿, 아이스크림 등은 나트륨과 당분이 많아 혈관 건강에 부담을 줄 수 있습니다. 대신 토마토, 사과, 바나나, 키위, 오렌지, 참외 등 칼륨이 풍부한 과일을 섭취하면, 체내 나트륨을 배출하는 데 도움을 줍니다.

⑤ **외식할 때는 탄수화물보다 단백질과 채소 위주로**

외식 시에는 탄수화물 섭취를 줄이고, 고기와 채소를 충분히 먹도록 합니다. 소고기, 돼지고기 등 고기를 상추에 싸서 먹을 때는 쌈장이나 소스는 최소화합니다. 된장찌개나 냉면과 같은 탄수화물 음식은 조금만 먹거나 주문하지 않는 것이 좋습니다. 샤브샤브처럼 고기와 채소가 풍부한 메뉴를 선택하면, 균형 잡힌 식사를 할 수 있습니다.

2. 고지방(포화지방) 섭취 줄이기

지방 식품이나 콜레스테롤이 높은 음식을 자주 섭취하면, 혈액 속에 나쁜 콜레스테롤LDL과 중성지방이 쌓이게 됩니다. 우리 몸은 간에서 60%의 콜레스테롤을 만들고, 일부는 장기에서도 생성됩니다. 여기에 동물성 식품을 통해 콜레스테롤을 추가로 섭취하면, 체내 칼로리와 포화지방이 높아져 간에서 더 많은 콜레스테롤이 만들어집니다.

이렇게 혈액 속 콜레스테롤과 LDL 수치가 올라가면, 혈관 벽에 축적되어 혈관이 좁아지는 동맥경화를 유발할 수 있습니다. 결국 심장질환과 뇌질환 같은 심각한 혈관질환 발생 위험을 높이므로, 포화지방 섭취를 줄이고 건강한 지방 위주의 식단을 유지하는 것이 중요합니다.

콜로스테롤 수치 진단 기준

진단 및 기준	정상 수치	경계치	위험 수준
총 콜레스테롤	200 미만	200~239	240 이상
LDL콜레스테롤	130 미만	130~159	160 이상
HDL콜레스테롤	60 이상	40~59	40 이하
중성 지방	150 이하	150~199	200 이상

혈중 지방질 이해하기

① 총 콜레스테롤(T. Cholesterol)

혈액 속 지방질의 총량으로, 수치가 높아지면 혈관 벽에 플라크 Plaque가 쌓여 혈관이 좁아지거나 막히게 됩니다. 이를 동맥경화라고 하며, 혈액 속 지방이 많아진 상태를 고지혈증이라고 부르고, 심뇌혈관질환 위험을 높입니다.

② 저밀도지단백 콜레스테롤(LDL, 나쁜 콜레스테롤)

혈관 벽에 콜레스테롤을 쌓이게 하여 동맥경화를 유발하고, 심혈관질환이나 뇌혈관질환의 원인이 됩니다.

③ 고밀도지단백 콜레스테롤(HDL, 착한 콜레스테롤)

혈액 속 콜레스테롤을 간으로 운반해 배설하며, 혈관 벽에 쌓인 플라크 생성을 막아 심뇌혈관질환 예방에 도움을 줍니다.

④ 중성지방(TG, Triglyceride)

식사 후 남은 과잉 에너지가 지방으로 전환될 때 혈액 속 중성지방 농도가 높아집니다. 대부분 체지방의 90%를 차지하며, 필요 시

에너지원이나 세포·호르몬 구성 성분으로 사용됩니다. 그러나 중성지방 수치가 높으면 LDL 콜레스테롤 생성이 늘어나 동맥경화와 심뇌혈관질환 위험이 커집니다.

3. 비만에서 벗어나 적정 체중 유지

과체중이나 비만은 당뇨병 발생 위험을 5~13배 높입니다. 비만은 체내 지방이 과도하게 쌓인 상태로, 혈관질환과 성인병(고혈압, 당뇨, 고지혈증 등)의 발생을 촉진합니다. 연구에 따르면, 비만도가 높은 당뇨 환자가 체중을 5% 이상 감량하면 혈압과 혈당이 낮아지고, 지질 수치가 개선되어 심뇌혈관질환 발생률과 사망률이 감소한다고 합니다.

체중 조절에서 가장 기본적이지만 동시에 어려운 것은 식습관과 운동 습관 개선입니다. 특히 고혈압과 혈당 조절에서 체중 감량은 매우 중요한 요소이므로, 균형 잡힌 식사와 규칙적인 운동을 통해 적정 체중을 유지하는 것이 필수적입니다.

4. 적정 수준의 에너지 섭취

탄수화물은 백미나 빵보다는 통곡물이나 잡곡으로 섭취하고, 단백질은 적색육보다는 껍질을 제거한 가금류, 생선, 콩류를 선택합니다. 채소는 식이섬유가 풍부하고, 과일은 간식으로 적정량 섭취하는 것이 좋습니다.

심뇌혈관질환을 예방하고 관리하려면, 밥 한 공기 대신 ⅔공기로 줄이고, 생선, 해산물, 해조류, 견과류, 아보카도, 올리브유와 같은 불포화지방산을 적정량 섭취하면 혈액 속 LDL 콜레스테롤과 중성지방 수치를 낮추어 혈관 염증을 예방할 수 있습니다. 하루 불포화지방산 권장 섭취량은 총에너지 섭취량의 15~30% 정도이며, 예를 들어 고등어 한 토막, 견과류 한 줌 정도가 적당합니다.

식품군별 하루 식사 권고안 예시

구분	권고 사항	대표 식품의 1회 분량
곡류	• 전곡류 위주 • 매끼 2/3~1회 분량	• 밥(잡곡밥, 현미밥 등): 210g(1공기) • 빵(통밀빵, 보리빵 등): 105g(3쪽)
채소류	• 다양한 채소 이용 • 매끼 2.5~3회 분량	• 채소류: 70g(익힌 것 1/3컵) • 해조류: 30g(익힌 것 1/5컵)
어육류	• 생선, 살코기, 달걀, 두부 • 매끼 1~2회 분량 • 등푸른생선은 주 2~3회 섭취	• 생선: 60g(중간 크기 1토막) • 살코기: 60g(탁구공 크기 1.5개) • 달걀: 60g(중간 크기 1개) • 두부: 80g(1/5모)
과일류	• 생과일 • 하루 1~2회 분량	• 과일 1회 분량 100g (중간 크기 사과 1/2개 정도)

출처: 한국지질·동맥경화학회(2022)

5. 담배는 금연, 술은 절주하거나 금주

담배에 들어있는 니코틴은 체내 흡수가 매우 빠르며, 흡연 후 7초 만에 뇌에 도달해 말초혈관을 수축시키고 심장박동수를 증가시켜 혈압을 높입니다. 일산화탄소는 산소보다 혈색소에 더 쉽게 결합하여 심장 근육으로 가는 산소 공급을 방해해 산소 부족을 일으킵니다. 또한 타르, 벤젠, 비소 등 발암물질은 동맥경화를 촉진하여 관상동맥질환(협심증, 심근경색)과 뇌졸중(뇌경색, 뇌출혈) 위험을 크게 높입니다. 실제로 흡연자는 비흡연자보다 심근경색 위험이 3배, 뇌졸중 위험이 2배 높습니다. 담배 흡연은 혈액순환을 방해하고 조기 노화를 촉진합니다.

알코올은 1군 발암물질로 분류되며, 단기간에는 혈관을 확장시켜 혈압을 낮추지만, 술을 마신 후 8시간 이상 지나면 심장 수축력이 약해져 혈압이 다시 상승하고 고혈압이나 심근병 등의 위험이 생깁니다. 잦은 음주나 과음은 중성지방 합성을 촉진하고 LDL(나쁜 콜레스테롤)을 증가시켜 고지혈증을 유발하며, 좌심실 비대와 부정맥을 일으켜 관상동맥이 좁아지거나 막히는 등 심뇌혈관질환 위험을 높입니다.

또한 알코올은 간에도 부담을 주어 알코올성 지방간, 간염, 간경변증으로 진행될 수 있으며, 국제암연구소IARC에 따르면 위암, 간암, 대장암, 유방암, 구강암 등 다양한 암 발생과 관련이 있습니다. 특히 흡연과 함께 음주할 경우 암 발생 위험은 더욱 높아집니다.

즉, 과체중, 비만, 혈관질환, 암을 예방하려면 술과 담배 모두 발암물질이라는 점을 인식하고, 가능한 금연과 금주를 실천하는 것이 중요합니다.

혈관질환에 좋은 대표적인 식품

1. 토마토

토마토의 붉은색을 내는 라이코펜은 강력한 항산화 성분으로, 비타민 A·C와 함께 체내 활성산소를 제거하여 노화를 예방하고 혈관 건강을 지켜줍니다. 특히 콜레스테롤 수치를 낮춰 심뇌혈관질환 환자의 혈관 기능을 개선하는 데 도움을 주며, 루틴rutin 성분은 혈관을 튼튼하게 하고 혈압을 낮추는 효과가 있어 고혈압 환자에게도 유익합니다.

> **TIP**
> 라이코펜은 지용성이므로, 기름을 약간 두르고 약한 열로 조리하면 흡수율이 높아집니다. 또한 토마토는 차가운 성질이 있어 소화가 약하거나 설사가 잦은 경우에는 익혀서 먹는 것이 좋습니다.

2. 사과

사과는 혈관 건강에 좋은 대표적인 과일입니다. 수용성 섬유인 펙틴과 식이섬유가 풍부하여, 장에서 나쁜 콜레스테롤LDL의 흡수를 막고 배출하며, 좋은 콜레스테롤HDL은 늘려 동맥경화 예방에 도움을 줍니다. 또한 칼륨이 풍부해 체내 염분을 배출하고 혈압을 조절하는 데 효과적입니다.

사과에 들어 있는 폴리페놀 등의 항산화 성분은 세포 손상을 막고 콜레스테롤 수치를 낮춰, 고혈압·동맥경화·허혈성 심장질환 등을 예방하는 데 도움을 줍니다. 연구에 따르면 하루 반 개 정도의 사과 섭취로 심장질환과 뇌졸중 발생 위험을 약 40%까지 줄일 수 있다고 보고되어, 꾸준히 섭취하는 것을 추천합니다.

3. 견과류

견과류는 불포화지방산이 풍부하여 혈관 건강에 도움을 줍니다. 특히 올레인산, 리놀레산 등의 불포화지방산이 저밀도 콜레스테롤 LDL을 낮추어 동맥경화 예방과 심뇌혈관질환 감소에 기여합니다. 또한 땅콩, 아몬드, 호두, 캐슈너트, 피스타치오 등 견과류에는 알파 토코페롤 같은 항산화 성분이 풍부해 만성 염증을 줄이고, 비타민 C, E, 셀레늄은 면역 기능을 높여 노화 방지와 치매 예방에도 도움을 줍니다.

4. 등푸른 생선

연어, 고등어, 참치, 삼치, 갈치, 정어리, 전어, 청어, 송어 등 등푸른 생선에는 DHA, EPA 등 오메가-3 지방산, 필수 아미노산, 항산화 성분이 풍부하게 들어 있습니다. 이러한 성분들은 저밀도 콜레스테롤LDL이 혈관 벽에 쌓이지 않도록 도와 혈전 형성을 예방하며, 오메가-3 지방산은 오메가-6 지방산보다 혈중 지질 감소 효과가 높아 동맥경화, 고혈압, 심뇌혈관질환 예방에도 도움이 됩니다.

미국심장협회AHA에서는 심혈관질환 예방을 위해 일주일에 두 번 이상 등푸른 생선을 섭취할 것을 권장하고 있습니다.

TIP

통풍 환자 주의: 등푸른 생선에는 퓨린이 많아 통풍 환자는 요산이 증가할 수 있으므로 섭취를 피하는 것이 좋습니다.

알레르기 주의: 육질의 아미노산인 히스티딘이 부패하거나 발효되면 히스타민으로 변해 알레르기를 일으킬 수 있으므로, 신선한 생선을 선택하고 냉장 또는 냉동 보관합니다.

안전한 조리: 완전히 익히지 않으면 아니사키스 충에 감염될 수 있으므로, 회로 먹을 때는 내장을 깨끗이 제거하고 씻은 후 섭취하며, 조리할 때는 충분히 높은 온도로 가열하여 완전히 익혀 먹습니다.

5. 브로콜리 & 파프리카

브로콜리에 들어 있는 설포라판은 항암, 항산화, 항염증 효과가 뛰어나며, 코엔자임 Q10의 생성을 촉진해 장내 환경을 개선하고 내장지방 제거에 도움을 줍니다. 코엔자임 Q10은 체내에서 자연적으로 생성되는 효소로, 세포 손상을 막고 활성산소를 분해하여 심뇌혈관질환 예방에 기여합니다. 또한, 브로콜리는 식이섬유가 풍부하여 노폐물 배출과 소화 기능 개선에 도움이 되며, 혈관 건강 유지에도 좋습니다. 비타민C, 비타민E, 베타카로틴 등의 항산화 성분은 만성 염증 감소에도 기여하며, 유방암과 전립선암 세포의 사멸을 유도하여 암세포 성장을 억제합니다.

> **TIP**
> 식이섬유가 많아 과다 섭취 시 소화불량이나 배변 문제가 발생할 수 있으므로 하루 150g 이하로 섭취합니다. 물에 데칠 경우 영양소 손실이 크므로 스팀으로 1~3분간 찌는 방식이 가장 좋습니다.

파프리카는 칼륨이 풍부해 체내 나트륨 배출을 도와 고혈압 예방에 효과적입니다. 색소인 리코펜과 카로티노이드, 비타민C 등은 천연 항산화제로, 활성산소로 인한 DNA 손상을 막아 암과 관상동맥질환 예방에 도움을 줍니다. 또한, 피라진 성분은 혈액 응고를 방지해 심근경색, 뇌경색 예방에도 기여하며, 베타카로틴은 골다공증 예방에도 효과적입니다.

> **TIP**
> 파프리카 껍질의 지용성 영양소는 기름에 볶아 섭취하면 흡수율이 높아지므로, 구연산이나 사과를 곁들여 함께 먹으면 비타민C 손실을 최소화할 수 있습니다.

6. 양파

양파에는 강력한 항산화물질인 퀘르세틴이 풍부하게 들어 있어 혈중 지질 상태를 개선하고, 혈관 벽의 산화를 막아 동맥경화와 고지혈증 예방에 효과적입니다. 또한, 혈관 청소부라 불릴 만큼 유화아릴 성분이 혈관을 확장해 혈액순환을 원활하게 도와주며, 알리신은 유해균 증식을 억제하고 혈당 상승을 방지합니다. 실제로 미국 A&M대 연구에 따르면, 매일 양파 반쪽 이상을 섭취한 사람은 HDL 콜레스테롤이 30% 증가했다고 보고될 정도로 혈관 건강에 탁월한 효과를 보입니다.

> **TIP**
>
> 양파 껍질에는 퀘르세틴이 30~40배 더 많이 함유되어 있어 껍질째 활용하면 효과가 커집니다. 칼륨이 풍부(100g당 144mg)하므로 신장 질환이 있는 경우 피하는 것이 좋습니다. 아스피린·항혈소판제 복용자는 출혈 위험이, 비염약 복용자는 간독성 위험이 있으므로 함께 섭취하지 않는 것이 안전합니다.

그 밖에 혈관질환 예방에 좋은 식품

- **블루베리·딸기**: 안토시아닌과 비타민C가 풍부해 혈관 노화를 늦추고 혈액순환을 돕습니다.
- **귤·오렌지·자몽**: 비타민C와 플라보노이드 성분이 풍부해 동맥경화를 예방합니다.

- **고구마**: 식이섬유와 베타카로틴이 풍부해 혈당 조절과 항산화 작용에 좋습니다.
- **달걀**: 레시틴과 단백질이 풍부하여 혈중 콜레스테롤 균형을 맞춰줍니다.

또한, 장수 식단으로 알려진 지중해식 식단은 통곡물, 채소류, 해조류, 견과류, 생선, 올리브유 등을 중심으로 구성되어 있습니다. 이는 건강한 지방과 단백질을 보충해 주어 심뇌혈관질환 예방에 매우 효과적인 식단으로 평가받고 있습니다.

〈**건강멘토의 멘토링**〉**유튜브**를 따라 운동해 보세요!

혈관 질환에 좋은 음식

소화불량에는
이렇게 식사하기

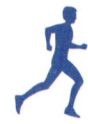

현대 사회에서 많은 사람이 호소하는 대표적인 불편함 중 하나가 바로 소화불량입니다. 전체 한국인의 약 25%, 즉 4명 중 1명꼴로 경험하고 있을 만큼 흔한 질환입니다. 특히 나이가 들수록 위기능이 저하되면서 소화가 원활하지 않거나 위장이 더부룩한 증상을 자주 겪게 됩니다. 아침마다 신물이 올라오거나, 상복부 명치 부분이 답답하고 불편하여 밥 먹는 것 자체가 부담이 되는 경우도 적지 않습니다.

원래 식욕은 신이 인간에게 준 가장 큰 선물이라 할 만큼, 먹고 마시는 즐거움은 삶의 행복과 직결됩니다. 하지만 식사 후 소화가 잘되지 않고 위와 장이 불편하다면 그 즐거움은 고통으로 바뀌게 됩니다. 소화불량은 위장 질환 중 하나로, 음식을 먹은 뒤 불편함이나 통증이 동반되는 상태를 말합니다. 주로 위와 십이지장 같은 상부 위장관에서 발생하며, 증상의 양상과 원인에 따라 여러 유형으로 나눌 수 있습니다.

의학적으로는 크게 두 가지로 구분합니다. 첫째는 기질성 소화불량으로, 위식도 역류질환이나 위·십이지장 궤양, 위암, 담도질환처럼 뚜렷한 원인이 있는 경우를 말합니다. 검사에서 실제 질환이 확인되므로 비교적 진단이 명확한 편입니다.

반면에 둘째인 기능성 소화불량은 내시경이나 복부 초음파, CT 검사와 같은 정밀 검사를 해도 특별한 이상이 발견되지 않지만, 여전히 소화불량 증상이 나타나는 경우를 말합니다. 우리가 흔히 '소화가 잘 안 된다'라고 표현할 때, 대체로 이 기능성 소화불량에 해당하는 경우가 많습니다.

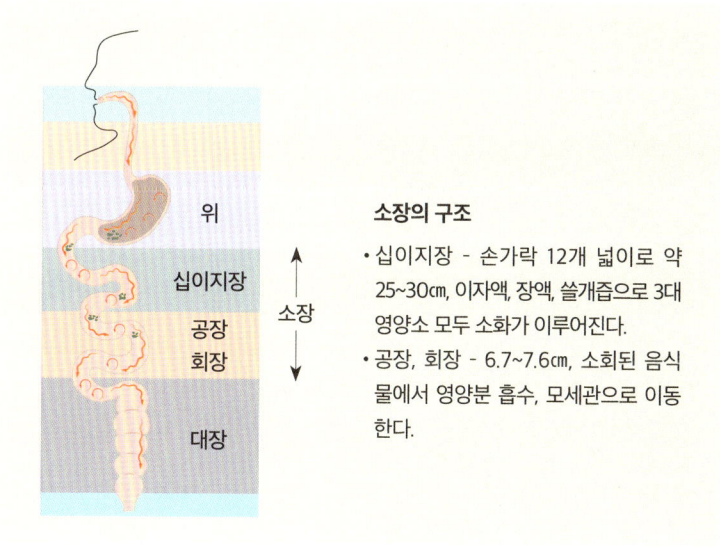

소장의 구조

• 십이지장 – 손가락 12개 넓이로 약 25~30㎝, 이자액, 장액, 쓸개즙으로 3대 영양소 모두 소화가 이루어진다.
• 공장, 회장 – 6.7~7.6㎝, 소화된 음식물에서 영양분 흡수, 모세관으로 이동한다.

기능성 소화불량의 대표적인 증상은 식사 후 속이 더부룩하거나 팽만감이 심해지는 경우, 조금만 먹어도 배가 금방 부른 조기 만복감, 식사 후 포만감이 오래 이어지는 현상 등입니다. 또한 상복부즉 명치 부위의 통증이나 쓰림, 답답함, 구역질, 잦은 트림 같은 증상도 흔히 동반됩니다. 이러한 불편함이 일시적으로 나타나는 것은 누구나 경험할 수 있지만, 증상이 1년에 12주 이상 반복된다면 기능성 소화불량으로 진단할 수 있습니다. 특히 소화제나 제산제를 자주 복용해야 할 정도라면 단순한 위장 불편을 넘어, 신경성 위염과 같은 만성질환과 연결되어 있을 가능성이 큽니다.

이 질환은 생각보다 훨씬 흔합니다. 전체 인구의 약 8~15%가 기능성 소화불량을 경험하고 있으며, 여성에게서 남성보다 두 배가량 더 많이 발생합니다. 건강보험심사평가원의 조사에 따르면 2023년 기준 기능성 소화불량 환자는 약 143만 명에 달했고, 이 가운데 절반 이상인 55%가 50대 이상의 중·노년층이었습니다. 이는 소화불량이 단순히 소화 기능의 일시적인 저하가 아니라, 중년 이후 건강을 위협하는 대표적인 만성질환으로 자리 잡고 있음을 보여줍니다.

근육이 줄어들면 소화 기능도 저하된다

건강검진이나 운동을 시작하기 전에 체성분 검사를 받아본 경험이 있을 겁니다. 검사 결과지를 보면 체중, 체지방뿐 아니라 근육량과 수분 비율까지 자세히 나와 있습니다. 기능성 소화불량으로 고생하는 분들을 살펴보면, 체중에 비해 근육량이 부족한 저근육형 비만이거나 세포 안팎의 수분 균형이 무너진 경우가 많습니다.

우리 몸은 세포 안의 수분(세포내수분)과 세포 밖의 수분(세포외수분)이 약 6대 4의 비율로 유지되는 것이 건강한 상태입니다. 그런데 근육이 줄어들면 세포 내 수분이 줄어드는 대신 세포 밖의 수분, 즉 간질액이 늘어나게 됩니다. 간질액은 세포와 세포 사이에 존재하는 체액으로 영양분과 산소를 공급하고 노폐물을 배출하는 중요한 역할을 하지만, 필요 이상으로 많아지면 부종이 잘 생기고 혈액이 한쪽으로 몰려 소화 기능이 떨어지게 됩니다.

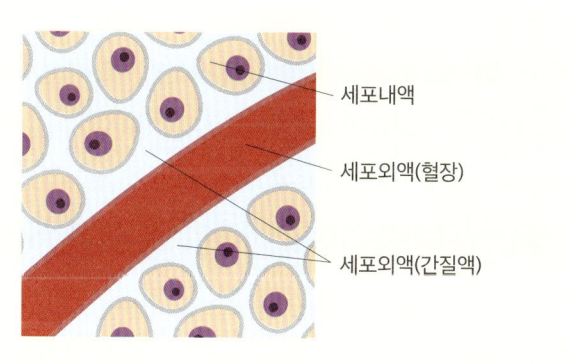

또한 근육량은 단순히 팔다리 힘에만 관련된 것이 아닙니다. 위와 장 역시 근육으로 이루어져 있어, 전신의 근육이 줄면 위장 근육도 약해져 대사 능력이 떨어집니다. 신체활동이 줄어 혈액순환과 림프순환이 원활하지 않게 되면 음식물이 내려가는 소화 과정도 방해를 받습니다. 쉽게 말해 근육이 줄어드는 것은 단순한 체형의 변화가 아니라, 소화 기능 저하로 이어지는 중요한 원인이 되는 것입니다.

따라서 기능성 소화불량을 예방하고 개선하기 위해서는 근육량을 유지하거나 늘리는 것이 필요합니다. 이를 위해 규칙적인 근력 운동이 도움이 되고, 식사에서도 소화가 잘되는 음식을 선택하는 것이 중요합니다. 특히 단백질은 소화에 부담이 될 수 있으므로 양은 많지 않더라도 소화가 잘되는 단백질을 골라 섭취하는 것이 좋습니다. 예를 들어 연두부, 계란찜, 조림이나 찜으로 조리한 생선, 메추리알이나 잘 숙성된 장조림 등이 적당합니다.

만약 근육이 부족한 상태에서 소화불량이 함께 나타난다면 몇 가지 다른 증상도 동반되기 쉽습니다. 손발이 쉽게 차고 추위를 많이 타거나, 앉았다 일어날 때 어지럼증이 나타나는 경우, 혹은 고지혈증과 동맥경화 같은 혈액순환 장애가 발생할 수 있습니다. 여성의 경우 출산이나 폐경으로 인한 호르몬 변화, 다이어트 후 요요현상도 근육 손실과 함께 소화불량을 악화시키는 요인입니다. 여기에 스트레스까지 겹치면 긴장으로 인해 입맛이 사라지고 침이 마르는 증상이 나타나기도 합니다.

결국, 소화가 잘되기 위해서는 단순히 위장만 관리하는 것이 아니라 근육을 지키고 늘려주는 생활 습관이 함께 필요합니다. 운동과 식사의 균형이 소화기 건강을 지탱하는 또 하나의 축이 되는 것입니다.

소화가 잘되는 음식들

소화불량으로 고생하는 사람들에게는 음식 선택이 무엇보다 중요합니다. 음식에 따라 소화기관의 부담이 달라지고, 때로는 치료보다 더 큰 효과를 가져다주기도 합니다. 우리 주변에서 쉽게 구할 수 있는 몇 가지 음식들은 위장을 편안하게 하고 소화를 도와주어 일상에서 좋은 선택이 될 수 있습니다.

1. 쌀

쌀은 한국인의 주식이자 가장 안전한 탄수화물 공급원입니다. 밀가루에 비해 소장에서 거의 완전히 소화·흡수되기 때문에 가스를 덜 발생시키고 복부 팽만감도 줄여줍니다. 위염이나 장염으로 속이 약해졌을 때 죽으로 먹으면 소화기에 부담을 최소화할 수 있습니다. 무엇보다 쌀은 알레르기 유발 가능성이 낮아 소화불량 환자에게 안심할 수 있는 식품입니다.

2, 매실

매실은 예로부터 약용 음식으로 널리 알려져 있습니다. 매실에 풍부한 유기산과 시트르산은 위액 분비를 촉진하고 위 점막을 보호해주어, 소화불량뿐 아니라 변비와 설사에도 도움이 됩니다. 소화관을 튼튼히 해 신진대사와 면역 작용을 돕는 역할도 하며, 식후에 매실차를 마시면 소화가 한결 편안해집니다. 다만 매실청은 당분이 많으므로 물과 1:4로 희석해 하루 한 잔 정도만 마시는 것이 좋습니다.

3, 파인애플

파인애플 역시 소화에 도움을 주는 대표적인 과일입니다. 단백질 분해 효소인 브로멜린이 풍부해 고기를 연하게 하고 소화를 촉진합니다. 또한 비타민C가 많아 면역력을 높이고 염증을 줄이는 데도 효과적입니다. 다만 당분 함량이 높은 과일이므로 당뇨 환자라면 주의해야 합니다.

4. 생강

우리 몸을 따뜻하게 해주는 생강은 위액 분비를 촉진하고 위장 운동을 활발히 해 음식물이 위장에 오래 머물지 않도록 도와줍니다. 진저롤과 쇼가올 성분이 소화 과정을 원활히 하고 구토나 멀미를 진정시키는 데도 효과가 있습니다. 특히 식후 생강차 한두 잔은 소화불량 완화에 도움이 됩니다.

5. 두부

단백질 공급원 중에서는 두부가 가장 소화가 잘 되는 식품 중 하나입니다. 칼슘과 필수 아미노산이 풍부하면서도 부드럽게 소화되기 때문에 위장이 약한 사람에게 적합합니다. 다만 너무 많은 양을 섭취하거나 차갑게 먹으면 복부 팽만감을 유발할 수 있으므로, 연두부나 죽 형태로 섭취하는 것이 좋습니다. 하루 200g을 넘기지 않는 것이 바람직합니다.

6. 황태

단백질이 필요할 때는 황태도 좋은 선택입니다. 건조 과정을 거치면서 단백질이 작은 분자로 분해되어 소화가 잘되고, 지방 함량도 낮아 부담이 적습니다. 특히 황태죽은 소화력이 약해진 환자들에게 흔히 권장되는 음식입니다. 황태 속 아미노산은 혈관 건강에도 이롭고, 근육 강화에도 도움을 줍니다.

7. 계란찜

비슷한 맥락에서 계란찜 역시 소화에 유리합니다. 완숙보다 반숙, 반숙보다 계란찜처럼 수분이 많은 형태가 소화에 좋습니다. 다만, 과다 섭취하면 변비를 유발할 수 있으므로 적당량만 먹는 것이 좋습니다.

8. 장조림, 메추리알

마지막으로 장조림과 메추리알은 단백질 공급원으로 훌륭합니다. 고기를 부드럽게 오래 삶아 조리하면 소화 흡수가 잘 되고, 메추리알은 작은 크기에도 영양이 풍부합니다. 그러나 단백질과 지방 함량이 높아 과하게 먹으면 변비를 일으킬 수 있으므로, 조금씩 즐기는 것이 바람직합니다.

이처럼 쌀, 매실, 파인애플, 생강, 두부, 황태, 계란찜, 장조림과 같은 음식들은 소화 기능이 약해진 사람들에게 큰 도움이 될 수 있습니다. 중요한 것은 무조건 많은 양을 먹는 것이 아니라, 내 몸에 맞는 음식을 적당히, 부드럽게 섭취하는 것입니다.

소화불량을 예방하는 식습관

소화불량을 피하려면 무엇보다도 생활 속 작은 습관을 지키는 것이 중요합니다. 우선, 과식하지 않는 것이 기본입니다. 한 번에 많은 음식을 먹게 되면 위산이 과도하게 분비되고 음식물이 위에 오래 머물면서 소화가 늦어집니다. 이런 상태가 반복되면 만성 소화불량으로 이어질 수 있습니다.

또한 식사 직후에는 바로 눕지 않는 습관이 필요합니다. 누워 있을 경우 위산이 식도로 역류하여 역류성 식도염을 유발할 수 있기 때문입니다. 식후에는 바로 의자에 앉지 않고, 가볍게 산책을 하거나, 최소한 30분에서 1시간은 눕지 않는 것이 좋습니다.

충분한 수면 역시 소화 건강에 큰 영향을 줍니다. 위장의 기능은 잠자는 동안 회복되는데, 수면이 부족하면 자율신경계의 균형이 깨지고 스트레스 호르몬이 늘어나 위산 분비를 조절하지 못하게 됩니다. 따라서 저녁 10시에서 자정 사이에 잠자리에 들어 7~8시간 충분히 숙면을 취하는 것이 바람직합니다.

식습관에서도 주의할 점이 많습니다. 먼저 밤늦은 식사나 야식은 피하는 것이 좋습니다. 소화가 되지 않은 상태로 잠자리에 들면 위산이 역류해 소화불량을 악화시킬 수 있습니다. 따라서 잠자기 최소 두세 시간 전에는 식사를 마쳐야 합니다. 또한 식후 곧바로 과일, 떡, 빵과 같은 당분과 탄수화물이 많은 음식을 먹으면 소화 과정이 길어져 위에 부담을 주므로, 식후 두 시간 이상이 지난 뒤에 섭취하는 것이 좋습니다.

음료 습관도 신경을 써야 합니다. 카페인과 알코올은 위벽을 자극하고 위산 분비를 늘려 소화장애를 일으킬 수 있으므로 섭취를 줄여야 합니다. 특히 음주와 과식이 겹치면 만성 소화불량으로 이어질 가능성이 큽니다. 담배 역시 위를 손상시키는 중요한 원인입니다. 흡연은 위산 분비를 늘리고 위 점막을 보호하는 물질의 생성을 억제하기 때문에 금연은 소화 건강을 위한 필수 조건이라 할 수 있습니다.

소화가 잘되는 음식을 선택하는 것도 큰 도움이 됩니다. 찜, 삶은 음식, 죽처럼 부드럽고 수분이 많은 음식은 위에 부담을 줄여 소화불량 예방에 효과적입니다. 반대로 기름지고 칼로리가 높거나 맵고 짠 음식은 위 점막을 자극하여 염증과 위축성 위염을 일으킬 수 있으므로 가급적 피해야 합니다.

물 섭취 습관도 중요합니다. 식사 중에 많은 물을 마시면 위액이 희석되어 소화 기능이 떨어집니다. 따라서 물은 식사 전에 충분히 마시고, 식사 중에는 가급적 줄이며, 식후에는 입가심 정도로만 섭취하는 것이 좋습니다.

마지막으로, 천천히 꼭꼭 씹어 먹는 습관과 규칙적인 운동은 가장 기본적이면서도 강력한 소화불량 예방법입니다. 음식을 빨리 삼키면 위산 분비가 많아져 소화기관에 부담을 주게 되며, 충분히 씹지 않으면 위와 장에 흡수가 잘 되지 않아 변비나 설사가 생길 수 있습니다. 또, 근육량이 줄어들면 위장 근육도 약해져 소화력이 떨어지므로 꾸준한 운동으로 체력을 유지하는 것이 필요합니다. 특히 식후 30분 내외의 가벼운 산책이나 근력운동은 소화를 촉진하고 혈당 조절에도 도움이 됩니다.

결국 소화불량을 예방하는 가장 좋은 방법은 무엇을 먹느냐보다 어떻게 생활하느냐에 달려 있습니다. 과식과 야식, 흡연과 음주 같은 나쁜 습관을 줄이고, 충분한 수면과 규칙적인 운동, 올바른 식습관을 지키는 것이야말로 위장을 건강하게 지키는 길입니다.

체크 리스트

과식하지 않기
식사 후 바로 눕지 않기
충분한 수면으로 수면의 질 높이기
야식 먹지 않기
식후 2시간 내 과일, 떡, 빵 먹지 않기
카페인, 알코올 섭취 줄이기
금연하기
소화가 잘되는 음식 섭취하기
고칼로리, 고지방, 자극적인 음식 피하기
식사 중 물 섭취 줄이기
음식을 천천히 꼭꼭 씹어서 먹기
규칙적인 운동으로 근손실 줄이기

단백질 합성
안 되는 이유!

　다이어트, 건강, 노화 관리에서 빠질 수 없는 핵심 키워드는 단백질입니다. 단백질만 충분히 섭취해도 근육이 유지되고 뼈의 밀도가 높아지며, 세포의 손상이 늦춰져 노화의 속도가 완만해집니다. 그래서 우리가 매일 섭취해야 할 영양소 가운데 단백질이 1순위라고 해도 지나치지 않습니다.

　단백질은 우리 몸을 구성하는 주요 성분으로, 근육·연골·내장·뼈·피부·머리카락·손톱까지 전신 곳곳에 자리하고 있습니다. 신체조직의 약 20%는 단백질로 이루어져 있으며, 혈액 속에서는 산소를 운반하고 면역 물질인 항체를 형성해 세균이나 바이러스와 맞서 싸우도록 돕습니다. 결국 단백질은 몸의 구조를 이루는 기초이면서 동시에 생명을 지키는 방패 역할까지 수행하는 것입니다. 이런 이유로 단백질은 탄수화물, 지방과 함께 3대 영양소로 꼽히지만, 그중에서도 가장 중요한 영양소로 평가됩니다. 실제로 영어 단어 Protein(프로틴)의 어원인 그리스어 proteios 역시 가장 중요한 것을 뜻합니다.

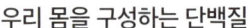

우리 몸을 구성하는 단백질

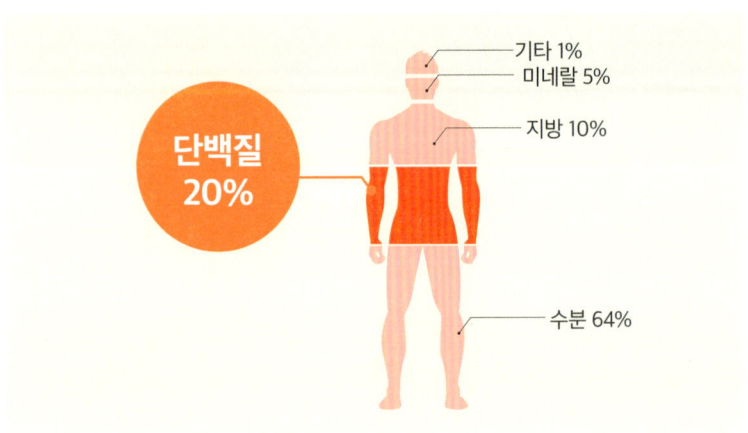

섭취한 단백질은 곧바로 근육이나 피부로 흡수되지 않습니다. 먼저 위와 췌장, 소장에서 산과 효소의 작용을 받아 잘게 쪼개집니다. 단백질은 기본적으로 약 20종의 아미노산으로 이루어져 있는데, 이 아미노산들이 수백, 수천 개 모여 하나의 단백질을 구성합니다. 단백질이 분해되면 아미노산 단위로 나뉘어 소장에서 흡수되는데, 이 과정에서 펩타이드peptide → 폴리펩타이드polypeptide → 단백질의 단계적 구조가 풀리게 됩니다.

분해된 아미노산과 펩타이드는 혈류를 통해 간·신장·심장·근육·

피부 등 전신으로 운반되어 사용됩니다. 여기서 중요한 점은 소장에서 흡수되는 단백질의 속도가 제한적이라는 사실입니다. 대체로 시간당 약 10g 정도만 흡수할 수 있으며, 이는 많은 양의 단백질이 한 번에 들어와도 다 흡수하지 못하고 버린다는 의미가 아닙니다. 오히려 체내에서 스스로 속도를 조절해 필요한 만큼 흡수하고, 남은 단백질은 지방으로 저장하거나 에너지로 전환해 활용한다는 뜻입니다.

단백질은 단순한 에너지원 이상의 가치를 지니고 있습니다. 그렇기 때문에 단백질 합성이 원활하지 않거나 섭취가 부족하게 되면, 근육이 줄어들고 면역력이 떨어지며 회복력이 둔화되는 등 다양한 문제가 생깁니다. 나이가 들수록 단백질 합성 능력 자체가 약해지므로, 중년 이후에는 의식적으로 단백질 섭취를 챙겨야 하는 이유가 여기에 있습니다.

단백질 합성 안 되고 근육이 감소하는 이유

1. 신체 노화와 근감소증

우리 몸은 나이가 들수록 단백질을 합성하는 능력이 점차 떨어집니다. 그 결과 근육량이 줄어들고, 일상적인 활동에도 쉽게 피로를 느끼거나 신체 기능이 저하되는 문제로 이어집니다.

특히 40대 이후부터는 근육으로 향하는 혈류 공급이 감소하면서 근육세포의 크기가 점차 작아집니다. 근육은 수축과 이완을 반복하며 움직이는데, 세포 기능이 약해지면 이 작용이 원활하지 않아 근력이 떨어지게 됩니다. 또한 근섬유 속에 존재하는 모세혈관의 수도 줄어들어 영양과 산소 공급이 원활하지 못하게 되고, 결과적으로 근육의 질과 양이 동시에 감소하게 됩니다.

나이가 들수록 급격히 줄어드는 근육량, 근감소증

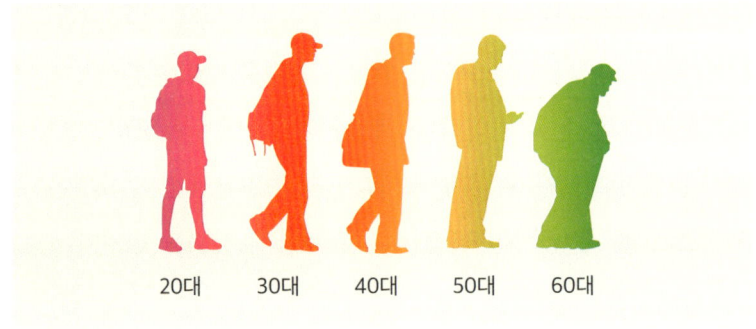

이러한 변화는 60대 이후부터 더욱 뚜렷하게 나타납니다. 근육이 손실되는 속도가 급격히 빨라지면서, 단백질의 합성과 분해 과정 모두 느려지고, 결국에는 근감소증으로 이어질 위험이 커집니다. 근감소증은 단순히 근육이 줄어드는 데 그치지 않고, 균형 감각과 이동 능력을 떨어뜨려 낙상 위험을 높이고, 회복력도 약화시키는 등 삶의 질 전반에 영향을 미칩니다.

만약 이 시기에 꾸준한 근력운동과 균형 잡힌 단백질 섭취를 소홀히 한다면, 젊었을 때 가졌던 근육량의 절반 이하만 남게 될 수도 있습니다. 결국 단백질 합성이 줄어드는 자연스러운 노화 과정에 맞서려면, 운동과 영양 관리가 반드시 병행되어야 합니다.

2. 성장호르몬 감소 & 성호르몬의 결핍

나이가 들수록 근육 감소와 체지방 증가에 영향을 주는 중요한 요소 중 하나가 성장호르몬과 성호르몬입니다. 뇌하수체에서 분비되는 성장호르몬은 단백질 합성을 촉진하고, 소아와 청소년기에는 골격과 근육 형성에 중요한 역할을 합니다. 성인이 된 이후에도 성장호르몬은 근육과 근력을 유지하는 데 필수적입니다.

하지만 20대 이후부터 성장호르몬의 분비량은 점차 줄어들기 시작합니다. 30대 이후에는 10년마다 약 14.4%씩 감소하며, 60대 이후에는 20대 때 분비량의 절반 수준으로 줄어듭니다. 성장호르몬 감소는 근육량과 신진대사 저하로 이어져 지방 분해가 잘 이루어지지 않고, 특히 내장지방이 쉽게 축적되는 결과를 가져옵니다.

성호르몬 또한 성장호르몬과 밀접하게 연결되어 있으며, 부족할 경우 생식세포 기능 저하와 근육 감소, 골격 약화 등을 유발할 수 있습니다. 이러한 변화가 동시에 발생하면, 나이가 들어서도 젊은 시절의 체력과 근육량을 유지하기 어려워집니다.

3. 단백질 합성, 근육 생성 방해 요소

우리 몸이 단백질을 제대로 흡수하지 못하는 이유는 여러 가지 원인이 있습니다. 잘못된 식습관, 장기간의 약물 복용, 수술 이력,

그리고 나이가 들면서 생기는 체내 효소 부족 등이 대표적입니다. 특히 위산 분비가 불균형해지면 장내 유익균이 무너져 단백질 흡수에 큰 영향을 줍니다.

효소는 단백질로 이루어진 중요한 성분으로, 음식물 소화와 영양소 흡수에 핵심적인 역할을 합니다. 그런데 나이가 들수록 소화력이 떨어져, 음식물이 위장에 오래 머무르거나 잘 소화되지 못해 변비, 설사, 잦은 가스, 속이 더부룩한 증상이 나타나기 쉽습니다. 이렇게 소화 기능이 약해지면 자연스럽게 체내 흡수율이 떨어지고, 면역 기능 역시 저하됩니다.

효소는 음식물을 잘게 쪼개는 가위 같은 역할을 합니다. 덕분에 소화를 원활하게 하고, 장내 세균 균형을 유지해 나쁜 세균의 증식을 막아줍니다. 또한 소화불량이나 과민성대장증후군 개선에도 도움을 주어, 중년 이후 건강 관리에 꼭 필요한 요소라 할 수 있습니다.

4. 체내에 산화 스트레스 증가

우리 몸에서 발생하는 질환의 약 90%는 산화 스트레스와 관련이 있습니다. 산화 스트레스가 높아지면 활성산소가 과도하게 생기는데, 이 활성산소는 세포를 손상시키고 단백질을 파괴하며, 단백질을 이루는 아미노산까지 산화시킵니다. 이렇게 손상된 단백질은 다시 활성산소 생성을 부추겨 악순환을 일으키죠. 그 결과 단백질 합성을 방해해 근육량이 줄고 근력까지 약해지게 됩니다.

활성산소는 고혈압, 당뇨, 비만 같은 만성질환뿐 아니라 흡연, 스트레스, 수면 부족에서도 쉽게 증가합니다. 따라서 금연, 규칙적인 운동, 충분한 수면, 균형 잡힌 식사 같은 생활 습관 개선이 무엇보다 중요합니다. 실제로 우리가 들이마시는 산소의 약 2~5%는 체내 대사 과정에서 활성산소로 바뀌는데, 이를 효과적으로 줄이려면 항산화 영양소 섭취가 도움이 됩니다. 비타민 C, 비타민 E, 베타카로틴, 셀레늄 등이 대표적인 항산화 성분으로, 다양한 식품을 통해 고루 섭취하면 활성산소를 제거하고 세포 손상을 예방하는 데 도움이 됩니다.

5. 수면 부족

나이가 들면 우리 몸의 생체 시계가 점차 흐려져, 밤낮을 구분하는 리듬이 약해집니다. 그 결과 잠드는 시간이 빨라지고 아침잠이 줄어드는 등 수면 패턴이 크게 변하지요. 특히 수면 호르몬인 멜라토닌 분비가 줄어들면서 숙면 시간이 짧아지는 경향이 나타납니다.

연구에 따르면, 단 하루만 수면을 제한해도 단백질 합성이 약 18% 감소하고, 스트레스 호르몬인 코르티솔은 21% 증가하며, 남성호르몬인 테스토스테론은 24%나 감소한다고 합니다. 이처럼 지속적인 수면 부족은 신진대사 시스템을 망가뜨리고 호르몬 균형을 무너뜨려 식욕을 높이고 에너지 소비를 줄입니다. 결국 체중이 늘어나고 비만 위험도 커지게 됩니다.

반대로 단백질 합성을 촉진하고 근육을 유지하려면 성장호르몬의 분비가 중요합니다. 성장호르몬은 운동 중에도 나오지만, 잠들고 나서 약 3시간 동안 가장 활발하게 분비됩니다. 이 시간대에 집중적으로 분비되므로, 숙면을 취하는 것이 좋습니다. 결국 충분한 수면은 비만을 예방하고 근육을 만드는 가장 간단하면서도 강력한 비결입니다.

6. 단백질 합성 저해 항생제

세균이 살아남으려면 끊임없이 단백질을 만들어야 합니다. 그런데 단백질 합성이 제대로 이루어지지 않으면 세균은 결국 증식하지 못하고 사멸하게 됩니다. 이런 원리를 이용한 것이 바로 항생제의 항균 작용입니다.

대표적으로 아미노글리코사이드Aminoglycoside, 테트라사이클린Tetracycline, 마크로라이드Macrolide, 린코사마이드Lincosamide, 클로람페니콜Chloramphenicol 등이 있는데, 이들은 세균의 단백질 합성을 억제해 세균을 죽이거나 증식을 막습니다.

우리 몸의 세포도 단백질을 합성하지만, 다행히 세균과 인체 세포는 리보솜●이라는 단백질 생산 공장의 구조가 달라서 항생제는 주로 세균의 리보솜만 공격합니다. 덕분에 세균은 억제되지만 인체 세포는 비교적 영향을 적게 받게 되는 것이죠.

● 리보솜은 세포 속에서 단백질을 만드는 기관으로, DNA의 유전 정보를 바탕으로 단백질을 합성합니다. 항균 작용은 세균이나 곰팡이 같은 미생물이 증식하는 것을 억제하는 작용을 말합니다.

7. 술

술은 운동 전이든 후든 단백질 합성과 근육 성장에 전혀 도움이 되지 않습니다. 우리가 마신 알코올은 위에서 일부 분해되고, 대부분은 소장에서 흡수된 뒤 혈관을 거쳐 간으로 이동합니다. 간은 섭취한 알코올의 약 90%를 해독하고, 나머지는 호흡·땀·소변을 통해 배출됩니다.

문제는 간이 알코올을 독성 물질로 인식한다는 점입니다. 술을 마시면 간은 해독에 집중하느라 단백질 합성이나 근육 회복 같은 본래의 중요한 기능을 뒤로 미루게 됩니다. 실제로 음주 후 간이 완전히 회복되기까지는 약 72시간이 걸리므로, 이 시간 동안은 근육 성장에도 악영향을 미칩니다.

과음은 신장에도 부담을 줍니다. 소변에 단백질이 섞여 나오는 단백뇨(알부민뇨)가 나타날 수 있고, 장기간 지속되면 콩팥이 손상되어 심부전증으로 이어질 위험도 있습니다. 소변에서 냄새가 강하게 나거나, 거품이 오래 지속된다면 신장에 이상이 있다는 신호일 수 있으니 주의가 필요합니다.

결국 술은 단백질 합성을 방해하고 근육 성장을 늦추는 가장 큰 걸림돌 중 하나입니다. 건강한 근육과 체력을 원한다면, 음주를 줄이고 간과 신장을 보호하는 것이 무엇보다 중요합니다.

8. 담배

담배는 단기적으로는 체중이 줄어드는 것처럼 보이지만, 장기적으로는 근육과 건강을 크게 해칩니다. 담배 속 니코틴은 교감신경을 자극해 기초대사량을 높이고 식욕을 억제하기 때문에, 처음 흡연을 시작한 사람 중에는 살이 빠지는 경험을 하기도 합니다. 하지만 이는 일시적인 현상일 뿐, 장기 흡연은 몸의 근본적인 기능을 무너뜨립니다.

흡연이 계속되면 담배 연기 속 일산화탄소가 적혈구와 결합해 산소 운반 능력을 떨어뜨립니다. 그 결과 심장 근육이 산소 부족 상태에 빠지고, 몸은 쉽게 지치며 호흡도 가빠집니다. 또 근육 내 모세혈관이 손상되면서 혈전이 잘 생기고, 혈압이 올라가 동맥경화나 말초혈관질환으로 이어질 위험도 커집니다.

특히 65세 이후에는 아나볼릭 저항성anabolic resistance이라는 현상 때문에 문제가 더욱 심각해집니다. 이는 나이가 들면서 단백질을 섭취하고 운동을 해도 근육 합성이 잘 이루어지지 않는 상태를 말합니다. 젊을 때는 흡연을 해도 새롭게 형성되는 근육이 어느 정도 보충해 주기 때문에 체감이 덜할 수 있습니다. 그러나 흡연을 오래 이어가면 호흡기와 혈관이 노화되고, 결국 근육 합성이 제대로 되지 않아 근육 감소증sarcopenia이 가속화됩니다.

아무리 운동을 하고 단백질을 챙겨 먹어도 근육이 유지되지 않는다면, 그 배경에는 장기간 흡연으로 누적된 피해가 숨어 있을 수 있습니다. 결국 담배는 단순한 폐 건강의 적이 아니라, 근육 합성과 건강 수명 전체를 위협하는 가장 치명적인 요인 중 하나입니다.

단백질 구분과 선택

1. 필수 아미노산 vs. 비필수 아미노산

단백질은 아미노산이라는 작은 조각들로 이루어져 있습니다. 아미노산은 크게 필수 아미노산과 비필수 아미노산으로 나뉘는데, 두 가지 모두 단백질 합성에 꼭 필요합니다.

먼저 필수 아미노산은 우리 몸에서 스스로 만들지 못하거나 아주 적은 양만 만들어지기 때문에 반드시 음식으로 섭취해야 합니다. 신체 조직과 기관의 성장, 호르몬 조절, 근육 합성, 면역 기능을 비롯해 생명 유지에 핵심적인 역할을 하죠. 특히 필수 아미노산은 어느 하나라도 부족하면 단백질 합성이 원활히 이루어지지 않습니다. 다른 아미노산을 아무리 충분히 공급해도 대신 사용할 수 없기 때문에, 균형 있는 섭취가 필수적입니다. 필수 아미노산에는 히스티딘, 아이소류신, 류신, 발린, 라이신, 메티오닌, 페닐알라닌, 트레오닌, 트립토판 등이 있으며, 그중 류신·아이소류신·발린 세 가지는 흔히 BCAA(Branched-chain amino acid, 가지사슬아미노산)라 불립니다. BCAA는 운동 전 섭취할 경우 근육 단백질 분해를 막아주고 근육 합성에 도움을 주는 것으로 알려져 있습니다.

반면, 비필수 아미노산은 우리 몸에서 자체적으로 합성이 가능하다는 점에서 이름이 붙었지만, 그렇다고 해서 필요하지 않다는 뜻은 아닙니다. 단백질 합성이 제대로 이루어지려면 필수 아미노산뿐 아니라 비필수 아미노산도 함께 공급되어야 합니다. 알기닌,

알라닌, 아스파라긴, 시스테인, 글루타민 등 총 11가지가 여기에 속하며, 이들은 근육 회복, 에너지 대사, 면역 기능 강화 등에서 중요한 역할을 담당합니다.

따라서 단백질 섭취 효과를 극대화하려면 단순히 많은 양을 먹는 것보다 필수 아미노산과 비필수 아미노산의 균형을 맞추는 것이 중요합니다. 연구에 따르면, 단백질 합성이 원활히 이루어지려면 섭취하는 단백질의 약 20~25%가 필수 아미노산으로 구성되어야 가장 효과적이라고 합니다.

2. 단백질 권장 섭취량

단백질은 근육과 장기, 호르몬, 효소 등 우리 몸을 구성하는 핵심 영양소입니다. 하루에 필요한 권장량은 자신의 체중에 0.8~1g을 곱하면 됩니다. 예를 들어 체중이 60kg이라면 하루 약 60g의 단백질을 섭취하는 것이 적절합니다.

평소 주 5일 이상 근력운동을 하거나 활동량이 많은 사람은 체중 1.5~2g 정도까지 단백질 섭취를 늘릴 수 있습니다. 특히 근육량을 늘리고자 하는 보디빌더나 고강도 운동을 하는 경우에는 그 이상을 섭취하기도 합니다.

하지만 단백질을 한꺼번에 과다하게 섭취하면 간에 부담이 되어 기능이 떨어질 수 있습니다. 체내에 암모니아가 쌓이면 소화 장애나 신진대사 저하를 일으킬 수 있으며, 심한 경우 간성뇌병증으로 이어질 위험도 있습니다. 따라서 단백질은 한 번에 많이 먹기보다,

끼니마다 적절히 나누어 섭취하는 것이 안전합니다.

단백질은 위장에서 분해된 후 소장에서 약 4~5시간 동안 머물며 흡수됩니다. 단백질을 먹었다고 바로 근육으로 합성되는 것이 아니므로, 식사 간격을 4시간 정도 두고 나누어 섭취하는 것이 좋습니다. 또한, 한 끼에 20~40g 정도의 단백질을 채소와 함께 먹으면, 섬유질과 다양한 영양소가 함께 공급되어 흡수율이 높아지고 변비 예방에도 도움이 됩니다.

3. 동물성 단백질 vs. 식물성 단백질

단백질은 우리 몸을 구성하는 중요한 영양소로, 동물성과 식물성으로 나눌 수 있습니다. 동물성 단백질은 소고기, 돼지고기, 닭고기, 생선, 달걀, 우유 등에서 얻을 수 있고, 식물성 단백질은 콩, 두부, 견과류 등에서 섭취할 수 있습니다.

예를 들어, 육류 100g에는 약 20g 정도의 단백질이 들어 있어, 여성의 손바닥 정도 크기로 충분한 단백질을 섭취할 수 있습니다. 하지만 육류만으로 단백질을 채우면 포화지방과 칼로리가 높아져 혈관 건강에 부담이 될 수 있습니다. 따라서 동물성과 식물성을 골고루 섭취하는 것이 중요합니다.

구체적인 단백질 함량을 보면, 닭가슴살 100g에는 약 23g, 계란 1개에는 약 6g(지방 5g, 탄수화물 0.5g), 소고기 100g에는 21g 정도 들어 있습니다. 연어 역시 100g당 21g, 우유는 100g당 3.2g 정도의 단백질을 제공합니다. 식물성 단백질도 충분히 유용합니다. 두부

100g에는 약 8g, 아몬드 100g에는 21g, 검은콩 100g에는 34.7g 정도의 단백질이 포함되어 있습니다.

건강을 위해서는 지방이 적은 부위를 선택하는 것이 좋습니다. 소고기는 안심, 돼지고기는 목살, 닭고기는 가슴살이나 안심살이 가장 적합합니다. 이렇게 동물성과 식물성 단백질을 적절히 조합하면, 단백질 섭취는 충분하면서도 칼로리와 지방 부담은 최소화할 수 있습니다.

4. 나에게 맞는 단백질은?

나에게 맞는 단백질을 찾으려면 세 가지 포인트를 기억하는 것이 좋습니다.

첫 번째는 활동량과 직업을 고려하는 것입니다. 힘을 많이 써야 하거나 운동량이 많은 사람이라면 동물성 단백질이 적합합니다. 특히 붉은색이 진한 소고기에는 아미노산이 풍부하고, 아미노산의 유사 물질인 크레아틴이 많이 포함되어 있어 신체 회복 속도를 높이고 근육량과 근력을 향상시킵니다. 육류의 붉은색은 근육세포 내 산소 결합 단백질인 마이오글로빈myoglobin 때문인데, 이 때문에 분홍빛을 띠는 닭고기나 연어보다 소고기를 섭취하면 체력이 더 빨리 회복되고 힘이 더 잘 나게 됩니다.

두 번째는 필수 아미노산 함량을 확인하는 것입니다. 같은 양의 단백질을 비교했을 때 동물성 단백질이 필수 아미노산을 더 많이 포함하고 있어, 근육 생성과 회복에는 유리합니다. 하지만 동물성 단백질은 포화지방 때문에 혈중 콜레스테롤 수치를 높일 수 있는 반면, 식물성 단백질은 불포화지방이 많아 콜레스테롤 수치를 낮추고 심혈관 건강에 도움이 됩니다. 따라서 일주일 식단을 계획할 때는 동물성과 식물성을 적절히 조합해 섭취하는 것이 가장 건강합니다.

세 번째는 개인 건강 상태를 고려하는 것입니다. 혈관 질환이나 성인병, 소화 기능 문제를 가지고 있다면, 포화지방이 많은 동물성 단백질보다는 생선이나 식물성 단백질을 선택하는 것이 좋습니다. 생선과 식물성 단백질은 LDL 콜레스테롤 수치를 낮추고 HDL 콜레스테롤 수치를 높여 혈관 건강을 지키는 데 도움이 됩니다. 특히 체중 증가로 내장지방이 쌓이면 소화 불량이나 성인병 위험이 높아지므로, 자신의 몸 상태에 맞는 단백질을 선택하는 것이 중요합니다.

5. 류신 등 9가지 필수 아미노산 및 생물가 확인

단백질을 선택할 때는 제내에서 직접 생산할 수 없는 필수 아미노산이 포함되어 있는지 확인하는 것이 중요합니다. 9가지 필수 아미노산 중 류신leucine은 특히 근육 생성과 체력 유지, 체중 증가에 도움을 주는 핵심 아미노산으로 알려져 있습니다. 동물성 단백질에서 류신 비율은 유청 단백질 14%, 카세인 10%, 달걀 9%, 육류 8% 정도이며, 식물성 단백질인 콩 단백질에도 약 8%가 함유되어 있습니다.

단백질의 질을 평가할 때는 생물가BV, Biological Value를 참고하면 좋습니다. 생물가는 단백질이 체내에서 얼마나 효율적으로 흡수되고 합성되는지를 나타내는 지표입니다. 생물가가 높을수록 근육 합성에 유리한 양질의 단백질 식품입니다. 주요 생물가 점수를 보면, 유청 단백질 104점, 달걀 단백질 100점, 소고기 80점, 콩 74점입니다. 특히 많은 운동인과 보디빌더가 선호하는 유청 단백질은 위산에 응고되지 않고, 흡수 속도가 2~3시간으로 빨라 운동 후 섭취에 적합합니다.

6. 단백질 부족 시 나타나는 신체 변화

단백질이 부족하면 우리 몸에는 다양한 문제가 나타납니다. 다음과 같은 변화가 생기는지 잘 살펴보세요.

① 허기를 자주 느끼고 단 음식이 당긴다

단백질이 부족하면 음식물이 빠르게 소화되어 혈당이 급격히 오르내립니다. 이때 인슐린 분비가 늘어나고, 금방 허기가 느껴져 단 음식이나 당이 높은 간식이 당기게 됩니다.

② 관절과 근육 통증이 잦아진다

체내 단백질이 부족하면 근육을 분해해 에너지원으로 사용하게 됩니다. 이로 인해 근육량이 줄고, 관절을 지지하는 근육의 탄성력이 떨어져 근육통과 관절 통증이 자주 나타납니다. 특히 나이가 들수록 손상된 부위가 회복되는 속도가 느려집니다.

③ 면역력이 떨어진다

단백질은 면역세포와 항체를 만드는 핵심 재료입니다. 부족하면 염증이 쉽게 생기고, 세균과 바이러스에 취약해져 감기나 호흡기 질환에 쉽게 노출됩니다.

④ 머리카락과 손톱이 약해진다

모발과 손톱은 케라틴이라는 단백질로 구성되어 있습니다. 단백질 합성이 떨어지면 머리카락이 가늘어지거나 탈모가 진행될 수 있으며, 손톱도 휘거나 갈라지고 쉽게 깨집니다.

⑤ 피부 탄력이 저하된다

단백질이 부족하면 콜라겐 합성이 줄어 피부 탄력이 떨어지고 잔주름이 생깁니다. 피부 진피층은 콜라겐, 엘라스틴, 히알루론산으로 이루어져 있는데, 단백질이 부족하면 이 구조가 손상되어 피부가 푸석해지고 윤기가 사라집니다.

밤에 먹어도
살이 찌지 않는 음식

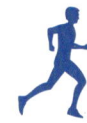

　하루 일과를 마치고 저녁 식사를 늦게 하거나 야식을 자주 먹으면, 뱃살이 늘고 체중이 증가할 수 있습니다. 자극적이고 기름진 음식은 하루의 피로를 달래는 보상처럼 느껴지기 때문에, 저녁만 되면 맛있는 음식을 찾게 되는 경우가 많습니다. 늦은 시간 불규칙하게 섭취하는 음식은 영양 균형을 깨뜨리고 낮 동안 더 쉽게 배고픔을 느끼게 합니다.

　특히 밤만 되면 식욕이 증가해 야식을 습관적으로 먹게 되는 현상을 야간식이증후군NES, Night Eating Syndrome이라고 부릅니다. 저녁 식사 이후 섭취하는 양이 하루 섭취량의 절반 이상을 차지하거나, 한밤중에 달거나 짭짤한 음식을 먹어야만 잠들 수 있다면 야간식이증후군을 의심해 볼 수 있습니다. 한국인의 약 10%는 직장생활, 불규칙한 식사 습관, 스트레스, 먹방이나 먹튜브 시청 등으로 인해 야식 증상이나 밤참 문제로 고민하고 있습니다.

야간식이증후군 체크리스트

밤늦게 식사를 몰아서 하거나 하루 열량 섭취의 50% 이상을 섭취해야만 잠이 온다.
아침에 일어나면 밥맛(식욕)이 없고 점심, 저녁을 과식한다.
잠자는 중에 일어나 스낵류 등의 고탄수화물, 고칼로리 음식을 먹는다.
스트레스 또는 불안하거나 우울한 감정이 들면 음식을 먹어서 기분을 전환한다.
야간에 식욕 억제가 어렵고, 배고 고프면 잠이 쉽게 들지 않는다.
1주일에 3일은 수면 중에 깨거나 다시 잠이 들지 않는다.

• 위와 같은 증상이 3개월 지속되거나 3가지 이상 속한다면 야간식이증후군일 가능성이 높습니다.

야간식이증후군 원인

야간식이증후군은 불규칙한 식습관, 스트레스, 불면증, 불안, 흥분, 그리고 수면-각성 주기의 문제와 깊은 관련이 있습니다. 잦은 야식은 영양 불균형과 생체 리듬의 교란을 일으켜 신경계를 자극하고, 불안과 불면증을 유발할 수 있습니다. 또한, 위장에서 음식이 오래 머물면서 염증을 일으켜 위염이나 식도염과 같은 소화장애가 나타나기도 합니다.

야간식이증후군은 음식 섭취와 관련해 생체 시계가 비정상적으로 작동하면서 발생합니다. 야간 활동이 많거나 스트레스가 쌓이면, 뇌의 신경전달물질인 세로토닌serotonin 기능에 이상이 생기고,

이로 인해 생체 리듬이 깨집니다. 정상적인 경우, 낮 동안 세로토닌이 적절히 분비되고 밤에는 멜라토닌melatonin으로 전환되어 성장호르몬 분비가 원활해집니다. 동시에 스트레스 호르몬인 코르티솔이 줄어들어 식욕이 억제되고 신체가 이완되며 숙면을 돕습니다.

하지만 밤늦게 염분이 많은 음식을 섭취하면, 다음 날 아침 얼굴이 붓는 현상이 나타납니다. 치킨, 햄버거, 피자, 족발, 떡볶이 등 과도한 염분은 멜라토닌 생성에 일부 도움을 주기도 하지만, 수면 중 나트륨 농도를 낮추기 위해 체내 수분을 배출하지 않고 저장하게 되어 수면의 질을 떨어뜨립니다. 저장된 수분은 얼굴, 손, 발 등을 붓게 하며, 낮보다 신진대사가 떨어지는 밤 시간에는 붓기가 더 두드러집니다.

수면과 음식, 그리고 호르몬의 관계

세로토닌은 빛이 망막에 들어오면 생성되어 기억력과 집중력, 수면에 영향을 미칩니다. 밤에는 이 세로토닌이 멜라토닌으로 전환되어 수면 호르몬 역할을 하며, 면역력 강화에도 도움을 줍니다. 멜라토닌은 새벽 2~3시에 분비가 최고조에 달하며, 숙면을 유도합니다. 이 과정에서 트립토판이라는 필수 아미노산이 필요합니다. 트립토판은 체내에서 생성되지 않으므로 음식으로 섭취해야 하며, 세로토닌과 멜라토닌을 만드는 중요한 원료입니다.

한편 일부 연구에서는, 취침 전 적절한 음식을 섭취하면 수면 중 혈당을 안정적으로 유지해 칼로리 소모와 체중 조절에 도움이 된다고 합니다. 공복 상태에서 잠이 들면 깊은 수면을 방해하고, 다음 날 기력이 떨어져 하루 일과에 영향을 줄 수 있기 때문입니다.

따라서 밤에 너무 배가 고프다면, 살이 잘 찌지 않으면서도 수면을 돕는 음식을 소량 섭취하는 것이 좋습니다. 단, 잠자기 최소 2~3시간 전에 식사를 마치는 것이 원칙이며, 그 전에 허기가 져 잠을 이루기 어렵다면 소화가 잘되는 음식을 선택하세요. 직장인처럼 야근이나 회식으로 인해 늦은 시간에 식사할 수밖에 없는 상황이라면, 칼로리가 낮고 염분이 최소화된 음식을 선택해 수면과 건강에 도움이 되도록 하는 것이 중요합니다.

밤에 먹어도 살이 덜 찌고 수면을 돕는 음식

1. 체리

체리는 신맛과 단맛이 적절하게 어우러져 많은 사람이 즐기는 과일입니다. 3대 영양소 중 탄수화물이 주를 이루지만, 개당 57$kcal$ 성노로 칼로리가 낮아 야간 간식으로 적합합니다. 하루 권상 섭취량은 10~15개 정도로, 약 70~80$kcal$ 정도여서 체중 관리에도 도움이 됩니다.

체리는 멜라토닌을 함유하고 있어 불면증 완화와 숙면에 효과적입니다. 특히 타트체리는 일반 체리에 비해 멜라토닌 함량이 6배 정도 높아 수면 유도에 더욱 효과적입니다. 멜라토닌 외에도 안토시아닌과 폴리페놀 같은 항산화 성분이 풍부하여, 피부 노화를 예방하고 피부 톤을 밝게 만드는 데 도움을 줍니다. 또한 비타민 C, 비타민 B6, 칼륨, 마그네슘이 풍부해 다이어트 중이거나 운동 후 지친 근육 회복에도 유리합니다.

하지만 체리를 과량 섭취하면 장에 부담을 줄 수 있으므로, 개인의 장 상태를 고려해 적당량만 섭취하는 것이 좋습니다.

2. 당근

당근은 비타민 A가 풍부해 눈 건강에 좋고, 노화 방지와 암 예방 등 다양한 건강 효능을 가진 슈퍼푸드입니다. 100g당 약 33$kcal$로 칼로리가 낮고, 섬유질이 풍부하며 혈당 지수가 낮아 안정적인 에너지원이 됩니다. 또한, 당근에는 알파카로틴 성분이 풍부해 잠에 잘 들도록 돕는 수면 유도 효과도 있습니다.

한국식품영양학회지에 실린 연구에 따르면, 당근에 들어 있는 가용성 섬유질은 복부 지방을 줄이고 혈당과 인슐린 수치를 조절하는 데 도움을 줍니다. 당근은 약 80%가 수분으로 이루어져 있어 섬유질과 물의 조합으로 포만감을 높여 다이어트에도 효과적입니다.

또 다른 연구에서는 3주간 매일 200g씩 당근 주스를 섭취했을 때, 혈중 콜레스테롤 수치가 약 11% 감소했다고 보고되었습니다. 당근에는 비타민 A, C, 칼륨, 카로틴 등 다양한 영양소가 포함되어 있어 면역력을 강화하고 간 건강에도 도움을 줍니다. 특히 베타카로틴이 풍부해 체내 활성산소로 인한 암세포 생성을 억제하는 데 도움을 줍니다.

단, 당근을 과도하게 섭취하면 복통, 복부 팽만, 설사 등의 부작용이 나타날 수 있으므로 적당량을 유지하는 것이 좋습니다.

3. 방울토마토

다이어트 중 간식으로 방울토마토만큼 부담 없이 섭취하기 좋은 식품도 드뭅니다. 방울토마토 1개(약 20g)는 2.5kcal 정도로 매우 낮은 칼로리를 자랑합니다. 20개를 먹어도 약 50kcal 정도여서 칼로리 걱정 없이 포만감을 유지할 수 있습니다.

방울토마토에는 루테인과 제아잔틴 성분이 있어 시력을 보호하고, 비타민 A와 라이코펜은 시신경 손상과 녹내장 예방에 도움을 줍니다. 또한 비타민 K는 칼슘 배출을 막아 체내 흡수를 돕고, 비타민 B는 피로 회복과 신장 기능에 도움을 줍니다. 라이코펜과 베타카로틴은 체내 활성산소를 제거하고 피부 노화를 방지하며, 건강하고 생기 있는 피부를 유지하도록 돕습니다.

다만 방울토마토는 산성이 강해 속쓰림이나 소화 불편을 일으킬 수 있으며, 수분과 섬유질이 많아 이뇨 작용으로 잠자는 동안 소변 때문에 깨는 경우가 생길 수 있습니다. 따라서 잠자기 2~3시간 전에 섭취하는 것이 가장 좋습니다.

4. 키위

키위는 면역력을 높이고 비타민과 미네랄이 풍부한 건강 과일로, 새콤달콤한 맛으로 많은 사람들이 즐겨 찾습니다. 100g당 약 60kcal로 칼로리가 낮고, 당지수는 35로 비교적 낮아 혈당 관리에도 도움을 줍니다. 수분과 섬유질이 풍부해 포만감을 주며, 적당량만 섭취해도 체중 관리에 유리합니다.

또한 키위에는 비타민 C가 풍부하여 면역 기능을 강화하고, 혈압을 안정시켜 뇌졸중과 심장질환 위험을 낮추는 데 도움을 줍니다. 키위 속 액티니딘은 단백질 분해 효소로, 고기나 생선 같은 동물성 단백질을 소화하는 데 효과적입니다.

수면 측면에서도 키위는 세로토닌, 칼슘, 마그네슘이 풍부하여 수면의 질을 높이고 숙면을 돕습니다. 수잠을 자는데 어려움을 겪는다면, 잠자기 약 2시간 전에 키위 1개를 섭취해 보는 것도 좋은 방법입니다.

5. 우유

우유는 흔히 완전식품이라 불릴 만큼, 인간이 필요로 하는 영양소를 고루 갖추고 있습니다. 다이어트나 식사 대용으로 우유를 선택하는 사람도 많습니다. 일반 흰 우유는 100ml당 약 70kcal로 칼로리가 낮고, 단백질은 3.2g, 지방은 4g 정도 함유되어 있습니다. 저지방 우유는 지방 함량이 낮아 칼로리 부담이 적고, 일반 우유는 다양한 영양소를 고루 섭취할 수 있다는 장점이 있습니다.

우유에는 면역력 강화에 도움을 주는 비타민 A, 비타민 D, 아연, 단백질이 풍부하며, 항산화 성분인 레티놀이 들어 있어 노화를 방지하고 피부를 윤기 있게 만들어 줍니다. 또한 칼슘은 신경의 흥분을 가라앉히고, 성장기 어린이의 골격 성장과 중년 이후 골다공증 예방에도 효과적입니다.

수면 측면에서도 우유는 도움이 됩니다. 우유에 포함된 비타민 B군과 비타민 C는 뇌에서 트립토판 이용률을 높여 세로토닌 생성을 증가시키고, 스트레스 완화와 행복감 향상, 불면증 개선에 기여합니다. 특히 키위나 바나나와 함께 갈아 마시면, 세로토닌과 트립토판, 마그네슘을 동시에 섭취할 수 있어 근육 회복과 숙면에 도움을 줍니다.

체중 감량 중이거나 살이 쉽게 찌는 사람은 저지방 우유를, 영양분을 골고루 섭취하고 싶다면 일반 우유를 추천합니다.

6. 곤약

최근 다이어트 식품으로 떠오르는 곤약은 탱글한 식감이 특징인 묵과 비슷한 모양의 식품입니다. 주성분은 수분과 식이섬유로, 수분 함량이 95% 이상을 차지하고 탄수화물은 약 3%에 불과합니다. 100g당 열량이 약 10㎉밖에 되지 않아 매우 낮은 칼로리를 자랑하지요.

곤약의 식이섬유는 분자량이 크고 점성이 강해 수분과 만나면 약 20배까지 부풀어 오릅니다. 이 성질 덕분에 포만감을 오래 유지할 수 있어, 늦은 밤 출출할 때나 다이어트 중일 때 곤약국수를 활용하면 좋습니다. 실제로 곤약은 백미나 현미보다 칼로리가 훨씬 낮고 탄수화물 함량도 적기 때문에, 쌀과 5 : 5 비율로 섞어 지은 곤약밥을 먹으면 칼로리를 줄이면서도 포만감을 얻을 수 있습니다. 곤약밥 반 공기의 열량은 약 160*kcal*로, 일반 밥 한 공기300~360*kcal*에 비해 40% 이상 낮습니다.

원재료 기준 100g당 영양소 함량

	백미	곤약	현미
칼로리	322kcal	12kcal	360kcal
식이섬유	0.96g	4g	3.3g
당질	76g	0g	75g
장점	소화가 잘 됨	칼로리 낮고 포만감 높음	비타민, 미네랄 등 영양소 섭취 가능

　곤약은 '구약감자'라 불리는 구약나물 뿌리를 분말로 만든 뒤 끓여 굳힌 묵으로, 글루코만난glucomannan이라는 수용성 식이섬유가 풍부합니다. 이 성분은 혈당이 급격히 오르는 것을 막아주고 혈당 조절을 도와 비만과 당뇨 예방에 효과적입니다. 또한 장 운동을 촉진해 노폐물과 독소를 배출하고 배변량을 늘려 장 건강 개선에도 도움을 줍니다. 곤약에는 칼륨도 많이 들어 있어 나트륨 배출을 돕고, 혈액순환과 콜레스테롤 수치 개선에도 유익합니다.

　단, 곤약은 칼로리가 낮은 대신 영양소도 거의 없기 때문에 장기간 곤약만 섭취하면 영양 불균형이 생길 수 있습니다. 따라서 곤약을 먹을 때는 닭가슴살 곤약국수, 곤약 비빔밥, 곤약 묵 등으로 조리해 단백질 식품과 채소를 함께 곁들이는 것이 좋습니다. 이렇게 하면 영양 균형을 유지하면서도 체중 관리에 도움이 될 수 있습니다.

7. 두부

두부는 단백질이 풍부하면서도 소화와 흡수가 잘되어, 밤에 먹어도 부담이 적은 식품입니다. 다이어트 식단에서 닭가슴살만큼이나 자주 활용되는데, 100g당 탄수화물 3g, 단백질 8g, 지방 4g 내외로 열량은 약 80$kcal$에 불과합니다.

콩물을 간수로 굳혀 만든 두부는 고단백·저칼로리 식품으로, 80% 이상이 수분으로 이루어져 있어 소량만 먹어도 포만감을 줍니다. 또한 혈당을 안정적으로 유지해 소화 과정을 지연시키므로 허기를 달래는 데 효과적입니다. 식물성 단백질 중에서도 포만감이 뛰어나며, 콩보다 흡수율이 높아 소화가 잘됩니다. 두부에는 올리고당이 풍부해 장운동을 촉진하고 배변을 원활하게 돕는 장점도 있습니다. 위 점막이 민감한 사람도 아침 공복에 부담 없이 섭취할 수 있고, 밤에 먹어도 속이 편안합니다.

두부의 주원료인 콩에는 다양한 불포화지방산이 들어 있습니다. 리놀레산은 체내 콜레스테롤 수치를 낮추는 데 도움을 주고, 오메가-3 지방산은 세포 성장과 발달에 관여합니다. 또 오메가-6 지방산은 암세포 성장을 억제하는 데 효과가 있습니다.

만약 소화가 잘 되지 않는다면 연두부나 순두부로 섭취하는 것이 좋습니다. 부드러운 두부에 다진 마늘과 대파를 올리고 간장을 살짝 곁들이면 입맛도 살고 소화에도 도움이 됩니다. 연두부나 순두부는 일반 두부보다 소화·흡수율이 뛰어나 위에 부담이 적고 신진대사 촉진에도 효과적입니다.

다만 아무리 소화가 잘되는 두부라도 늦은 밤에 과량으로 섭취하면 남은 칼로리가 체지방으로 축적될 수 있습니다. 또 가스가 차거나 복부 팽만, 설사 등을 유발할 수 있으므로 적당량만 섭취하는 것이 좋습니다.

버섯, 자몽, 오이, 가금류, 견과류, 생선 등은 밤에 부담 없이 먹을 수 있는 음식입니다. 단, 조리할 때는 볶거나 튀기는 것보다 삶거나 찌는 방식을 권장합니다. 밤이 늦을수록 가능한 한 가공하지 않은 채소류처럼 자연식품 그대로 먹는 것이 체중 증가를 막는 데 도움이 됩니다.

늦은 밤에 식사를 하거나 야식을 자주 먹으면 위장 기능이 떨어지고 체중도 쉽게 늘어납니다. 따라서 특별한 상황이 아니라면 늦은 밤 식사는 피하는 것이 좋습니다. 하지만 허기가 심해 잠이 오지 않거나, 잦은 야근으로 어쩔 수 없이 식사를 놓쳤다면 일주일에 1~2회 정도만 가볍게 드시는 것을 권합니다.

밤에 허기를 달래면서 숙면을 돕는 방법 중 하나는 '운동'입니다. 운동은 스트레스를 줄이고 혈액순환을 촉진해 수면·각성 리듬을 조절해 주어, 잠의 질을 높여줍니다. 또한 운동 후에는 신체가 더 많은 휴식을 필요로 하기 때문에 잠이 빨리 들고 깊은 수면을 유지할 수 있습니다.

처음 시작은 일주일에 2~3회 정도로 1시간 내외로 시작하여 점차 주 3~5회 정도 늘려주어야 효과가 있습니다. 다만 늦은 밤에 운동하면 체온이 오르고 교감신경이 활성화되어 잠들기 어려울 수 있습니다. 따라서 잠자리에 들기 최소 2시간 전에는 운동을 마치는 것이 좋습니다.

〈건강멘토의 멘토링〉 유튜브를 따라 운동해 보세요!

불면증에 좋은 음식

Chapter 4

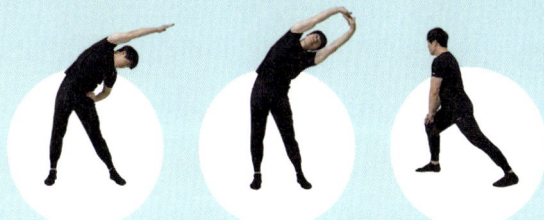

저속 노화를 위한
건강한 다이어트는
이렇게 하자

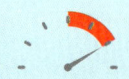

**Sound Body
Sound Mind**

몸무게만 빼는
다이어트는 NO!

여름이 다가오면 남녀노소 누구나 체중 감량을 떠올리곤 합니다. 두꺼운 옷 속에 가려졌던 몸이 얇은 옷차림으로 드러나는 계절이기 때문이지요. 단순히 건강을 위해서가 아니라, 예쁘고 탄탄한 몸매를 만들기 위해 다이어트를 결심하는 사람도 많습니다.

여성의 경우에는 결혼을 앞두고, 출산 후 산후조리 과정에서 체중 조절에 실패했을 때, 환경 이후 호르몬 변화로 내장지방이 늘어났을 때, 혹은 명절이 지나면서 불어난 뱃살 때문에 다이어트를 결심하곤 합니다. 문제는 많은 사람이 체중계 숫자를 줄이는 것에만 집중한다는 점입니다.

숫자에만 집착한 단기간 다이어트는 결국 요요 현상을 불러옵니다. 살이 빠졌다가 다시 늘어날 뿐 아니라, 오히려 이전보다 더 많은 체중이 늘어 고민이 커질 수 있습니다.

사람들이 단기간 다이어트를 선택하는 이유는 긴 시간 꾸준히 체중을 관리하기 어렵기 때문입니다. 주체할 수 없는 식욕, 직장과 생활 속 스트레스, 잦은 회식과 술자리 등으로 인해 쉽게 의지가 약해지기 마련입니다. 그러다 보니 단기간에 눈에 보이는 변화에 집착하게 되지요. 하지만 이런 방식은 음식을 거르거나 물 섭취를 줄이는 등 건강을 해치는 습관으로 이어지기 쉽습니다. 그 결과 지방보다 근육과 수분이 먼저 줄어들고 골밀도까지 낮아집니다.

겉보기에는 체중이 줄어든 것 같지만, 실제로는 신진대사가 떨어져 피부 노화, 소화불량, 변비 같은 부작용이 나타날 수 있습니다. 또한 수분이 부족하면 노폐물이 쌓이고 피로감이 커지며, 체내 수분이 1~2%만 줄어도 심한 갈증과 탈수 증상이 나타날 수 있습니다. 따라서 하루 1.5~2l의 물을 조금씩 자주 섭취해야 합니다.

신진대사와 체중 감량

효율적인 체중 감량을 위해서는 먼저 신진대사를 이해해야 합니다. 신진대사는 우리 몸이 생존과 성장을 위해 소모하는 모든 에너지, 즉 칼로리를 의미합니다. 신진대사가 활발하면 근육량이 늘고 지방 연소가 원활하게 이루어지지만, 반대로 신진대사가 떨어지면 지방과 노폐물이 쌓이고 각종 질환의 위험이 높아집니다.

신진대사는 크게 세 가지 요소로 구성됩니다.
- 기초대사량(60%): 가만히 있어도 호흡과 체온 유지에 쓰이는

최소한의 에너지

- 활동대사량(30%): 걷기, 계단 오르기, 운동 등 움직임에 따른 에너지
- 소화대사량(10%): 음식을 소화시키는 과정에서 소모되는 에너지

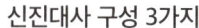

신진대사 구성 3가지

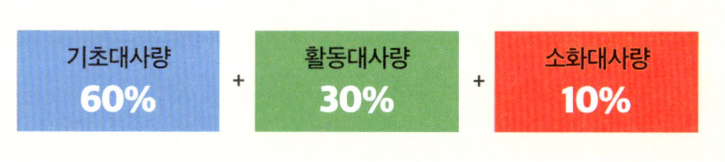

이 세 가지가 서로 맞물려 우리의 신진대사를 결정합니다.

가장 먼저 근육량이 늘어나면 기초대사량이 올라갑니다. 이를 위해서는 단백질을 포함한 균형 잡힌 식단이 필수적입니다. 근육이 많아지면 같은 활동이라도 더 많은 칼로리를 소모하게 되고, 운동의 강도(반복, 무게, 시간, 휴식)에 따라 활동대사량도 달라집니다. 결국 식사량과 에너지 소비는 서로 맞물려 움직이게 됩니다.

다음으로 우리 몸의 혈액은 항상 필요한 기관으로 우선적으로 공급됩니다. 안정을 취할 때는 각 기관에 골고루 분배되지만, 운동을 시작하면 활동 근육으로 혈액이 집중되고 내장 기관으로 가는 혈류는 줄어듭니다. 이를 운동생리학에서는 혈액의 재분배 Redistribution of blood flow라고 부릅니다.

마찬가지로 식사를 하면 위장 운동에 필요한 혈액이 몰려 소화가 원활히 이루어집니다. 이때 몸이 따뜻해지고 땀이 나는 이유도, 위장이 음식을 분해하고 흡수하는 과정에서 열이 발생하기 때문입니다. 반대로 식사 직후 격한 운동을 하면 위장에 몰려 있던 혈액이 근육으로 이동하면서 소화 불량이 생길 수 있습니다. 따라서 식후에는 가벼운 걷기나 담소가 가능한 정도의 활동이 좋으며, 강도 높은 운동은 식사 후 2시간이 지난 뒤에 하는 것이 바람직합니다.

혈액의 재분배

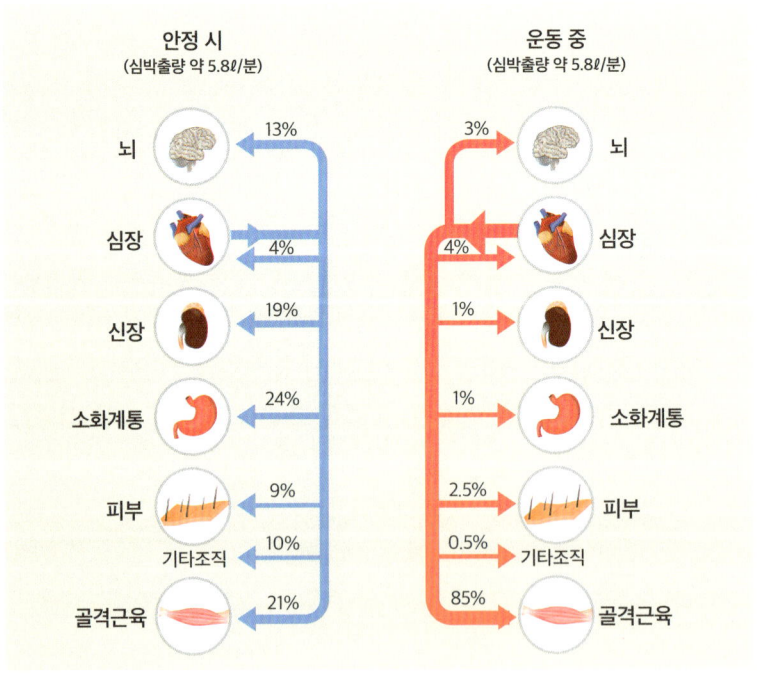

마지막으로 우리가 먹는 음식 자체가 에너지를 소비합니다. 신진대사의 약 10%를 차지하는 소화대사량(음식열) 덕분입니다. 쉽게 말해 음식을 먹으면 자동으로 가스 불이 켜져 열량이 소모되는 셈입니다.

- 기초대사량(60%): 온종일 작은 가스 불 하나가 켜져 있는 상태
- 활동대사량(30%): 움직임과 운동 강도에 따라 불의 개수가 늘어나는 상태
- 소화대사량(10%): 음식을 먹는 순간 무조건 가스 불 3개가 활활 켜지는 상태

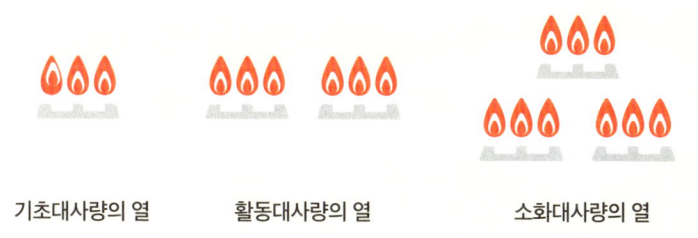

기초대사량의 열   활동대사량의 열   소화대사량의 열

따라서 무엇을, 언제, 어떻게 먹느냐가 체중 관리의 핵심입니다. 예를 들어, 닭가슴살 샐러드 같은 고단백·저칼로리 식사를 하루 세 끼 나눠 먹는다면 음식열 효과로 칼로리 소모가 늘어나 살이 잘 찌지 않습니다. 반대로 피자·치킨·햄버거처럼 고열량·고지방 음식을 먹으면 음식열보다 더 많은 칼로리가 들어와 체중이 쉽게 늘어납

니다. 즉, 소화대사량을 제대로 활용하려면 균형 잡힌 식사, 혈당을 급격히 올리지 않는 음식, 그리고 늦은 밤 식사를 자제하는 것이 중요합니다.

체중 vs. 신체 구성성분

전날 과식하거나 몸이 붓고, 체중이 갑자기 늘어 옷이 작아진 듯할 때 우리는 자연스럽게 체중계에 올라섭니다. 살이 쪘는지, 빠졌는지 손쉽게 확인할 수 있고, 그 결과에 따라 음식 조절이나 단기 다이어트를 계획하기도 합니다. 그러나 체중계는 체중 변화의 이유 ― 지방이 줄었는지, 근육이 줄었는지 ― 를 알려주지 못합니다. 많은 경우 과거 경험을 근거로 목표 체중을 정하게 되는데, 이것이 오히려 발목을 잡을 때가 있습니다.

20~30대에는 성장호르몬이 활발하고 대사율이 높아 조금만 조절해도 쉽게 체중이 줄거나 잘 찌지 않았습니다. 하지만 30대 후반 이후부터는 상황이 달라집니다. 성장호르몬 분비가 줄고, 체력도 떨어지며, 앉아 있거나 누워 있는 시간이 늘어납니다. 여기에 운동량 감소와 매년 줄어드는 기초대사량까지 더해지면서, 과거처럼 단기간에 몸무게만 줄이는 다이어트는 점점 어려워집니다.

특히 무작정 음식을 줄이고 1만 보 걷기 같은 장시간 유산소에만 의존하면, 지방보다 근육이 먼저 줄어듭니다. 체중이 1kg 빠지면 그중 약 0.25~0.3kg은 근육 손실이라는 연구도 있습니다. 이는 건강한 다이어트가 아니기에 결국 요요 현상, 피부 건조와 갈라짐, 탈모, 소화불량 같은 부작용을 남깁니다.

 따라서 단순히 체중계 숫자에 의존하기보다, 체성분 분석기를 활용해 근육과 지방의 비율을 확인하는 것이 중요합니다. 요즘은 가정용 체성분 분석기도 많이 보급되어 있지만, 더 정확하게 확인하려면 헬스장·보건소·병원 등을 방문하는 것도 좋습니다.

 체성분 검사를 하면 키·나이·성별에 따른 평균 대비 자신의 신체 상태를 알 수 있습니다. 결과지에는 근육량(체수분·단백질·kg), 무기질, 체지방량(kg), 체질량지수(BMI), 체지방률(%), 복부지방률, 기초대사량, 내장지방 등 다양한 항목이 표시됩니다. 이 중에서도 꼭 주목해야 할 핵심 지표는 체중(과체중·저체중 여부)보다 근육량, 체지방량, 체지방률입니다. 그래야 올바른 목표를 세우고, 운동·식단·생활 습관을 맞춤 관리할 수 있습니다.

남여 지방률 외 정상범위 체성분 분석 결과

	나이	표준 이하	표준	경도비만	고도비만
여성	20~39	~20%	21~32%	33~38%	39%~
	40~59	~22%	23~33%	34~39%	40%~
	60~79	~23%	24~35%	36~41%	42%~
남성	20~39	~7%	8~19%	20~24%	25%~
	40~59	~10%	11~21%	22~27%	28%~
	60~79	~12%	13~24%	25~29%	30%~

 예전에 한 여성분이 다이어트를 결심하고 센터를 찾은 적이 있

습니다. 겉으로 보기에는 전혀 뚱뚱해 보이지 않았습니다. 나이 38세, 키 167*cm*, 체중 56.7*kg*. 근육량은 24.6*kg*, 체지방은 11.8*kg*, 체지방률은 20.8%로, 모든 수치가 표준 범위 안에 있는 건강한 몸이었죠.

그런데도 그녀가 원하는 목표 체중은 48~50*kg*이었습니다. 이유를 묻자, "다른 여성들에 비해 내가 뚱뚱하다"고 스스로 생각하고 있었던 겁니다. 많은 여성이 막연히 동경하는 '40*kg*대의 몸무게'에 집착했던 것이죠.

물론 의지만 있다면 체중을 47~48*kg*까지 줄일 수는 있습니다. 하지만 그렇게 되면 근육(수분 포함)과 뼈의 밀도가 함께 줄어들어, 오히려 나이가 더 들어 보이거나 마르고 앙상한 체형이 될 가능성이 큽니다. 건강한 외모와는 거리가 멀어진다는 뜻입니다.

사실 이 여성은 체중의 약 20%가 체지방일 정도로 건강했고, 근육량은 표준 범위(22~27*kg*) 안에서 충분히 유지되고 있었습니다. 체지방률도 20.8%로 정상 범위였습니다.

그렇다면 질문해 볼게요. 이 여성을 '뚱뚱하다' 또는 '비만이다'라고 할 수 있을까요?

이 여성은 어릴 적부터 운동을 꾸준히 해왔던, 흔히 말하는 근육형 체형이었습니다. 하지만 좀 더 마른 모습에 대한 욕심 때문에 체중 숫자에 의존했던 것이죠. 사실 지방과 근육의 무게는 같더라도, 근육 1kg보다 지방 1kg의 부피가 약 30% 더 크기 때문에 근육이 늘고 지방이 줄면 체지방률이 낮아지고 외형적으로 훨씬 건강미 있는 몸매가 됩니다.

또한 지방은 약 25~35%, 근육은 약 72%가 수분으로 이루어져 있기 때문에, 지방이 줄어들수록 군살이 빠지면서 체형이 더 선명하게 드러나고 건강한 인상을 줄 수 있습니다. 결국 몸무게보다 중요한 것은 근육량과 체지방률입니다.

근육 vs. 체지방 부피 비교

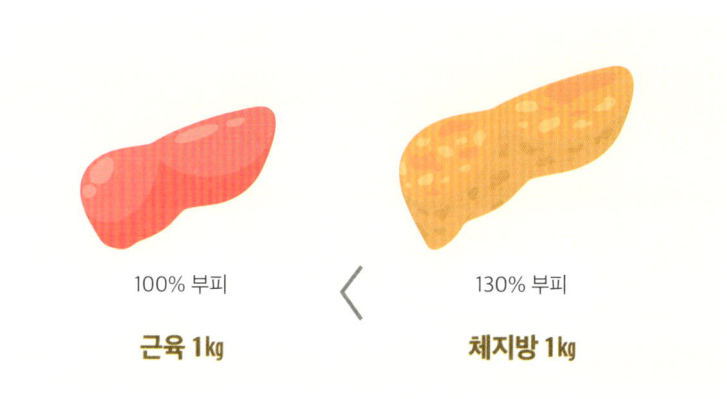

100% 부피　　　　　　　130% 부피

근육 1kg　　　　　　**체지방 1kg**

20여 년 전, 제 어머니께서도 체중을 줄이겠다며 그 시절 유행하던 포도 다이어트를 하신 적이 있습니다. 포도 껍질째 갈아 하루 두세 번 드셨는데, 2주가 지나자 눈에 띄게 체중이 줄고 외형도 날씬해지셨습니다. 하지만 얼굴은 수척해지고 늘 피곤해 보였으며, 얼마 지나지 않아 요요현상으로 오히려 이전보다 더 살이 찌게 되었습니다.

원푸드 다이어트나 굶는 다이어트처럼 단기간에 체중을 줄이는 방식은 표면상으로는 효과가 있어 보일 수 있습니다. 그러나 실제로는 체지방보다 근육이 더 많이 빠져나가면서 기초대사량과 골밀도가 감소합니다. 그 결과 피부와 신체의 탄력이 줄어들고, 노화가 빨라지며, 영양 불균형으로 건강까지 위협받게 됩니다.

정상적인 체중 감량과 요요 없는 다이어트를 위해서는 반드시 근육량, 체지방량, 체지방률을 확인해야 합니다. 저체중인데도 비만인 경우가 있고, 과체중이라도 건강한 경우가 있기 때문이죠. 다른 수치들도 물론 참고할 수 있지만, 결국 이 세 가지 지표가 변하면 기초대사량, 내장지방, 골밀도 같은 항목들도 함께 달라집니다.

따라서 목표 체중을 정할 때는 단순히 몇 kg이 아니라, 근육량을 얼마나 유지하고, 체지방률을 어떻게 조절할 것인가에 초점을 맞춰야 합니다. 그래야 건강한 몸을 만들고, 요요현상에서도 벗어날 수 있습니다.

당신의 건강한 몸과 외모는 숫자가 아니라 체성분의 균형에서 결정됩니다. 몸무게만 빼는 다이어트는 건강을 해친다는 사실, 꼭 기억하기 바랍니다.

건강을 위해
살을 빼야 하는 사람들

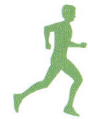

　우리 몸은 평생 함께해야 할 가장 소중한 자산입니다. 하지만 잘못된 생활 습관과 불균형한 식습관으로 체중이 늘면, 당뇨, 고혈압, 관절 질환 등 다양한 건강 문제를 유발할 수 있습니다. 체중 감량은 단순히 외모를 위한 것이 아니라, 건강한 삶과 삶의 질을 지키기 위한 필수 선택입니다. 가볍고 튼튼한 몸은 일상에 활기를 주며, 건강한 삶을 가능하게 합니다.

　표준체중에 근육형 날씬 체형(체중 대비 근육이 많고 지방이 적은 체형)을 갖추면, 같은 양을 먹어도 또래보다 살이 잘 찌지 않고 체중 유지도 수월합니다. 이는 단기간 다이어트 후에도 원래 체중으로 쉽게 돌아가는 효과로 이어집니다.

　쉽게 비유하자면, 연간 10% 수익이 나는 적금을 생각해 볼 수 있습니다. 100만 원을 가진 사람은 10만 원의 수익을 얻지만, 1억 원을 가진 사람은 1,000만 원을 벌 수 있습니다. 근육이 많고 지방이 적은 체형도 이와 비슷합니다. 신진대사율(기초대사량, 활동대사량, 소화대사량)이 높기 때문에 체내에 지방이 쌓여도 금방 연소됩니다.

반면, 저근육형 비만이나 근육이 적고 지방이 많은 사람은 신진대사율이 낮아 지방이 잘 쌓이고 잘 빠지지 않습니다. 같은 체중으로 동일한 식사와 운동을 하더라도, 체지방을 줄이기 위해서는 근육이 많은 사람보다 2배 이상의 노력과 인내가 필요합니다.

따라서 젊은 시절부터 근육량을 늘리고 지방을 표준범위에 맞게 유지하면, 나이가 들어서도 체중 조절이 수월하고 건강 관리에도 유리합니다.

저도 한때는 잘 먹고 많이 먹어도 살이 잘 안 찌던 시절이 있었습니다. 20대에 서울시장배 보디빌딩 대회에 출전해 1위를 차지했을 정도였습니다. 시합 전날에는 체지방률 1%대까지 몸을 만들며 준비했죠.

시합이 끝난 후, 그동안 먹고 싶었던 짜장면, 탕수육, 치킨, 떡볶이, 순대, 삼겹살 등을 일주일 동안 마음껏 먹었습니다. 그 결과, 체중은 8kg 증가했고 체지방률도 9% 올랐습니다. 하지만 근육량이 함께 늘어나 기초대사량도 시합 전보다 높아졌습니다. 근육이 많아질수록 몸의 펌핑과 사이즈도 더 잘 늘어나고, 지방 감량도 식단과 유산소운동을 병행하면 단 며칠 만에 2~3kg씩 쉽게 줄일 수 있었습니다. 음식을 먹어도 소화가 잘되며, 운동 후 회복 속도도 빨라 같은 체중의 일반인보다 살이 잘 찌지 않는 체질이 된 것이죠.

20대~30대 시절, 많은 사람이 저에게 "어떻게 하면 너처럼 먹어도 살이 안 찌냐?", "살이 안 찌는 체질이냐?", "원래 식스팩이 있었냐?", "저녁에 뭘 먹냐?" 등 질문을 많이 하곤 했습니다. 이는 공부 잘하는 친구에게 "너처럼 공부 잘하려면 어떻게 해야 해?"라고 묻는 것과 비슷합니다.

사실 특별한 방법은 없습니다. 우선순위를 정하고 운동과 식단을 꾸준히 병행한 것이 전부입니다. 평상시 남들이 쉴 때 운동하고, 배고플 때 제육볶음밥, 김치찌개, 돈가스 대신 닭가슴살과 계란 같은 음식으로 식단을 관리했을 뿐입니다. 타고난 운동신경이나 공부 머리도 있겠지만, 우선순위를 정하고 매일 조금씩 목표를 향해 꾸준히 나아간다면, 최고는 아닐지라도 상위권에는 충분히 도달할 수 있습니다.

과체중(비만)이 건강에 미치는 영향

회식, 친구와의 약속, 불금 등으로 어느 순간 체중이 3kg가 늘어날 수 있습니다. 일상생활에서는 큰 차이를 느끼기 어렵지만, 만약 덤벨 3kg을 몸에 지니고 다닌다고 생각해보면 그 무게가 얼마나 부담스러운지 금세 느낄 수 있습니다. 체중이 늘어나면 1시간에 끝낼 일을 2~3시간 걸리거나, 쉽게 지치고 피로가 쌓이면서 집중력과 생산성도 떨어집니다.

그래서 "뚱뚱하면 살을 빼"라는 말을 많이 듣습니다. 실제로 살을 빼면 외모가 좋아지고, 자신에 대한 자존감과 신뢰, 자신감까지 올라갑니다. 두꺼운 옷 대신 얇은 옷을 입고, 헐렁한 옷보다 몸에 맞는 옷이 입고 싶어지는 것처럼, 체중 감량은 신체적 변화뿐 아니라 정신 건강에도 긍정적인 영향을 줍니다.

그러나 과체중과 비만은 단순한 외형 문제가 아니라 여러 질병의 원인이 될 수 있습니다. 비만은 심뇌혈관질환, 근골격계질환, 고혈압, 당뇨, 암, 천식 등 다양한 합병증을 유발하며, 정상 체중보다 사망률이 2배 이상 높습니다. 구체적으로, 고혈압 위험은 2.5~4배, 당뇨 위험은 4~5배, 심장 관상동맥질환은 1.5~2배 증가합니다.

체질량지수BMI $30\,kg/m^2$ 이상의 고도비만은 무릎관절염 위험을 4배 높이고, 요추 디스크, 척추협착증, 골다공증 등 관절 문제와 부상 빈도도 증가시킵니다.

또한 비만은 정신 건강과도 깊은 연관이 있습니다. 외모 편견과 부정적인 시선은 스트레스와 자존감 저하를 유발하며, 움직임이 불편해져 신체활동이 줄어 삶의 질이 떨어집니다. 호르몬 불균형(코르티솔 증가, 도파민·엔돌핀·세로토닌 변화)으로 불안과 우울감이 심화될 수도 있습니다.

체중 감량이 주는 건강상의 이점

체중 감량은 단순히 외모를 바꾸는 것을 넘어, 신체적·정신적 건강에 큰 변화를 가져옵니다. 먼저 신체적인 측면에서 보면, 체중을 줄이면 혈압이 낮아지고 혈중 콜레스테롤과 중성지방 수치가 개선되면서 심근경색이나 뇌졸중과 같은 심뇌혈관질환의 위험이 감소합니다. 체중의 5~10%만 감량해도 인슐린 저항성이 개선되고 혈당이 조절되어 제2형 당뇨병 예방에도 큰 도움을 줍니다.

뿐만 아니라 무릎, 허리, 발목 등 관절에 가해지는 부담이 줄어 근골격계 질환의 위험도 감소하며, 통증이 완화됩니다. 위산 역류나 지방간의 위험도 줄어들고, 장내 미생물 균형이 회복되면서 배변 활동도 원활해집니다. 규칙적인 식습관과 건강한 식단으로 체중을 감량하면 복부 팽만감과 과도한 가스가 줄어드는 등 소화기 건강 전반에 긍정적인 변화가 나타납니다.

정신 건강 측면에서도 체중 감량은 많은 이점을 줍니다. 규칙적인 운동과 건강한 식단으로 목표 체중을 달성하면 성취감을 경험하게 되고, 세로토닌과 도파민 분비가 증가하면서 기분이 좋아집니다. 이는 자기 효능감과 자기 인식을 높이는 효과로 이어지며, 자신감과 자존감도 함께 상승합니다. 또한 비만으로 인해 발생할 수 있는 해마(기억을 담당하는 뇌 영역)의 기능이 저하되면서 알츠하이머병, 치매 등의 위험이 높아질 수 있습니다. 하지만 체중을 감량하면 뇌 혈류가 증가하고, 신경 전달이 원활해지면서 인지 기능 개선 및 집중력과 학습 능력이 향상될 수 있습니다.

마지막으로 체중을 감량하면 수면의 질도 개선됩니다. 체중이 늘어나면 기도 주변에 지방이 쌓이면서 코골이와 수면무호흡증이 발생할 수 있지만, 체중을 줄이면 이러한 문제가 완화됩니다. 깊은 수면을 취할 가능성이 높아지고 피로가 감소하며, 감정 조절 능력

해마 위치

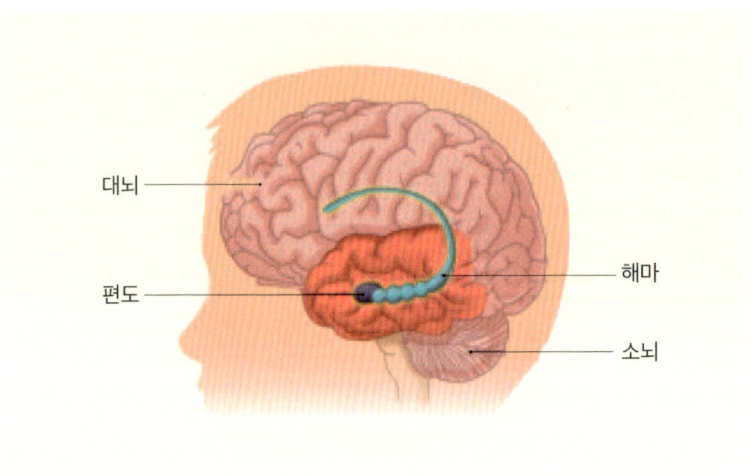

대뇌

편도

해마

소뇌

도 향상됩니다.

결국 체중 감량은 외모 개선 이상의 의미를 갖습니다. 건강한 체중을 유지하면서 얻는 신체적·정신적 혜택은 삶의 질을 높이고, 활기차고 자신감 있는 일상을 가능하게 합니다. 단순히 살을 빼는 것이 아니라, 건강한 몸과 마음을 위한 선택이라는 점을 기억해야 합니다.

건강을 위해 체중감량 실천 방법

건강하게 체중을 감량하려면 극단적인 다이어트보다, 평소 건강한 식습관과 꾸준한 운동이 가장 중요합니다. 단기간에 무리하게 체중을 줄이는 방법은 오히려 몸과 마음을 다치게 할 수 있기 때문에, 올바른 방법으로 조금씩 실천하는 것이 좋습니다. 이렇게 하면 몸도 가벼워지고, 머리도 맑아져 자연스럽게 건강한 생활 습관을 유지할 수 있습니다.

① 균형 잡힌 식습관 유지하기

체중 조절의 기본은 무엇보다 음식입니다. 단순히 칼로리를 줄이는 것이 아니라, 영양의 균형을 고려한 식단이 필요합니다.

- **정제 탄수화물 줄이기**: 흰쌀, 밀가루 대신 현미, 잡곡밥, 고구마, 단호박과 같은 복합 탄수화물을 섭취합니다.
- **단백질 섭취 늘리기**: 닭가슴살, 생선, 달걀, 콩류 등 단백질이 풍부한 음식을 통해 포만감을 유지합니다.
- **건강한 지방 섭취**: 아보카도, 견과류, 올리브오일, 생선 등 몸에 좋은 불포화 지방을 섭취합니다.
- **채소와 과일 충분히 섭취**: 섬유질이 풍부해 포만감을 주고 소화에도 도움을 줍니다.

② 규칙적인 운동 습관화

운동은 단순한 체중 감량을 넘어, 건강한 몸을 만드는 핵심 요소입니다.

- **스트레칭**: 운동 전후 5~10분씩 가동 범위를 늘려 부상 예방과 유연성 향상에 도움을 줍니다.
- **유산소운동**: 주 3~5회, 30~50분 동안 걷기, 달리기, 수영, 자전

거 등을 실시합니다.

- **근력운동**: 주 3회 이상, 동작마다 당 3세트 이상의 푸쉬업, 스쿼트, 플랭크, 턱걸이 등 자가 체중을 이용한 운동으로 근육량을 유지합니다. 헬스장에서 기구를 활용해 근력운동을 해도 좋습니다.
- **생활 속 활동량 늘리기**: 엘리베이터 대신 계단을 이용하고, 가까운 거리는 걸어 다니는 습관을 만듭니다.
- **식후 활동**: 식사 후 바로 앉지 않고 가벼운 걷기나 운동을 통해 혈당 상승을 억제합니다.
- **운동 루틴 만들기**: 본인에게 맞는 운동을 선택해 꾸준히 실천할 수 있도록 습관화합니다.

③ 생활 습관 개선

체중 감량은 일상 속 작은 습관들이 모여 이루어집니다.

- **충분한 수면**: 하루 7~9시간의 수면은 식욕 조절을 돕고 체중 감량에 유리합니다.
- **수분 섭취**: 하루 1.5~2l 이상의 물을 마셔 탈수를 예방하고 신진대사를 촉진합니다.
- **스트레스 관리**: 명상, 대화, 운동, 취미 활동 등으로 스트레스를 조절해야 폭식과 건강 습관 방해를 예방할 수 있습니다.
- **규칙적인 식사**: 끼니를 거르지 않고 일정한 시간에 식사하면 과식과 폭식을 막을 수 있습니다.

④ 현실적인 목표 설정과 실천

체중 감량은 한순간에 이루어지지 않으므로, 무리한 방법보다 현실적인 목표를 세우고 꾸준히 실천하는 것이 중요합니다.

- **단기·장기 목표 설정**: 예를 들어, 일주일에 0.5kg씩 감량하여 한 달에 2~3kg을 줄이는 현실적인 목표를 세웁니다.
- **체중보다 체내 건강 지표에 집중**: 근육량, 체지방량, 체지방률 등 건강 지표를 기준으로 목표를 정합니다.
- **작은 습관부터 시작**: 하루 10분 틈새 운동, 음료수 대신 물 마시기 등 쉽게 실천할 수 있는 것부터 시작합니다.
- **포기하지 않는 환경 만들기**: 처음부터 완벽하지 않아도 괜찮습니다. 중간에 실패하더라도 다시 시작하면 됩니다. 꾸준히 실천할 수 있는 환경을 만드는 것이 핵심입니다.

체중 감량은 단순히 살을 빼는 것이 아니라, 더 건강하고 활기찬 삶을 위해 시간과 노력, 그리고 약간의 인내를 투자하는 과정입니다. 완벽한 시작이 아니어도 괜찮습니다. 중요한 것은 단기간 감량보다 내 몸을 위해 평생 유지할 수 있는 건강한 습관을 만드는 것입니다.

생활 습관이 곧 건강!
습관을 바꿔야 산다

'요즘 왜 이렇게 피곤하지? 살이 왜 이렇게 찌지? 아침에 일어나도 컨디션이 돌아오지 않네….'

한 번쯤 이런 생각 해보신 적 있으신가요? 병원에 가도 특별한 이상은 없는데, 예전 같지 않다고 느껴지는 순간이 있습니다. 이는 우리 몸이 건강 이상 신호를 미리 보내는 것일 수 있습니다. 이럴 때는 생활 습관을 점검해 보는 것이 가장 빠른 해결책입니다.

사실 건강이라는 것은 매일 반복되는 사소한 습관이 쌓여 만들어집니다. 예를 들어, 아침에 일어나자마자 스마트폰을 보는 습관, 늦게까지 잠을 자지 않는 습관, 고칼로리 패스트푸드를 자주 먹는 식습관, 일주일 내내 걷기만 하고 다른 신체 활동을 거의 하지 않는 습관… 이런 작은 선택들은 단기간에는 별거 아니지만, 시간이 지나면 몸과 마음에 큰 영향을 미칩니다. 특히 하루 종일 앉아만 있으면 피로가 쌓이고 체중이 늘며 면역력까지 떨어집니다.

반대로, 몇 가지 습관만 바꿔도 몸은 생각보다 빠르게 반응합니다. 가벼워진 몸, 맑은 정신, 활기찬 하루 시작… 이러한 변화를 경험하면, 생활 습관 개선의 동기 부여도 자연스럽게 생깁니다. 건강한 몸을 되찾으려면 매일의 작은 습관을 꾸준히 쌓아가는 것이 중요합니다. 아래에 소개한 건강한 사람의 생활 습관 10가지를 살펴보고, 일상에서 하나씩 실천해봅시다.

건강한 사람의 생활 습관 10가지

① 규칙적인 수면, 일찍 자고 일찍 일어나기

스웨덴 스톡홀름 연구팀에 따르면, 수면이 부족하면 얼굴이 실제 나이보다 더 늙어 보인다고 합니다. 하루 7~8시간 깊은 수면을 통해 성장호르몬 분비를 촉진하고, 손상된 조직과 근육을 회복시키고, 면역력을 안정시키며, 집중력과 기억력도 높여줍니다. 또한 잠자는 동안 시간당 50~70㎉를 소모하므로, 밤 11시에 자고 아침 6~7시에 일어나면 하루 400~500㎉ 성노를 자연스럽게 소보할 수 있습니다.

② 하루 1.5~2L 물 마시기

우리 몸은 하루 약 2.5ℓ의 수분을 배출합니다. 물을 충분히 마셔야 체온 조절과 혈액 순환, 림프순환이 원활해지고, 독소 배출과 신진대사 촉진으로 체지방을 줄이는 효과도 있습니다. 특히 아침 공복에 200~500ml의 물을 마시면 탈수를 예방하고, 장 운동과 배변 활동에도 도움이 됩니다.

③ 군것질 줄이기

과자, 빵, 청량음료, 초콜릿, 사탕, 아이스크림… 이런 음식은 대부분 정제 탄수화물입니다. 혈당을 급격히 올리고 인슐린 분비를 증가시켜 비만으로 이어질 수 있으며, 순간적인 기분 상승 후 피로와 짜증, 불안 등 심리적 기복까지 유발합니다.

④ 아침 식사 거르지 않기

아침 식사는 잠을 자는 동안 공복이었던 몸에 영양과 수분을 공급하고, 두뇌 활동과 장운동을 활성화합니다. 규칙적인 아침 식사는 점심 과식을 예방하고 불필요한 간식 섭취도 줄여 다이어트에도 도움됩니다.

⑤ 식후 바로 앉거나 눕지 않기

식후 바로 앉거나 눕게 되면 혈당과 인슐린이 과다 분비되어 체지방이 잘 쌓이는 시간이 됩니다. 식사 후 가벼운 걷기나 스트레칭으로 몸을 움직여주는 습관이 필요합니다.

⑥ 근력운동 & 유산소운동

신체는 움직이지 않으면 녹슬고 기능을 잃습니다. 특히 40대 이후 근육량이 줄어 힘이 약해지고 피로가 쉽게 쌓이므로 운동은 필수입니다. 유산소운동으로 심폐 기능을 강화하고, 근력운동으로 근육량을 유지하면 낙상 위험을 줄이고 노년에도 건강을 유지할 수 있습니다.

⑦ 주말에는 가족과 뒷산 오르기

저는 아들과 함께 수도권 주변 산들과 국립공원을 1년 반 동안 돌며 근력 강화와 다이어트 효과를 톡톡히 보았습니다. 등산을 하면서 햇볕을 쬐면 스트레스가 해소되고, 엔도르핀과 세로토닌이 분비되어 기분이 좋아집니다. 피톤치드 향은 혈압을 낮추고 긴장을 풀어줍니다. 몸 상태가 좋지 않다면 낮은 산부터 시작해 점차 높이를 늘리는 것이 안전합니다.

⑧ 밤 8시 이후 금식

밤에는 위장 활동이 느려지고 소화력이 떨어집니다. 잠들기 3시간 전에는 식사를 마치고, 가능하면 8시 이후에는 음식 섭취를 줄이면 수면의 질과 혈당 조절에 도움이 됩니다.

⑨ 금연 & 절주

담배와 술은 혈압과 혈중 중성지방을 높이고 염증을 만들며, 피부 탄력을 떨어뜨리고 노화를 촉진합니다. 건강을 위해서는 금연과 절주가 필수입니다.

⑩ 일주일 동안 노력한 자신에게 보상하기

일주일 동안 식사와 운동을 잘 지켰다면, 주말에 좋아하는 음식을 소량 즐기는 등 스스로에게 보상을 주세요. 작은 보상은 동기부여가 되어 건강 습관을 꾸준히 유지하게 합니다.

혈당을 낮추는 운동(식후 혈당 관리)

식사 후 혈당이 갑자기 치솟는 현상을 혈당 스파이크라고 합니다. 이때 적절한 운동을 해주면 혈당을 안정시킬 수 있습니다. 특히 고혈압이나 고지혈증 같은 성인병이 있거나, 당뇨병을 예방하고 싶은 사람들은 식후 골든타임 운동이 큰 도움이 됩니다. 혈당 관리뿐 아니라 뱃살을 줄이고 정상 혈압을 유지하는 데도 효과적이지요.

음식을 먹고 난 뒤 약 30분~1시간 사이, 혈당이 가장 높아집니다. 이 시기를 바로 혈당 조절 골든타임이라고 부릅니다.

우리가 음식을 섭취하면 소화기관에서 잘게 분해되어 포도당이 만들어지고, 이것이 혈류로 들어가면서 혈당이 올라갑니다. 이때 인슐린은 세포의 문을 열어 포도당이 에너지로 쓰이도록 돕습니다.

하지만 인슐린이 충분히 나오지 않거나 제 역할을 못 하면 포도당이 세포 안으로 들어가지 못하고, 혈액 속에 쌓여 고혈당이 됩니다. 결국 당뇨병의 원인이 되죠. 따라서 식후 30분쯤 가벼운 운동을 하는 것이 혈당 관리에 가장 효과적입니다.

걷기 같은 유산소운동도 좋지만, 근력운동과 스트레칭을 함께 하면 효과가 배가 됩니다. 근육은 혈액 속 포도당을 에너지로 쓰기 때문에 운동을 할수록 혈당이 자연스럽게 내려가고, 인슐린도 더 원활하게 작동합니다.

식후에 멀리 나가지 않아도 됩니다. 회사든 집이든, 의자 하나만 있으면 충분히 할 수 있는 동작들이 있습니다. 부담 없이, 안전하게 시작해 보세요.

TIP

운동 전에는 과식을 피하세요. 배가 너무 부르면 숨이 차고 소화불량이 생기기 쉽습니다. 적당히 먹고, 가볍게 움직이는 것이 혈당 관리에는 가장 좋습니다.

〈건강멘토의 멘토링〉 유튜브를 따라 운동해 보세요!

식후 혈당 내리는 운동

뱃살, 옆구리 살, 내장지방 태우는 운동

40대 이후부터는 허리둘레가 눈에 띄게 늘고, 옷맵시가 점점 사라진다고 하소연하는 분들이 많습니다. 무엇보다 내장지방이 쌓여 불룩하게 나온 뱃살은 단순한 외모 문제가 아니라 건강에 직접적인 영향을 줍니다. 계단을 조금만 올라가도 숨이 차고 체력이 예전 같지 않은 것도 같은 원인에서 비롯됩니다. 이런 변화가 신경 쓰인다면, 칼로리 소모가 크면서도 집에서 안전하게 할 수 있는 전신 근력 유산소운동이 가장 효과적인 해답이 될 수 있습니다.

몸에 쌓이는 지방은 위치에 따라 성질이 다릅니다. 팔이나 다리처럼 뼈와 근육이 많은 부위는 남은 칼로리가 지방으로 저장되지만, 복부는 구조적으로 지방이 더 쉽게 축적되는 곳입니다. 뼈 대신 장기가 들어 있고, 장기를 감싸는 장간막은 넓고 신축성이 좋아 내장지방이 빠르게 늘어날 수밖에 없습니다. 그래서 뱃살은 다른 부위보다 훨씬 빨리, 눈에 띄게 늘어납니다.

지방에는 크게 세 가지가 있습니다. 피부 밑에 쌓이는 피하지방, 근육 안에 있는 근내지방, 장기 주변에 쌓이는 내장지방.

문제는 내장지방이 단순히 보기 싫은 뱃살에 그치지 않는다는 점입니다. 피하지방은 건강에 큰 위해를 주지 않지만, 내장지방은 다릅니다. 인슐린의 작용을 방해하는 염증 물질을 분비해 혈당을 올리고 결국 당뇨병을 불러오며, 심혈관질환과 뇌혈관질환 위험까지 높입니다. 심지어 암 발생과도 관련이 있습니다. 미시건 주립대 연구에 따르면 동물성 지방을 많이 섭취한 여성은 유방암 발병률이 60% 높았고, 폐경 이후에는 위험이 세 배 이상 증가했습니다. 내장지방이 암세포 성장을 촉진하는 단백질을 과도하게 분비하기 때문입니다.

따라서 복부 비만은 반드시 관리해야 할 중요한 건강 과제입니다. 가장 효과적인 방법은 유산소운동과 근력운동을 결합한 전신운동입니다. 주 3~5회, 아침과 저녁으로 꾸준히 실천하면 심장이 튼튼해지고 혈액과 림프순환이 활발해져 세포에 산소와 영양소가 원활히 공급됩니다. 그 결과 근육은 단단해지고 뼈의 밀도도 높아집니다. 특히 40대 이후에는 심폐지구력을 기르는 운동으로 심장을 보호하고, 하체 근력운동으로 근육량을 유지하며, 복부 코어 운동으로 허리를 안정시키는 것이 필요합니다. 여기에 유연성을 키우는 스트레칭까지 더한다면, 노후에도 지금의 체력을 유지하며 활기찬 삶을 이어갈 수 있습니다.

운동은 특별한 장소에서만 가능한 것이 아닙니다. 헬스장에 가지 않아도, 집 안에서 층간소음 걱정 없이 할 수 있는 동작들이 많습니다. 중요한 것은 올바른 자세로 포기하지 않고 계속해나가는 힘입니다.

> **TIP**
>
> 운동할 때는 복부 코어에 힘을 주어야 하고, 허리나 무릎에 통증이 생기면 무리하지 말고 잠시 멈추는 것이 좋습니다. 몸이 충분히 회복된 뒤에 다시 도전하는 것이 안전합니다.

〈건강멘토의 멘토링〉 유튜브를 따라 운동해 보세요!

전신 근력 유산소

유산소 하체 복부

앉아서 전신 유산소

뱃살, 내장지방 싹 빠지는 벽 운동

운동을 시작하려고 해도 막상 밖에 나가기는 쉽지 않습니다. 헬스장에 갈 시간도 없고, 집에서는 소음 때문에 눈치가 보입니다. 게다가 '관절에 무리가 가지 않을까?', '어떤 운동을 해야 안전할까?' 하는 걱정도 따라옵니다. 이런 이유로 망설였다면, 벽 하나만 있으면 할 수 있는 벽 운동을 추천합니다. 장소 제약이 없고, 집에서도 쉽고 안전하게 할 수 있으며, 유산소·근력·코어 운동을 모두 포함한 만능 운동입니다.

벽 운동은 남녀노소 누구나 할 수 있습니다. 운동을 처음 시작하는 분이나 60대 이후에도 무리 없이 이어갈 수 있을 만큼 안전합니다. 서서 하는 동작이기 때문에 중년 이후에도 뱃살을 줄이고 탄탄한 하체를 만드는 데 효과적이고, 척추가 약하거나 무릎에 부담이 있는 분들에게도 알맞습니다.

벽 운동의 장점은 다양합니다.

첫째, 벽을 이용하면 중력의 저항을 줄일 수 있어 근력이 약해도 균형을 쉽게 유지할 수 있습니다. 덕분에 운동 초보자나 노약자도 안정적으로 자세를 잡을 수 있고 넘어질 위험도 적습니다.

둘째, 벽은 움직이지 않는 지지대 역할을 합니다. 등을 대거나 손을 짚고 동작하면 척추가 바르게 정렬되고, 복부와 허리에 힘이 들어가 자세가 교정됩니다.

셋째, 벽 운동은 복부·허리·엉덩이·허벅지 등 코어 근육을 동시에 자극해 중심을 단단히 잡아줍니다. 나이가 들수록 약해지는 코어 근육을 강화하는 데 효과적입니다.

넷째, 벽 운동은 관절의 가동 범위를 넓혀 유연성과 균형 감각을 길러줍니다. 근육이 갑자기 당기거나 부상을 입을 위험을 줄이고, 자연스럽게 몸이 더 부드럽게 움직이게 됩니다.

다섯째, 상체와 하체를 골고루 사용하는 유산소성 전신 근력운동으로 체지방 연소 효과가 뛰어납니다. 특히 엉덩이, 허벅지, 종아리 근육이 고르게 자극돼 슬림하고 탄탄한 하체 라인을 만드는 데 도움이 됩니다.

여섯째, 딱 10분 투자만으로도 칼로리 소모가 높아, 틈새 시간을 활용한 효과적인 운동이 됩니다.

무엇보다 큰 장점은 장소 제약이 없다는 점입니다. 벽만 있으면 거실, 방, 사무실 어디서든 바로 시작할 수 있습니다.

〈건강멘토의 멘토링〉 **유튜브**를 따라 운동해 보세요!

벽 짚고 뱃살 빼는 운동

벽 대고 전신 균형 운동

무릎관절에 무리 없이 할 수 있는 뱃살 제거 + 하체 + 무릎 강화 운동

무릎 건강은 중년 이후 삶의 질을 좌우합니다. 실제로 2023년 기준 무릎관절염 환자는 약 308만 명으로, 2012년 245만 명보다 25% 넘게 증가했습니다. 노인 인구가 늘어나면서 60대 환자가 가장 많지만, 40대 중반만 되어도 성인 5명 중 1명이 관절염으로 고생하고 있습니다.

무릎이 아프면 어떻게 될까요? 걷기와 계단 오르기 같은 기본적인 일상조차 힘들어집니다. 움직임이 줄면 근육은 빠르게 줄어들고, 뱃살과 체중은 늘어나며, 다시 무릎에 더 큰 부담을 주는 악순환이 반복됩니다. 따라서 무릎이 아프거나 관절염이 시작됐다면, 더 늦기 전에 하체 근육을 강화하면서 동시에 체중을 줄이는 운동이 필요합니다.

무릎에 무리가 가지 않으려면 몇 가지 원칙을 지켜야 합니다. 먼저, 쪼그려 앉는 동작처럼 무릎을 깊게 구부리는 자세는 피해야 합니다. 체중이 실리면 무릎 앞쪽 관절에 큰 부담이 가기 때문입니다. 또한 체중이 많이 나가면 무릎 연골이 더 빨리 닳습니다. 체중 1kg이 늘면 무릎에는 약 3kg의 하중이 더해지므로, 계단 오르내리기 같은 활동은 통증을 악화시킬 수 있습니다.

반대로 체중을 줄이고 무릎이 튼튼해지면 얻는 이점은 큽니다. 걷기, 앉았다 일어서기 같은 기본 동작이 한결 편해지고, 스쿼트·런지 같은 하체 운동도 제대로 할 수 있어 운동 효과가 배가됩니다. 무릎이 강화되면 허리와 발목, 고관절과 코어 근육까지 안정화되면서 자세가 곧아지고, 통증도 줄어듭니다. 무엇보다 체중 감량은 무릎 관절이 받는 압박을 확실히 줄여주는 가장 기본적이면서도 강력한 방법입니다.

이런 운동은 특별한 장소가 필요하지 않습니다. 집에서도 의자나 매트만 있으면 쉽게 따라 할 수 있습니다.

TIP

중요한 것은 모든 동작에서 복부 코어에 힘을 주고 중심을 잡는 것입니다. 통증이 생긴다면 무리하지 말고 다른 동작으로 넘어가세요. 근력이 길러지고 통증이 줄어든 뒤에 다시 시도하는 것이 안전합니다.

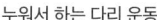

〈**건강멘토의 멘토링**〉 **유튜브**를 따라 운동해 보세요!

누워서 하는 다리 운동 　　 퇴행성 관절염 운동 　　 앉아서 하는 다리 운동

건강을 위한 운동 습관 1

전신 근력·유산소 운동

체중과 함께

체지방도 줄이는 운동

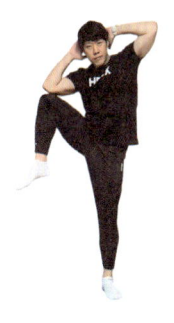 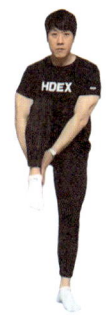 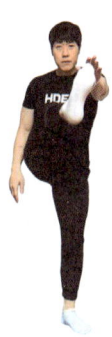

뱃살, 옆구리 살, 등 살이 점점 늘어나 고민되거나 체력이 떨어져 하루가 힘든 분들은
이 루틴대로 해보세요. 관절에 부담이 가지 않는 검증된 동작들로 구성했습니다.

| 1-2 | 내장지방 빼는 운동 |

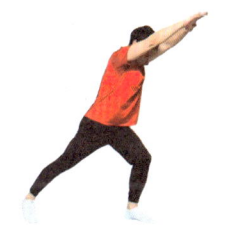 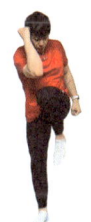 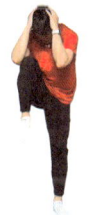 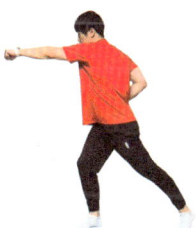

중년 이후 건강을 위협하는 질환 대부분은 근육 감소로 인해 발생하는 만성질환과
관련이 많습니다. 걷기 대신 서서 하면 뱃살, 내장지방 무조건 빠집니다.

1-3	옆구리 살 빼는 운동	

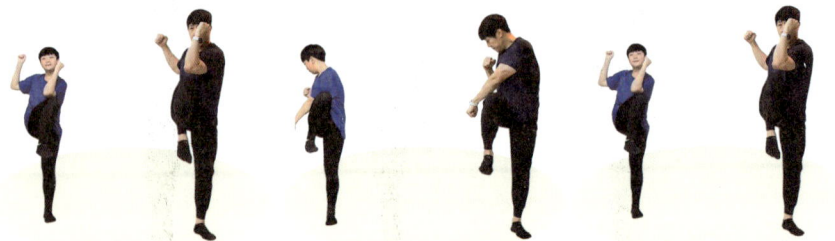

먹는 양에 비해 활동량이 부족하면 뱃살, 옆구리 살, 내장지방까지 순식간에 늘어납니다. 집에서 단기간에 살을 빼고 싶다면, 이 동작을 따라 해보세요.

1-4	아랫배 살 빼는 운동	

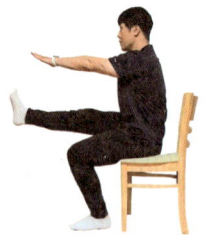 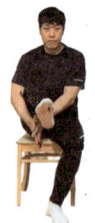 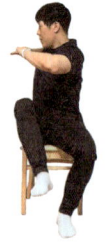

온종일 앉아서 공부하는 학생이나 회사원, 층간소음 없이 운동하고 싶은 분들게 추천하는 운동입니다. 복부 코어 운동을 중심으로 구성하였습니다.

1-5	팔뚝 살 빼는 운동	

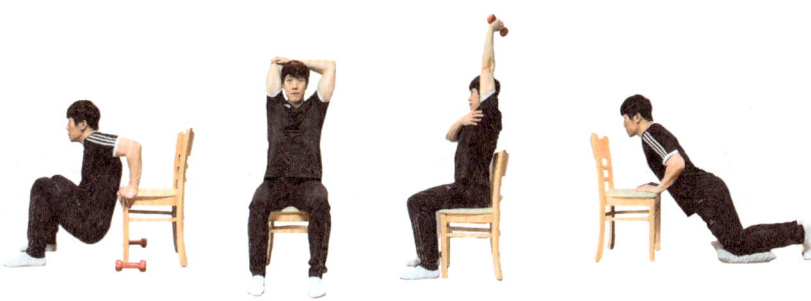

팔뚝 살을 빼려면 유산소 운동만으로는 부족합니다. 근력운동을 병행해야 탄탄한 팔 라인을 만들 수 있습니다. 2주만 따라 하면 라인이 바뀌는 운동입니다!

1-6	종아리 알 빼는 스트레칭	

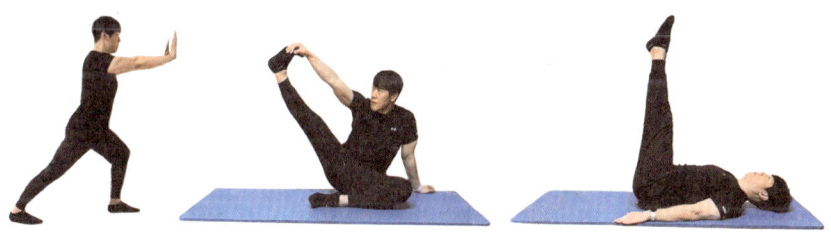

여성은 혈관이 약하고 호르몬 변화, 스트레스, 하이힐 착용 등으로 남성보다 하체 부종에 더 시달리기 쉽습니다. 혈액순환을 돕고 부종을 완화하는 4가지 스트레칭을 소개합니다.

뱃살 빠지고 키 크는 5분 틈새 운동!

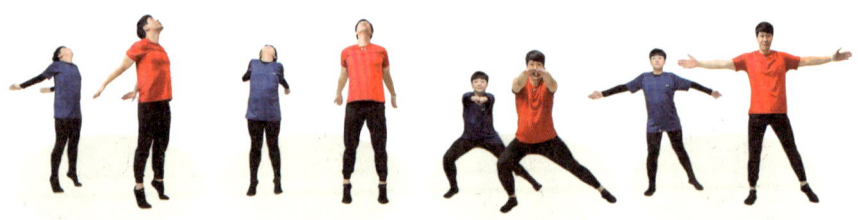

소아부터 청소년기 아이들의 비만을 예방하고 키 성장에 도움을 주는 운동 습관을 소개합니다.

1-8   군살 정리에 효과 좋은 전신 유산소 운동

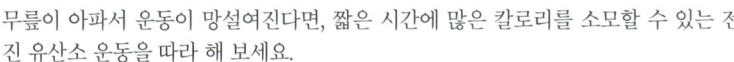

무릎이 아파서 운동이 망설여진다면, 짧은 시간에 많은 칼로리를 소모할 수 있는 전진 유산소 운동을 따라 해 보세요.

건강을 위한 운동 습관 2

복부 강화 운동

허리둘레를 줄이고

복근을 만드는 운동

복근 만들기

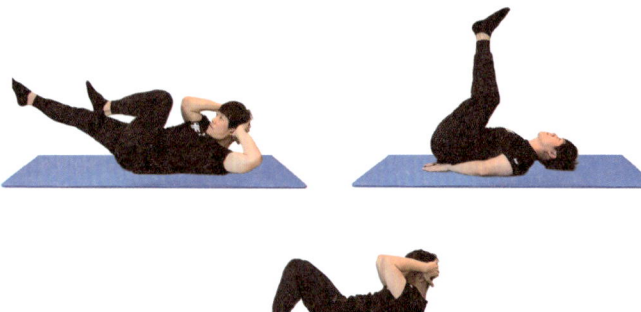

자기 전 복부 운동은 체내에 남은 에너지를 소모해, 잠자는 동안 뱃살과 내장지방 감소를 돕습니다. 뱃살과 옆구리를 관리하고 싶다면 2회 반복해 보세요.

11자 복근 만들기

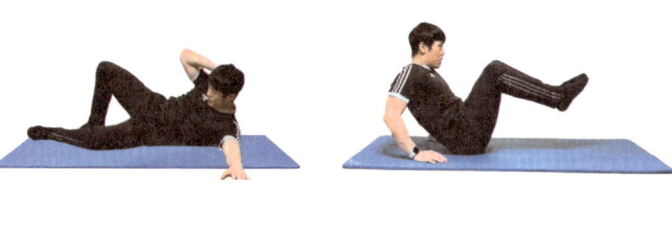

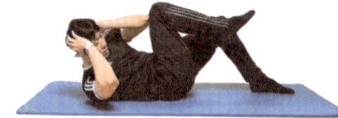

건강을 위해 뱃살을 빼고 탄탄한 11자 복근을 만들려면, 복부 운동의 장단점을 알고 올바르게 따라 해야 합니다. 복부에 힘을 주고 호흡을 유지하며 꾸준히 해봅시다.

아랫배 살 하복부 운동

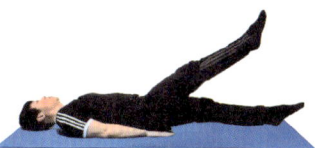
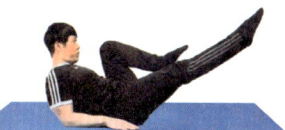
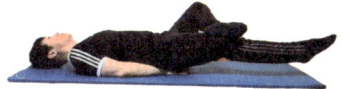

누구나 쉽게 따라 할 수 있는 '똥배 폭파 운동'으로, 다양한 각도로 복근을 자극해 아랫배 살과 올챙이배를 집중적으로 공략합니다.

허리둘레 줄이는 복부 운동

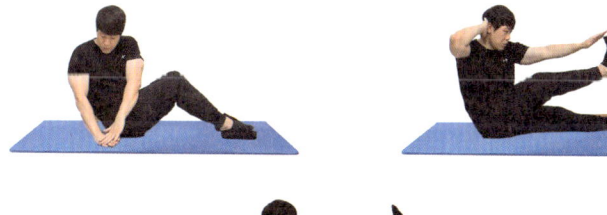
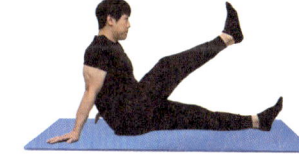

뱃살 때문에 거울 볼 때마다 한숨 쉬셨다면 지금이 기회입니다! 앉아서 도구 없이 집에서도 쉽게 따라 할 수 있는 운동입니다!

건강을 위한 운동 습관 3

도구를 사용한 운동

덤벨, 밴드, 폼 롤러, 쿠션, 의자 등
가정에서 쉽게 구할 수 있는 도구를 이용

| 3-1 | 덤벨 전신 운동 | |

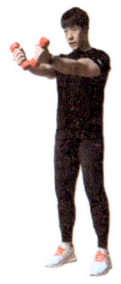 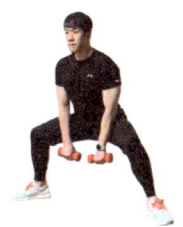 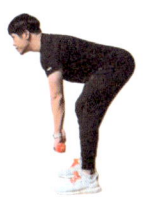

집에서도 쉽게 따라 할 수 있는 덤벨 운동으로, 상·하체 근육을 강화하고 건강하면서도 탄탄한 몸매를 만드는 데 도움을 줍니다.

| 3-2 | 밴드 상체 운동 | |

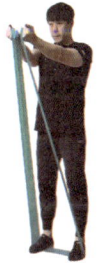 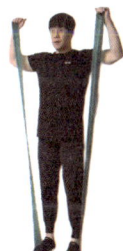 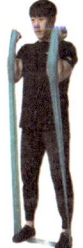

중년에는 근감소증으로 근력과 심폐지구력이 떨어지고, 부종과 혈액순환 문제로 더 힘들어집니다. 밴드 운동을 통해 상체 근육을 강화하고 체력을 회복해 보세요.

3-3	**물병 전신 운동**	

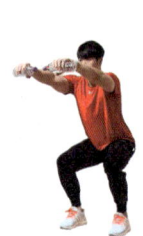 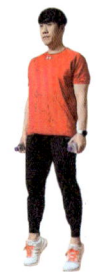 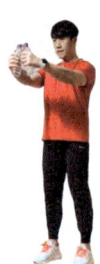

날씨가 춥거나, 퇴근하고 나서는 움직이기 싫지요. 늘어난 뱃살과 턱살이 고민이라면, 물병을 이용한 전신 칼로리 소모 운동으로 라인을 살려 봅시다!

3-4	**소파 전신 운동**	

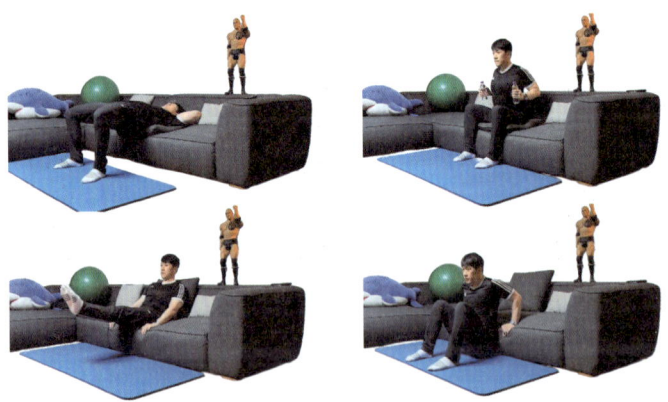

중년 이후에는 관절에 무리 없이 뱃살을 줄이고, 상·하체 근육을 강화할 수 있는 효율적인 운동이 필요합니다. 집에서도 안전하게 따라 할 수 있는 소파 운동을 해봅시다.

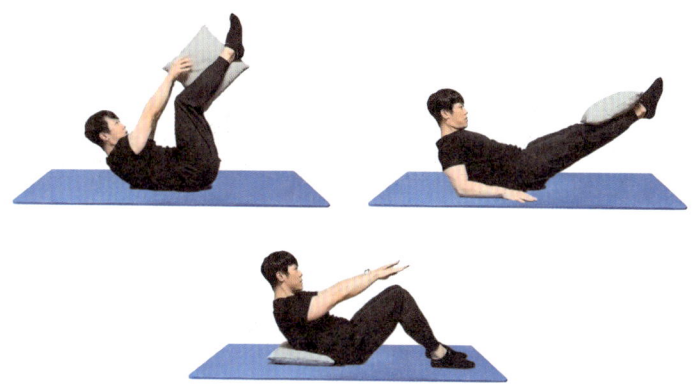

중년 이후 잘 빠지지 않는 뱃살이 고민이라면, 집에서도 쉽게 할 수 있는 쿠션 복부 운동을 추천합니다. 하루 6분만으로도 확실한 효과를 느낄 수 있습니다.

| 3-6 | 의자 운동 |

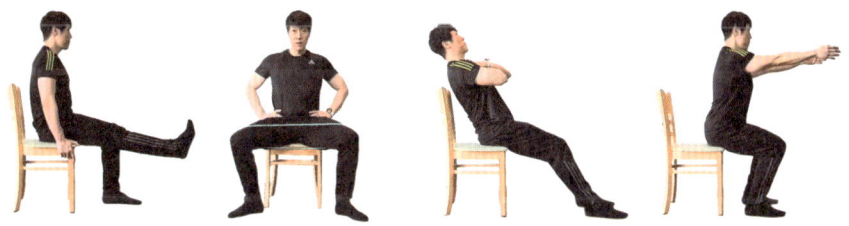

집에서 간단히 앉아서 하는 코어·하체 운동을 꾸준히 하면 관절에 무리 없이 뱃살을 줄이고, 건강한 노후를 준비할 수 있습니다.

3-7	폼롤러 운동	

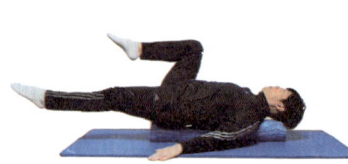
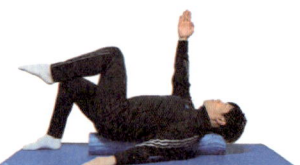

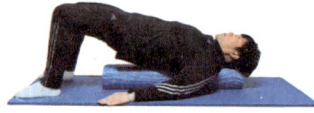

통증 완화와 예방을 위해서는 척추, 골반, 복부를 지지하는 코어 근육, 특히 몸속 깊이 위치한 코어 심부 근육을 강화하는 것이 중요합니다.

3-8	봉 전신 교정 체조	

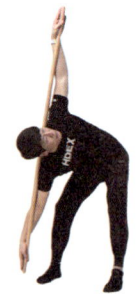
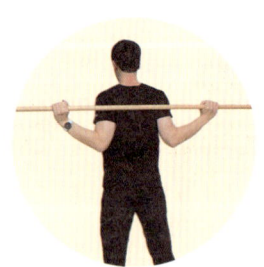
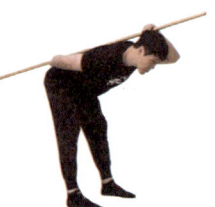

굽은 등이 펴지면 흉추와 갈비뼈 사이 신경과 림프 순환이 원활해져 호흡이 편안해집니다. 두통, 목·어깨 통증, 허리 통증 완화에도 도움을 줍니다.

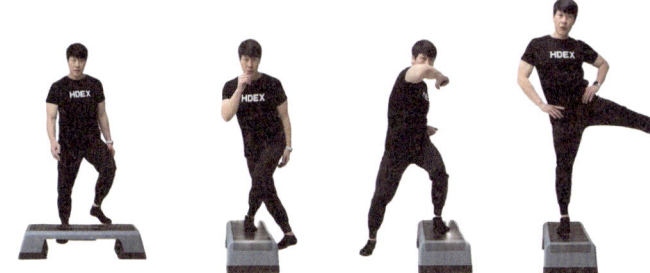

운동을 처음 시작하거나 고도비만, 운동과 거리가 멀었던 분들을 위해 걷기 대신 집에서도 할 수 있는 스텝박스 운동을 소개합니다.

3-10	짐볼 복부 코어 운동

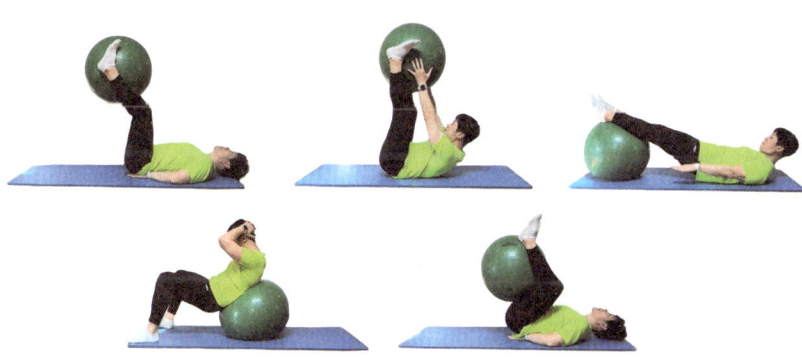

복부 근육을 강화하면 장기를 잘 지지해 소화 기능과 혈액순환이 좋아지고, 성인병 예방에도 도움을 줍니다. 짐볼을 이용한 6가지 복부 운동을 따라 해보아요.

건강을 위한 운동 습관 4

질환별 운동

허리 디스크, 척추관협착증, 골다공증,

오십견, 좌골신경통 등 통증 완화와 강화 운동

4-1 | 허리 디스크 (1탄)

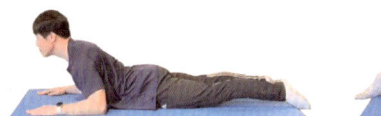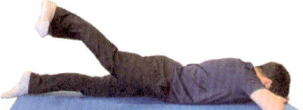

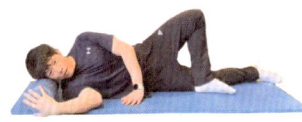

허리 통증은 잘못된 자세와 무리한 움직임으로 악화되지만, 올바른 자세와 간단한 허리·코어 운동, 스트레칭으로 허리 디스크 자연 치유와 통증을 완화시킬 수 있습니다.

4-1 | 허리 디스크 (2탄)

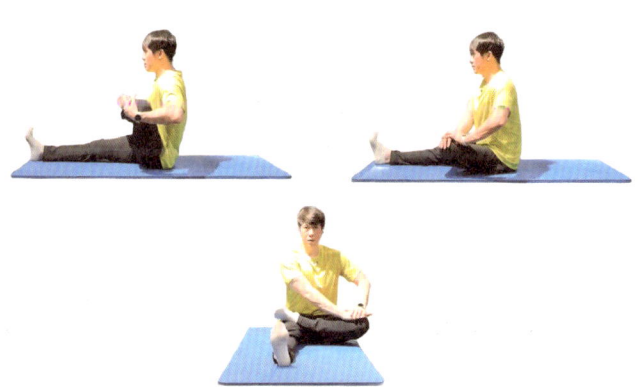

디스크가 손상되면 통증과 방사통을 유발해요! 허리와 고관절 주변을 유연하게 하고 이상근·엉덩이 근육을 스트레칭하면 통증 완화와 편안한 일상을 유지할 수 있습니다.

4-2	척추관협착증	

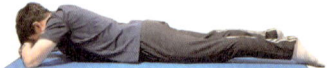 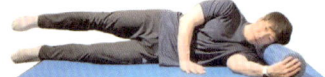

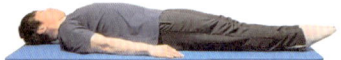

허리 노화와 디스크 손상으로 다리 저림과 근력 저하를 유발할 수 있습니다. 올바른 자세와 척추·하체 근육 강화운동으로 통증을 없애 보세요!

4-3	척추후만증	

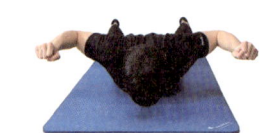

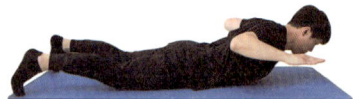 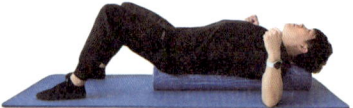

스마트폰 사용으로 거북목·일자목이 흔히 나타나는 요즘, 경미한 퇴행성 척추후만증은 재활 운동으로 예방과 증상 완화가 가능합니다.

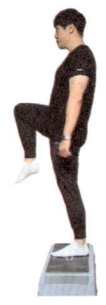 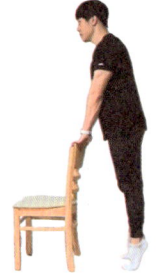 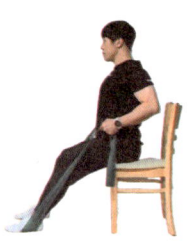

골다공증은 뼈 강도가 약해져 쉽게 골절될 수 있으며, 특히 중년 이후 여성에게 급격히 나타납니다. 전신 근력운동으로 뼈를 튼튼하게 유지해 봅시다.

4-5 | 오십견 (유착성 관절낭염)

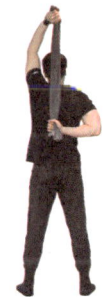 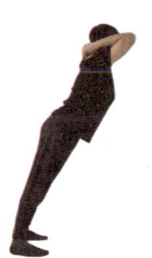 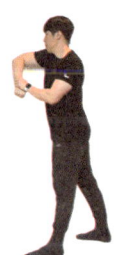 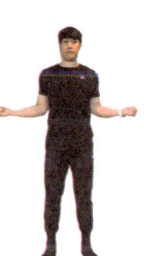

오십견은 어깨 관절이 굳고 통증이 생겨 팔 움직임에 제한을 주는 질환입니다. 벽을 이용한 간단한 운동과 스트레칭으로 관절 가동 범위를 넓히고 통증을 완화시켜요.

4-6	회전근개 파열	

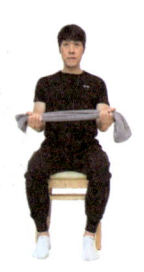 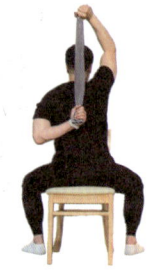 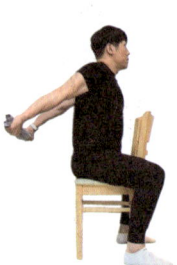

어깨 근육과 건이 찢어져 통증과 가동 범위 제한을 유발하며, 오십견으로 이어질 수 있습니다. 회전근개 강화 운동을 통해 예방하고, 통증 완화와 어깨 기능 회복에 도움을 줄 수 있습니다.

4-7	회전근개 강화	

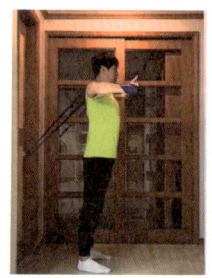 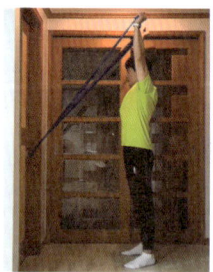 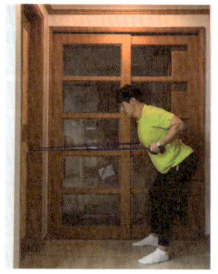

약해진 회전근개 상태에서 어깨 근력운동을 하면 주변 근육만 과사용되어 오히려 통증이 생기고, 가동 범위 제한이 심해질 수 있습니다. 회전근개를 부드럽게 풀고 정확한 자세로 강화해 봅시다.

이상근증후군

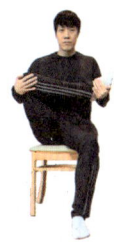 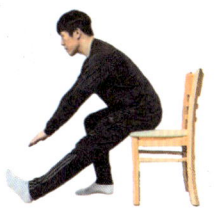 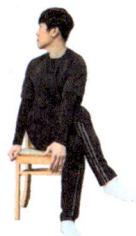

약화된 이상근이 골반 비대칭과 허리 통증으로 이어질 수 있습니다. 따라서 이상근을 스트레칭하고 주변 근육과 엉덩이를 강화하는 운동이 필요합니다.

4-9 **좌골신경통**

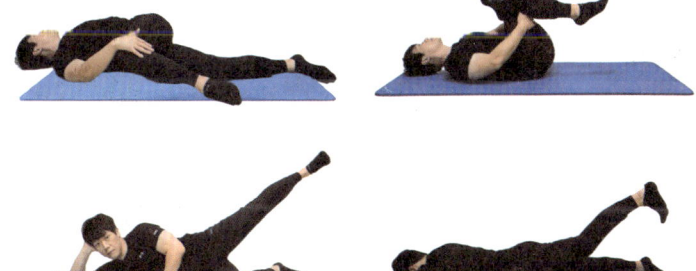

좌골신경을 눌러 통증을 일으키는 이상근을 풀어주는 '앉아서 하는 5분 스트레칭'으로 엉덩이와 다리 저림 등 통증을 완화시켜 편안한 하루를 보낼 수 있습니다.

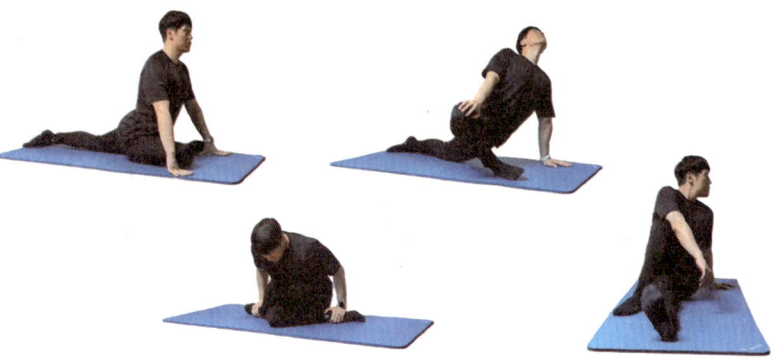

오래 앉아 있거나 잘못된 자세는 고관절과 골반 불균형을 유발해 허리와 무릎 통증으로 이어질 수 있습니다. 골반 균형을 맞추고 허리 통증을 예방해 봅시다!

| 4-11 | 고관절 통증, 찝힘, 뚝뚝 소리 (발음성 고관절 증후군) |

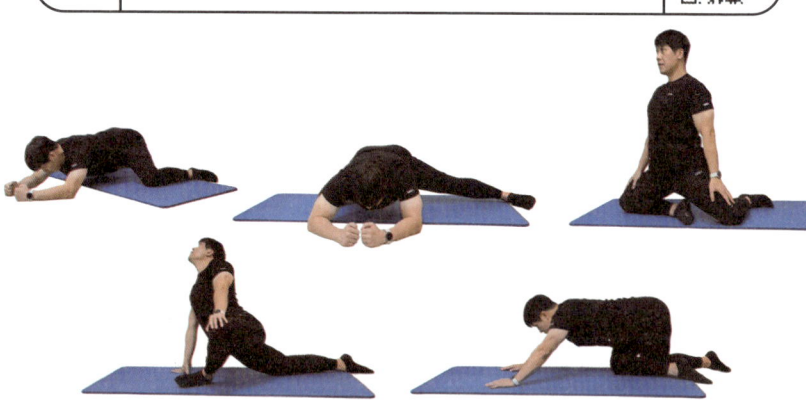

계단을 오르거나 앉아 있을 때 고관절 앞쪽 찝힘이 있거나, 골반 비대칭으로 몸의 중심축이 틀어져 있다면 만성적인 통증으로 이어집니다. 매일 이 운동으로 몸을 관리해 보세요!

4-12	오금 통증	

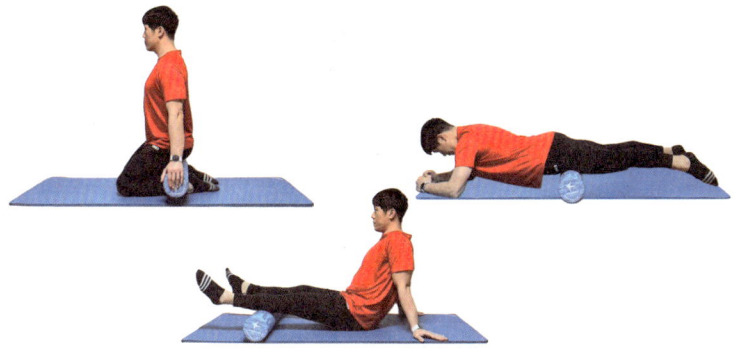

오금 뒤 통증은 근육과 근막이 굳거나 혈액·림프순환이 잘되지 않아 발생하며, 부종과 무릎이 불편하기도 합니다. 오금 주변 근육과 근막을 풀어주는 스트레칭을 따라 해보세요.

4-13	무릎 통증 (관절염, 무릎질환)	

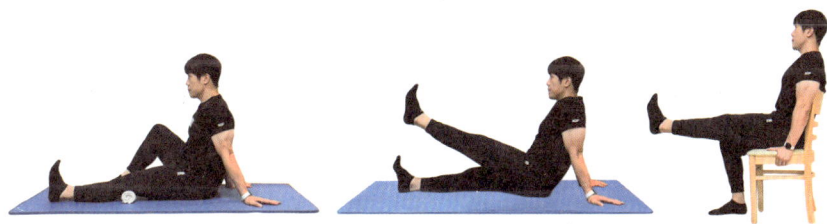

무릎 관절염은 통증으로 움직임을 제한하고, 근감소와 체중 증가로 악순환을 일으킬 수 있습니다. 퇴행성 관절염과 무릎 통증 완화를 위해 무릎 근력을 강화하는 운동이 중요합니다.

4-14	무릎 강화	

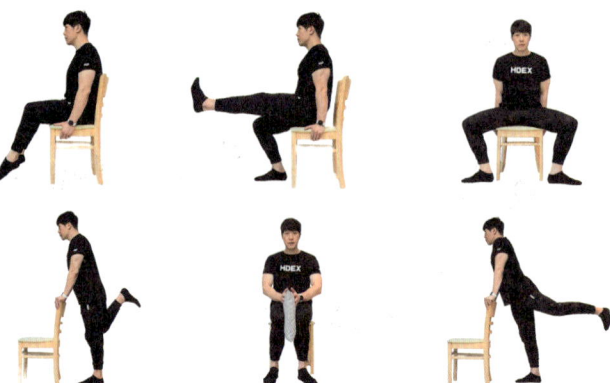

30대 중반부터 무릎 관절 변화로 활동에 제약이 생기면, 주변 근육을 강화하고 체중을 관리해 충격과 압력을 줄이는 것이 중요합니다. 의자에 앉은 채 따라 해보세요.

4-15	무릎 카피스템 수술 재활 운동	

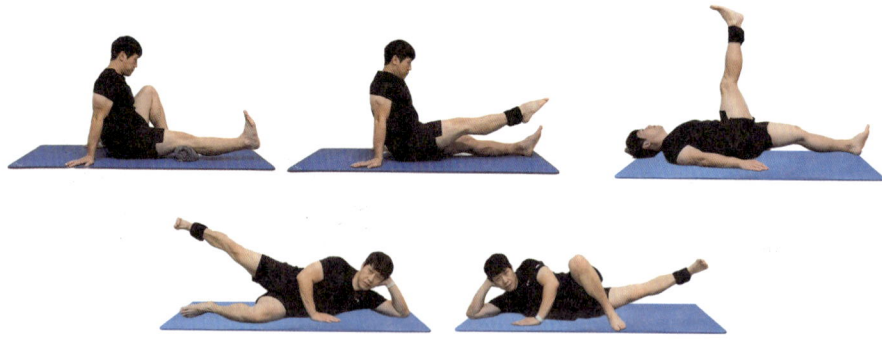

무릎 통증이 있거나 퇴행성 무릎 관절염이 있는 사람은 혈액순환을 개선해 연골과 조직에 영양 공급을 할 수 있도록 무릎 강화 운동을 해야 합니다.

| 4-16 | 목 디스크 | |

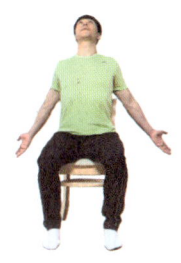 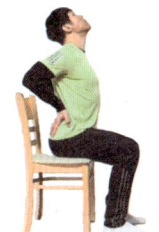 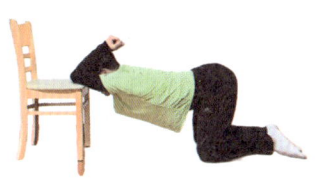

목과 어깨가 굽거나 통증이 있는 자세는 목 디스크와 팔 저림으로 이어질 수 있습니다. 앞가슴 근육을 이완하고 등 근육을 강화하는 운동을 시작해 봅시다.

| 4-17 | 라운드 숄더 | |

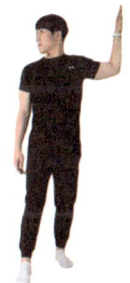 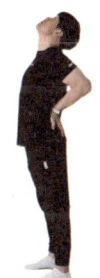

라운드 숄더는 어깨가 앞으로 말리고 등이 굽어 목·어깨·등 근육 불균형과 통증을 유발합니다. 자세를 교정하는 운동으로 통증을 완화할 수 있습니다.

일자목, 거북목증후군

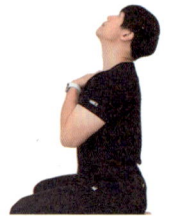 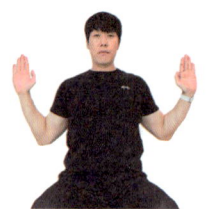 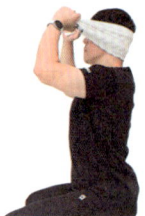

장시간 잘못된 자세로 목 C자 곡선이 사라져 통증과 거북목, 역 C자 변형으로 이어질 수 있습니다. 평소 올바른 자세와 운동으로 목 C자 곡선을 회복하는 것이 통증 예방과 건강 유지에 중요합니다.

4-19 굽은 등, 흉추 교정

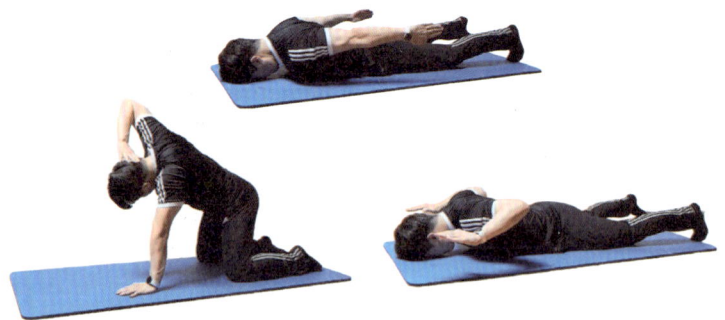

장시간 구부정한 자세는 거북목, 라운드 숄더, 회전근개 충돌 등 목·어깨 통증으로 이어질 수 있습니다. 어깨 근육을 강화하는 교정 운동을 시작해 봅시다.

| 4-20 | 발바닥 통증 (족저근막염) | |

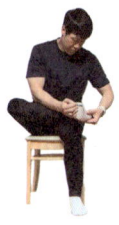 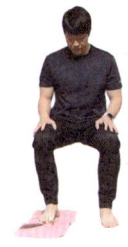 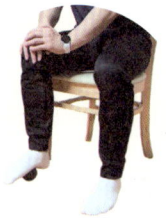 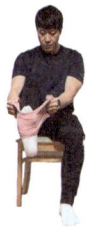

아침 첫걸음 통증, 걷기 시 반복되는 발바닥 통증, 발가락·뒤꿈치 압박 시 통증은 족저근막염의 주요 증상입니다. 족저근막을 마사지하고 이완시키는 운동을 따라 해보세요.

★ 심혈관계질환(성인병)

| 4-21 | 혈관질환에 좋은 운동 | |

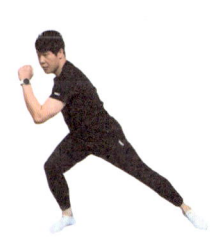 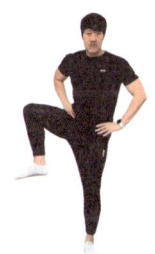 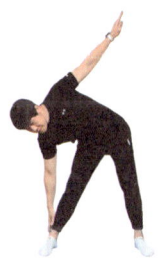

중년 이후 심혈관계와 근골격계 질환은 근육 감소와 관련이 깊어, 심폐지구력과 근력운동이 필수입니다. 주 3회 이상 유산소성 전신 근력운동을 시작해 봅시다!

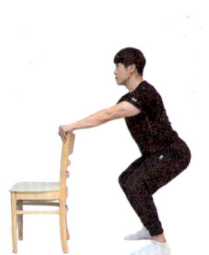 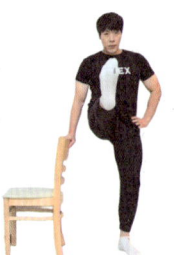 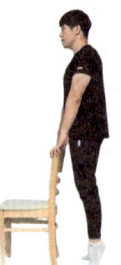

식후 10~30분 사이 운동으로 혈당 스파이크를 막아 당뇨병을 예방할 수 있습니다. 유산소성 하체 운동과 스트레칭을 꾸준히 하면 혈당 조절과 건강에 도움이 됩니다.

4-23	소화불량에 좋은 복식호흡	

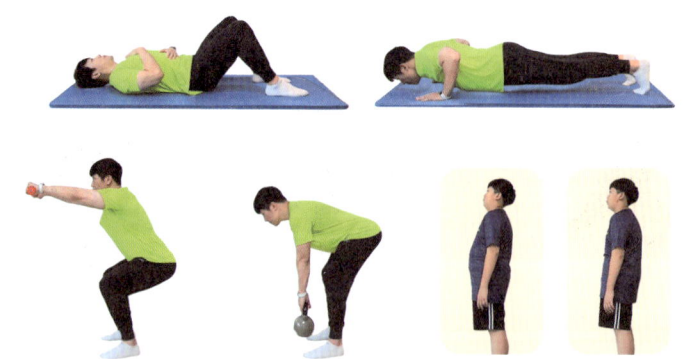

걷기, 달리기, 요가, 필라테스 등 모든 운동에는 올바른 호흡법이 중요합니다. 운동별 맞춤 호흡법을 알려드리니 따라 하며 적용해 보세요.

건강을 위한 운동 습관 5

전신 순환 스트레칭

굽은 등, 말린 어깨부터

상체, 하체, 전신 스트레칭

아침에 일어나서 스트레칭 (굿모닝)

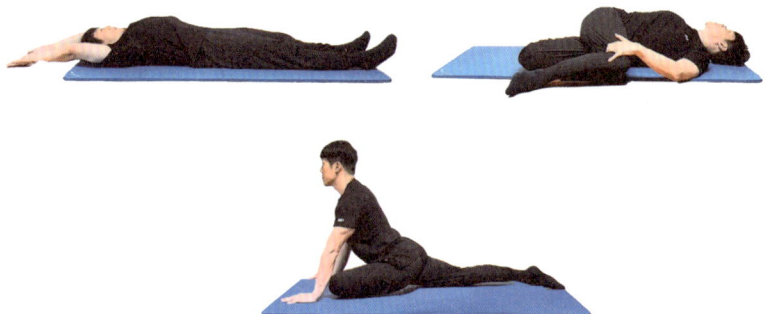

중년을 지치게 하는 요통, 어깨 결림, 무릎 통증을 완화하고, 잠자리에서 생긴 근육·관절 비대칭을 교정하는 '5분 모닝 스트레칭'으로 건강을 챙겨 보세요.

잠자기 전 꿀잠을 위한 스트레칭

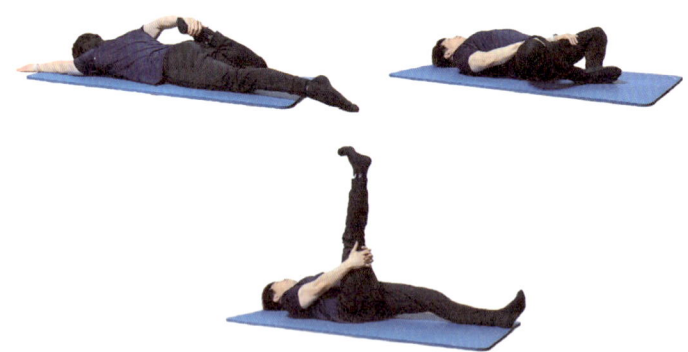

잠자기 전 5분 스트레칭으로 단축된 근육을 이완하면 혈액순환과 노폐물 제거가 촉진되고, 척추 회복과 숙면의 질까지 높일 수 있습니다.

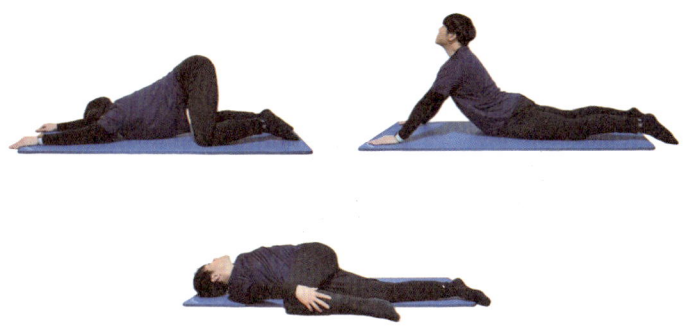

연휴나 장시간 휴식으로 근육이 단축되고 혈액순환이 떨어지면 피로와 통증, 성인병 위험까지 높아집니다. 6가지 전신 스트레칭으로 몸과 마음을 건강하게 지켜보세요.

5-4 | **운동 전후 스트레칭** (강도 중)

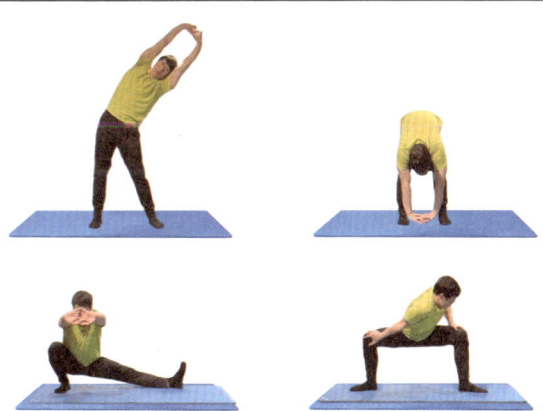

운동 전 10분 전신 스트레칭은 부상을 예방하고 근육 유연성을 높여 자세와 신체 협응력을 개선하며, 혈액순환과 부기 완화, 심리적 안정까지 도와줍니다.

5-5	중년을 위한 전신 순환 스트레칭	

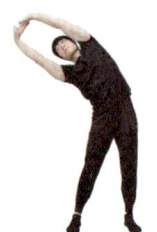 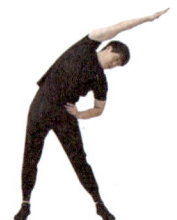 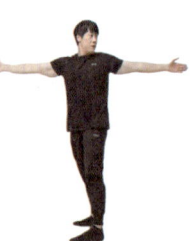

목·어깨·등의 굳은 고관절의 긴장을 풀고, 서서 하는 간단한 전신 스트레칭으로 구부정한 자세를 개선하고 하루를 편안하게 시작해 보세요.

5-6	굽은 등, 말린 어깨 펴주는 스트레칭 (폼롤러)	

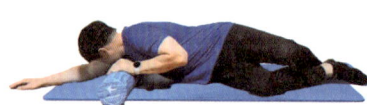 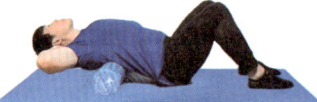

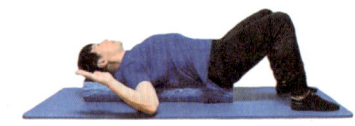

오랜 시간 앉아 있거나 스마트폰을 자주 쓰면 거북목·굽은 등이 생기고 통증으로 이어집니다. 잠자기 전 7분 폼롤러 스트레칭으로 풀어주세요.

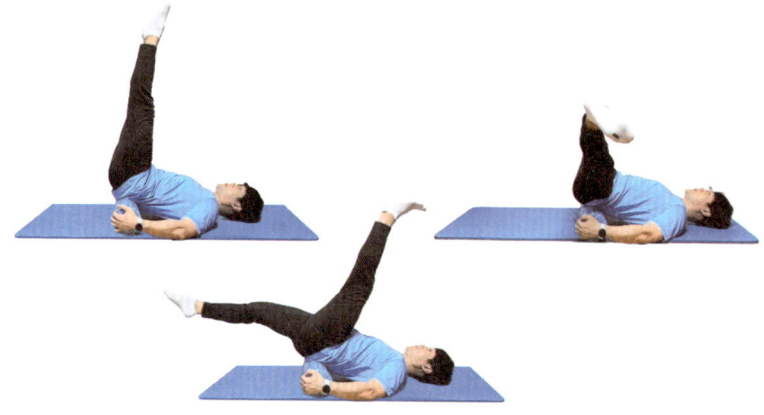

아침마다 하체·종아리 붓기나 골반 불균형, 체중 증가로 고민된다면 잠자기 전 7분 폼롤러 스트레칭으로 하체 혈액순환을 개선하고 부종을 케어해 보세요.

부록

건강을 위한 운동 습관 6

벽 운동 시리즈

(1탄, 2탄, 3탄)

운동 기구 없이 벽만 있으면

가능한 틈새 운동

6-1	벽 짚고 운동 1탄	

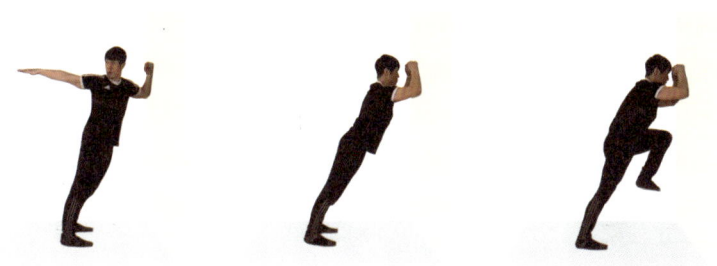

관절에 무리 없이 집에서도 할 수 있는 벽 운동, 식후 2시간 뒤나 식사 1시간 전에 하면 지방 연소와 하체 강화에 더 큰 도움이 됩니다.

6-2	벽 대고 운동 2탄	

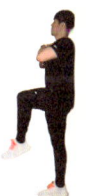 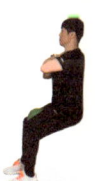 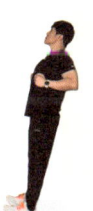

나이 들수록 얇아지는 팔·다리와 늘어나는 뱃살은 벽에 기대는 '월싯(월스쿼트)' 운동으로 칼로리를 소모하고, 허리·무릎 통증 완화에도 효과적이니 꾸준히 실천해 보세요.

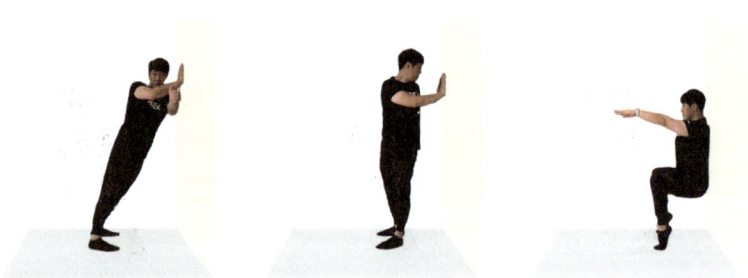

추운 날씨나 무더위로 운동이 힘들 때, 특히 40대 이후 늘어나는 뱃살·내장지방과 줄어드는 근육량은 집에서도 효과적으로 관리할 수 있습니다.

건강을 위한 운동 습관 7

저속 노화를 위한 운동

하체 근육을 강화하는
엉덩이 운동과 한 발 서기

| 7-1 | 엉덩이 운동 | |

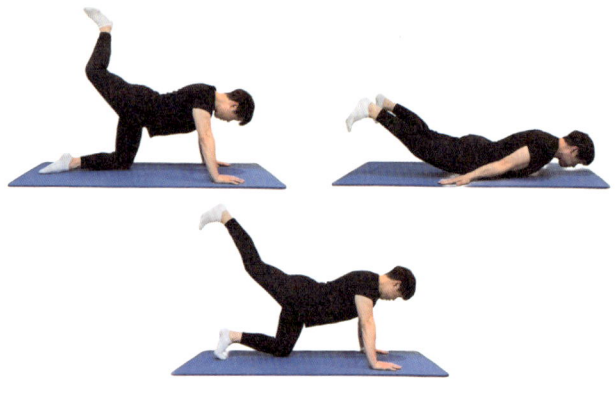

노화를 늦추려면 걷기보다 근력운동이 필수입니다. 근육을 키우면 혈액순환과 대사가 활발해져 염증과 지방을 줄이고, 신체 나이보다 젊게 유지할 수 있습니다.

| 7-2 | 한 발로 서기 | |

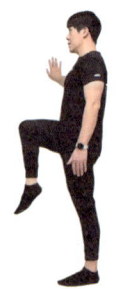 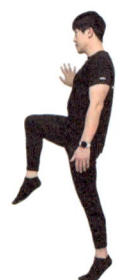 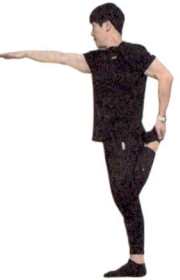

신체 균형이 무너지면 척추·골반이 틀어지고 통증과 낙상 위험까지 커집니다. 한 발 서기 운동으로 심부 근육과 하체 근력을 강화해 건강해집시다!